ANNA CAVELIUS

DER **DIÄT**
KOMPASS

ANNA CAVELIUS

DER DIÄT KOMPASS

Was die Wissenschaft über das Abnehmen weiß

riva

Bibliografische Information der Deutschen Nationalbibliothek
Die Deutsche Nationalbibliothek verzeichnet diese Publikation in der Deutschen Nationalbibliografie. Detaillierte bibliografische Daten sind im Internet über http://dnb.d-nb.de abrufbar.

Für Fragen und Anregungen
info@rivaverlag.de

Wichtiger Hinweis
Dieses Buch ist für Lernzwecke gedacht. Es stellt keinen Ersatz für eine individuelle medizinische Beratung dar und sollte auch nicht als solcher benutzt werden. Wenn Sie medizinischen Rat einholen wollen, konsultieren Sie bitte einen qualifizierten Arzt. Der Verlag und die Autorin haften für keine nachteiligen Auswirkungen, die in einem direkten oder indirekten Zusammenhang mit den Informationen stehen, die in diesem Buch enthalten sind.

Originalausgabe
1. Auflage 2020
© 2020 by riva Verlag, ein Imprint der Münchner Verlagsgruppe GmbH
Nymphenburger Straße 86
D-80636 München
Tel.: 089 651285-0
Fax: 089 652096

Alle Rechte, insbesondere das Recht der Vervielfältigung und Verbreitung sowie der Übersetzung, vorbehalten. Kein Teil des Werkes darf in irgendeiner Form (durch Fotokopie, Mikrofilm oder ein anderes Verfahren) ohne schriftliche Genehmigung des Verlages reproduziert oder unter Verwendung elektronischer Systeme gespeichert, verarbeitet, vervielfältigt oder verbreitet werden.

Redaktion: Silke Panten
Umschlaggestaltung: Sonja Vallant
Umschlagabbildungen: shutterstock.com/DREEN11, photolinc, VILOGSIGN
Satz und Layout: Carsten Klein, Torgau
Druck: GGP Media GmbH, Pößneck
Printed in Germany

ISBN Print 978-3-7423-0914-3
ISBN E-Book (PDF) 978-3-7453-0519-7
ISBN E-Book (EPUB, Mobi) 978-3-7453-0520-3

Weitere Informationen zum Verlag finden Sie unter

www.rivaverlag.de
Beachten Sie auch unsere weiteren Verlage unter www.m-vg.de

Inhalt

Gewidmet meinem Lehrer und Freund
Dr. med. Detlef Pape (†)

Das Ende aller Diäten?

Wer wünscht es sich nicht, ein schönes, langes Leben bei guter Gesundheit? Klar, ein bisschen Glück gehört dazu, 80 Jahre und älter zu werden – und noch gesund und einigermaßen fit zu sein. Aber ein schönes langes Leben ist nicht *nur* Glückssache: Einfach so wird niemand gesund alt. Es gibt einige Faktoren, die die Lebenserwartung entscheidend beeinflussen. Etwa: Je entwickelter ein Land ist, desto größer ist die Lebenserwartung. Konkret heißt das: Je wohlhabender eine Nation ist, desto mehr Geld fließt (zumeist) in das Gesundheitssystem. Hinzu kommen, gerade in den westlichen Industrienationen, die erheblichen Fortschritte in der medizinischen Forschung, besonders im Bereich der klassischen Altersleiden wie Krebs oder Herz-Kreislauf-Erkrankungen. Fortschritte, die verbesserte Behandlungsmethoden möglich machen. Außerdem spielt eine Rolle, wie die soziale Fürsorge organisiert ist, wie weit die Hygienebedingungen entwickelt sind, wie sich die Gesellschaft um Arme und Pflegebedürftige kümmert. Auch Bildung und Einkommen beeinflussen die Lebenserwartung. Gerade hat das Deutsche Institut für Wirtschaftsforschung in einer Studie nachgewiesen, dass Besser- und Topverdiener bessere Chancen haben, länger zu leben als Geringverdiener. Es kommt aber auch auf den Menschen selbst an. Vielen Menschen ist ihre eigene Gesundheit und ihre Ernährung wichtig, für sie ist das ein Lebensthema geworden – zu Recht. Menschen, die sich weniger bis gar nicht um ihr Wohlbefinden kümmern, zum Beispiel, weil sie sich wenig damit befassen, müssen mit einer im Schnitt sieben Jahre kürzeren Lebenszeit rechnen.

In Deutschland sind die Chancen, lange zu leben, jedenfalls gut. Wer hierzulande 1970 geboren wurde, kann nach Angaben des Statistischen Bundesamtes im Durchschnitt als Mann 67,2 Jahre und als Frau 73,4 Jahre alt werden. Ein Junge, der 1990 geboren wurde, kann 72,6 Jahre erreichen, ein Mädchen 79. Der 2015er-Jahrgang darf bereits mit einer Lebenserwartung von 78,4 Jahren (Männer) und 83,4 Jahren (Frauen) rechnen. Dabei steigt die Lebenserwartung schneller, als die meisten von uns denken. »Jedes zweite Kind, das heute geboren wird, erlebt seinen 103. Geburtstag«, sagt James W. Vaupel, Direktor des Max-Planck-Instituts für demografische Forschung in Rostock. Allerdings gibt es auch viele ältere Menschen, die lange leben, aber nicht bei guter Gesundheit sind. So heißt es im Report »Gesundheit in Deutschland« aus dem Jahr 2015 des Robert Koch-Instituts: »In unserer (alternden) Bevölkerung bestimmen chronische Erkrankungen, Krebs, Beschwerden des Bewegungsapparats und Typ-2-Diabetes das Krankheitsgeschehen.« Nur: Sie können eine Menge tun, um Ihr persönliches Krankheitsrisiko erheblich zu reduzieren.

Macht Essen krank oder gesund?

Vergangenes Jahr habe ich mich bei den Recherchen für ein anderes Buch sehr intensiv mit dem Thema Langlebigkeit beschäftigt. Dabei ging es auch um die Frage: Welche Faktoren ermöglichen ein langes und gesundes Leben? Ein Meilenstein der Forschung war hier die Untersuchung der sogenannten Blue Zones auf der Welt. Das sind Gegenden, in denen Menschen ein überdurchschnittlich hohes Alter erreichen (das betraf sogar Generationen, die vor 1950 geboren wurden!) – und das bei relativ guter Gesundheit. Chronische Krankheiten wie Diabetes, Krebserkrankungen, aber auch Herzerkrankungen und Demenz sind in diesen Regionen kaum bekannt. Vor gut 15 Jahren wurden die Studienergebnisse veröffentlicht. Die Prinzipien und Regeln, die die Wissenschaftler aus dem Lebensstil der Blue-Zones-Bewohner von Japan über Sardinien bis hin zu Loma Linda in Kalifornien ableiteten, sind alles gute Bekannte. Sie beginnen mit »natürlicher Bewegung« (das entspricht den altbekannten Tipps vom Treppensteigen statt Aufzug nehmen und so viel wie möglich zu Fuß gehen) und enden bei einem guten Stressmanagement und einem erfüllten Leben – der Gewissheit, einen Lebenssinn zu haben. Dazu gehören auch soziale Kontakte und Beziehungen, Berührungen mit anderen Menschen – wer allein ist, läuft nicht nur Gefahr zu vereinsamen, sondern auch, eher krank zu werden.

Der wichtigste Schlüssel zur Gesundheit ist aber die Ernährung. Egal, welche Ernährungsform die Blue-Zones-Bewohner haben: Sie alle haben die Gemeinsamkeit, dass sie keinerlei Anzeichen von Übergewicht oder gar Fettleibigkeit vorweisen. Alle anderen Faktoren sind wichtig und tragen zur Gesunderhaltung bei, aber die Ernährungsweise ist die Stellschraube für das viel beschworene lange und gesunde Leben.

Doch was tun in Zeiten, in denen Ernährung in unseren Regionen offenbar zu einem Riesenproblem geworden ist? Und zwar nicht aus einem Mangel heraus, sondern aus dem Überfluss. Es ist durchaus gut, sich zunächst einmal die eigene Lebenssituation zu vergegenwärtigen: Uns stehen zu jeder Tages- und Nachtzeit Unmengen an Lebensmitteln zur Verfügung, von der Industrie verführerisch aufbereitet, für uns alle verfügbar. Wer greift da nicht gerne zu? Und dann natürlich mit Vorliebe bei den Produkten, die den evolutionsgeschichtlich ältesten und tiefliegendsten Teil unseres Gehirns in besonderer Weise ansprechen: süß und fettig. Vor einigen Zigtausenden Jahren war diese energiereiche Geschmacks- beziehungsweise Nährstoffkombination überlebenswichtig für den Menschen. Heute – raffiniert inszeniert, schmackhaft produziert und schnell verfügbar – ist sie unser Menetekel.

Wir, zumindest also die Menschen, die in den reichen Industrienationen leben, können im 21. Jahrhundert dank unseres Wohlstands, »dank« einer kreativen (und überaus gewinnorientierten) Lebensmittelindustrie und dank unseres freien Willens – essen, was wir wollen, und das ganz bequem, weil zu jeder Zeit so gut wie alles verfügbar ist.

Zum einen sind wir Gewohnheitstiere, und Essgewohnheiten gehören zu den Verhaltensweisen, die nur mit Aufwand und Disziplin veränderbar sind. Denn beim Auswählen unserer Speisen und Getränke lassen wir uns leiten durch innere Signale wie Hunger oder Appetit, oder durch äußere wie duftende Croissants beim Bäcker oder buntes, schön glänzendes Gemüse im Supermarkt oder appetitlich angerichtete Schinkensortimente beim Metzger. Oder wir lassen uns durch Werbung verleiten, das Fastfood-Restaurant am Wegesrand, Verpackungen von Tiefkühlfood mit verlockenden Bildern oder ganz rational durch »Gemüse ist gut für meine Gesundheit«.

Hinzu kommt, trotz zahlloser Kochsendungen im TV, Foodmagazinen und Kochbüchern, das Verschwinden einer allgemeinen Kochkompetenz. Und damit einhergehend die Kenntnis über die Ursprungsprodukte, also über Lebensmittel in ihren Natur- und Reinformen.

Zwar sind das Kochen und die Küche zur Jahrtausendwende dank Vorbildern wie dem britischen Fernsehkoch Jamie Oliver zu einem Massenphänomen geworden. Immerhin hat Oliver die Botschaft verbreitet: »Kochen kann jeder.« Dennoch hat sich der Trend eher nur kurzfristig gehalten; es gab zwar seither den jungen kochenden Mann, der heute als Endvierziger zumindest am Wochenende seine Familie bekocht. Dass Kochen aber zeitaufwendig sein kann und bestimmte Kenntnisse erfordert, auch im Umgang mit Lebensmitteln, ging in der Euphorie um die Fernsehköche aber ein wenig unter. Früher reichte das Küchenwissen oft weit über die Kenntnis der Zubereitung hinaus; viele »Hausfrauen« wussten beispielsweise um die die heilende Wirkung diverser Gerichte oder Getränke bei alltäglichen Beschwerden.

Heute weiß man aus unzähligen medizinischen Untersuchungen und Studien, dass Essen Heilprozesse unterstützen, aber dass es auch richtig krank machen kann. So werden viele Erkrankungen, gerade im Stoffwechselbereich, von einer falschen Ernährungsform stark begünstigt: Die Gefäße verstopfen schneller, womit das Herz- oder Hirninfarktrisiko steigt, die Gelenke leiden und der Stoffwechsel sowieso – am Ende kann eine Diabeteserkrankung stehen oder bestimmte Krebsarten, die sich infolge einer diabetischen Stoffwechsellage ergeben.

Kein Wunder, dass Essen in den vergangenen Jahren zu einem Mittel der Selbstoptimierung geworden ist. Wurden Vegetarier anfangs noch als kleine Minderheit belächelt, gab es, was das Weglassen anbelangte, bald kein Halten mehr: vegan, laktosefrei, glutenfrei etc. – in den sozialen Medien häuften sich Berichte über Erkrankungen, die man mittels individuell gewählter, manchmal kombinierter Diätformen wieder angeblich in den Griff bekam. Und die Lebensmittelindustrie produzierte, was der Kunde wollte, und das dann gerne auch für teures Geld. So wurden Diäten seit der Fresswelle in den 1950er-Jahren »in«. Wer sich aus der breiten Masse hervorheben wollte, konnte dies mit einer Diät tun, man wähnte sich besser und disziplinierter als andere. Diäten entwickelten sich zum Vehikel der »Schlankheitsdiktatur«, die der Grandseigneur der Ernährungswissenschaften, Udo Pollmer, in seinem Buch *Esst endlich normal!* anprangert.

Doch leider gibt es im großen, weiten Feld von Essen und Trinken nach wie vor große, weite Nebelfelder. Ernährungswissenschaftler diskutieren seit Jahren, wann Essen gesund oder und ungesund, richtig oder falsch ist. Die ganz normalen Verbraucher indes sind verunsichert und fragen sich, wie sie sich denn nun bitteschön am besten ernähren sollen, erst recht, wenn Essen sowohl krank machen kann als auch hilft, gesund zu werden.

Das sagt die Wissenschaft dazu

Der Nebel um Nährwerte und Kalorien, um die Wirkung des Essens auf den Körper und um die richtige Diät lässt sich lichten. Dabei können uns die Naturwissenschaftler helfen, wenn auch nicht selten auf verschlungenen Wegen. So entstanden in den vergangenen Jahrzehnten jedes Jahr etwa 30 000 kontrollierte Studien; nur etwa die Hälfte wird aber überhaupt veröffentlicht, so einer der Wegbereiter der evidenzbasierten Medizin in Deutschland Prof. Dr. Gerd Antes von der Universität Freiburg. Auch gibt es eigentlich keine sichere Methode, um den Wahrheitsgehalt einer ernährungswissenschaftlichen Studie zu beurteilen. Bei Untersuchungen zur Ernährung gibt es zudem oft Interessenkonflikte, weshalb man stets prüfen sollte, wer eine Studie finanziell unterstützt und welche Ziele damit erreicht werden sollen. Aus all diesen Gründen ist es kompliziert und sehr aufwendig, aussagekräftige Studien heranzuziehen. Hinzu kommt: Man kann Menschen nicht wie Versuchstiere über lange Zeiträume unter Laborbedingungen untersuchen. Außerdem ist das Studiendesign nicht immer optimal: Bei manchen sind zu wenig Teilnehmer dabei, was die Ergebnisse dann eher zufällig werden lässt. Dann gibt es das Phänomen der Response Bias, der Antworttendenz. Menschen tendieren bei der Befragung nach ihren Lebens- und Ernährungsgewohnheiten zu Antworten, von denen sie annehmen, dass ihr Gegenüber sie erwartet. Auch eine Stichprobenverzerrung (Selection Bias) ist möglich. Normalerweise sollte die Auswahl der Probanden zufällig erfolgen (unterschiedliche Altersgruppe, Geschlechter, Sozialstatus, kulturelle Hintergründe, Gesundheitszustand). Sucht man aber etwa Teilnehmer über das Internet, spricht man automatisch jüngere Menschen an, die medienaffin sind. Damit ist die Studiengruppe nicht mehr repräsentativ. Im optimalen Fall müssten die Probanden auch viele

Monate oder Jahre beobachtet werden, das ist nicht immer der Fall. Und die individuellen Unterschiede der Probanden könnten schwer ins Gewicht fallen, warnt Andreas Pfeiffer vom Deutschen Institut für Ernährungsforschung Potsdam-Rehbrücke. Stattdessen befragt man Studienteilnehmer zum Beispiel rückblickend, um einen längeren Zeitraum abzudecken. Das ist weniger kostenintensiv, aber leider auch nicht ganz exakt, denn wer weiß schon Monate später, was er wann und unter welchen Umständen zu sich genommen hat? Mitunter schummeln Teilnehmer, weil sie nicht schlecht dastehen wollen. Die Auswertung der Datenflut ist kompliziert. Nicht zuletzt ist Ernährung immer auch ein psychosozialer Prozess, der mit wissenschaftlichen Methoden nur schwer zu durchleuchten ist.

Aus streng wissenschaftlicher Sicht gibt es deshalb auch keine ausgesprochen gesunde Ernährungsweise. So sind Fett und Zucker oder alles, was lecker schmeckt, mindestens schon einmal in der jüngeren Vergangenheit entweder als gesund oder ungesund klassifiziert worden. Dasselbe Schicksal ereilte das Salz, vollfette Joghurts, Soja und Eier … Belegt ist allein, dass die mediterrane (wie auch die nordische) Ernährungsweise für viele Menschen gesund ist und dass Gemüse, pflanzliches Eiweiß, Nüsse und Vollkornprodukte das Herz schützen. Das war es dann aber auch.

Und somit sind die zahlreichen Diäten und Ernährungsempfehlungen immer ein bisschen wahr, da sie sich an das wenig gesicherte Wissen anlehnen; gleichzeitig aber aufgrund ihrer Einseitigkeiten auch immer ein bisschen falsch.

Eine einfache Antwort auf die Frage: »Was soll ich essen, damit ich lange und gesund lebe?«, kann es deshalb nicht geben. Essen ist, wie die Foodtrend-Forscherin Hanni Rützler im Interview mit dem von der *Süddeutschen Zeitung* herausgegebenen Magazin *Plan W* betonte, ein Ausdrucksmittel der eigenen Persönlichkeit: »Man ist nicht mehr, was man isst. Sondern man ist, was man nicht isst.« Und so ist es auch mit dem Abnehmen und mit Diätmethoden, die alle einem Prinzip folgen: Wer mehr Energie verbraucht, als er aufnimmt, ist auf der Gewinnerstraße. Insofern ist auch grundsätzlich jede dieser Methoden zum Abspecken geeignet. Mittlerweile gibt es mehr als hundert Arten, wie man den überflüssigen Pfunden zu Leibe rücken kann. Trotzdem funktionieren nicht alle, und wenn sie funktionieren, dann nicht bei jedem.

Wichtig ist deshalb vor dem nebulösen Hintergrund, wie praktikabel ein Diätansatz sich über einen längeren Zeitraum erweist. Das hängt stark von persönlichen Vorlieben und den körperlichen Voraussetzungen ab, also der individuellen Lebenswirklichkeit. Und natürlich auch davon, dass die Ernährung einen gewissen »Spaßfaktor« hat, wie Prof. Dr. Johannes Erdmann von der Hochschule in Weihenstephan hervorhebt. Denn wichtig ist, dass man sich keine irrealen Ziele steckt und sich nichts auflädt, was mit dem eigenen Leben so gar nichts zu tun hat, also dafür sorgt, dass man sich in eine komplette »Zwangslage« begibt. Selbstdisziplin braucht es, und Durchhalten gelingt dann auch nur, wenn die Ernährungsmethode zumindest ein Stück weit mit dem eigenen Leben in Einklang zu bringen ist. Dann kann man auch so etwas schwer Veränderbares wie den Hang zu Leberkässemmeln, dem täglichen Stück Käsesahne oder dem Liter Cola ändern. Wir fangen einfach damit an, gesunde Lebensmittel häufiger zu essen. Das nennt man im Fachjargon Mere-Exposure-Effect. Schon allein durch ihr bloßes Dasein lernt man, bislang ungewohnte Nahrungsmittel auch zu mögen. Nach dem Motto: Was wir kennen, essen wir auch. Und wenn man an Fettleibigkeit leidet, das mittlerweile als eigenständiges Krankheitsbild behandelt wird, braucht man ohnedies eine medizinische und individuell abgestimmte Intervention.

Was Sie hier erwarten dürfen

Weil es Diäten wahrscheinlich so lange geben wird, wie der Mensch zu viel isst, habe ich für dieses Buch sieben Strategien identifiziert, denen allen diverse Diät- und Ernährungsmethoden zugrunde liegen. Zugleich habe ich – soweit vorhanden – den wissenschaftlichen Background unter die Lupe genommen. Sie bekommen also zu einer jeden Strategie die dazu gängigsten Diäten vorgestellt. Darin enthalten sind zudem die entsprechenden Basisinformationen, die für diese Ernährungsform besonders ausschlaggebend sind. So ist die Errechnung des Body-Mass-Index (BMI) (siehe Seite 50) natürlich für viele Strategien und entsprechenden Diäten von Belang. Nachzulesen sind entsprechende Definitionen aber dort, wo sie für alles Weitere im folgenden Abschnitt entscheidend sind. Mit dem Inhaltsverzeichnis und dem Register am Ende des Buches können Sie diese Erklärungen bei Bedarf schnell finden.

Entstanden ist daraus ein Kompass, der hilft, dass ein jeder die für sich passende Abnehmmethode finden kann. Die Übersicht in Stichpunkten im Anhang des Buches dient Ihnen zur groben Orientierung; dort sind die wichtigsten Konzepte noch einmal übersichtlich zusammengefasst. Fakt ist: Solange wir weiter mehr essen, als wir verbrauchen, kommen wir um das Thema Abnehmen einfach nicht herum. Jetzt aber los:

Auf den nächsten Seiten erfahren Sie

- das Wichtigste über die sieben Erfolgsformeln zum Abnehmen,
- mit welchen gesundheitlich unbedenklichen Diäten Sie langfristig und auf gesunde Art Gewicht verlieren und wie solide die Studienlage dazu ist,
- welche Diät am besten zu Ihnen passen könnte,

Und das entscheiden allein Sie selbst und Ihr guter Geschmack.

Seien Sie gut zu sich und – genießen Sie Ihr Leben!

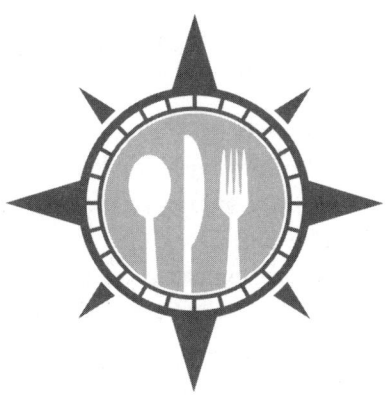

1. Trennen

Essen so viel man mag, solange bestimmte Nährstoffe einer Mahlzeit nicht zusammen verzehrt werden? Nie mehr Kalorienzählen? Trennkostdiäten, die dieses Basiskonzept zum Abnehmen empfehlen, gibt es schon seit knapp hundert Jahren und sie haben nach wie vor viele Fans. Heute gibt es zudem modernere Adaptionen, die das Konzept noch durch andere Prinzipien ergänzen, etwa Low Carb. Aber kann man wirklich abnehmen, indem man Nährstoffe wie Kohlenhydrate und Eiweiß getrennt voneinander verzehrt? Und sind die Mahlzeiten dann ausgewogen und gesund? Oder purzeln die Pfunde aus ganz anderen Gründen?

Um das Prinzip der Trennkostdiät zu verstehen, muss man einen Blick zurück in die Anfänge der Ernährungslehre werfen. Denn das Wichtigste beim Abnehmen durch Trennen ist das Auseinanderhalten der Nährstoffe Kohlenhydrate, Fette und Eiweiß.

Mitte des 18. Jahrhunderts entdeckte der französische Chemiker Antoine Laurent de Lavoisier (1743–1794), dass der Stoffwechsel der zentrale Vorgang bei der Ernährung ist. Er erkannte, dass beim Atmen Sauerstoff aufgenommen und Kohlendioxid abgegeben wird. Seitdem konnte man Körperaktivitäten messen und in Kalorien umrechnen.

Der nächste bedeutende Schritt in der Ernährungslehre war die Einteilung der Nährstoffe. Anfang des 19. Jahrhunderts dachte der englische Arzt und Biochemiker William Prout (1785–1850) unter anderem über eine Einteilung der Nahrung in drei Stoffgruppen nach und nannte sie Albumine, Öle und Saccharide. Diese und andere Ergebnisse führte der einflussreichste Ernährungsforscher des 19. Jahrhunderts, der Deutsche Justus von Liebig (1803–1873), zusammen und formte mit Proteinen, Kohlenhydraten und Fetten das Grundvokabular jeglicher Diätlehre, wobei Diätetik hier nicht als Abnehmform verstanden wurde, sondern wie im Wortsinn als eine gesundheitsförderliche Lebensweise (aus dem griechischen dìaita = Lebensweise), von der die Ernährung ein wesentlicher Bestandteil ist.

Auf der Basis der Nährstoffkunde entwickelte sich in den darauffolgenden Jahrzehnten das Konzept einer gesundheitsförderlichen Ernährung in Form einer Mischkost aus pflanzlichen und tierischen Bestandteilen, als die bürgerliche Esskultur entstand. Jetzt wollten die Menschen besser essen und hatten auch die Zeit und das Geld dafür. Innerhalb der bürgerlichen Familie gab es feste Essenszeiten und wöchentlich wiederkehrende Gerichte.

Verdrängt wurden damit traditionelle Regeln und Bedeutungen des Essens. Ursprünglich war Essen über Jahrtausende immer von Traditionen und jahreszeitlichen Kreisläufen bestimmt worden, auch die Religionen und ihre Fastenlehren hatten darüber bestimmt, was die Menschen in guten Zeiten aßen und was nicht. Ernährung wurde nun, mit der Klassifizierung der Nährstoffe, zu einer durch und durch rationalisierten Angelegenheit. Das war wichtig in einer Zeit, in der Gesundheit immer mehr zum individuellen und auch nationalen Wettbewerbsvorteil wurde. In der Industrialisierung im 19. und 20. Jahrhundert nahm nicht nur die Bevölkerung in den Städten enorm zu. Gesundheit und Krankheit wurden in den medizinischen Wissenschaften nun gemessen, kontrolliert und bewertet. Zur Gesundheitspflege diente neben hygienischen Verhaltensweisen auch die »richtige Ernährung«.

Auch wenn es den meisten Menschen in Europa in diesen Zeiten kaum gelang, die empfohlene Mischkost, geschweige denn die Zahl an Mahlzeiten pro Tag zusammenzubekommen, gab es auch solche, die eher ein Problem damit hatten, wie sie ihren Wohlstandsbauch wieder loswerden konnten. Zwischen 1900 und 1920 erschienen die ersten Gewichtstabellen, außerdem wurden Konfektionsgrößen für Kleidung eingeführt. Übergewicht wurde zunehmend negativ besetzt und pathologisiert. Die ersten Diätkuranstalten entstanden, in denen sich vor allem Adlige und Mitglieder der bürgerlichen Oberschicht behandeln ließen. Der französische Chirurg Paul Broca (1824–1880) erstellte schließlich eine Formel für die Berechnung des individuellen Normalgewichts. Bei der Broca-Formel errechnet sich das Normalgewicht aus der Körpergröße in Zentimetern minus 100. Eine Frau mit einer Körpergröße von 170 Zentimetern hat demnach ein Normalgewicht von 70 Kilogramm. Das Idealgewicht wird ermittelt, indem man bei Frauen 15 Prozent und bei Männern 10 Prozent vom Normalgewicht abzieht. Heute sieht man in der Broca-Formel lediglich eine grobe Schätzung. Parallel dazu entwickelte sich die florierende Diätindustrie.

Einen Meilenstein für Abnehmwillige legte der New Yorker Arzt Howard **Hay** (1866–1940) im Jahr 1907 mit seiner Trennkost. Grundlage dafür waren seine Studien des Himalaya-Volks der Hunza, die sich ausschließlich von naturbelassenen Lebensmitteln wie Früchten und Gemüse, Milch, Nüssen und Vollkornprodukten ernährten. Da die Hunza keine Zivilisationskrankheiten wie Diabetes oder Krebs kannten, schloss Hay daraus, dass dieses Phänomen vor allem durch die Ernährungsweise zu erklären sei, und probierte sie an sich selbst aus. Tatsächlich gelang es ihm, mit der Kost sein Nierenleiden auszuheilen.

Aus diesen Erfahrungen schlussfolgerte Hay, dass jeder Zivilisationserkrankung immer eine Übersäuerung des Körpers zugrunde läge. Ursachen dafür seien denaturierte Lebensmittel, eine überreichliche Proteinaufnahme und die Mischung von Kohlenhydraten und Eiweiß, die der Körper nicht gleichzeitig verdauen könne. Diese Nahrungszusammensetzung führe zu einer unvollständigen Verdauung und zu krank machenden Gärungs-vorgängen im Darm.

Die an der Verdauung beteiligten Enzyme können Hay zufolge Nah-rung besser verdauen, wenn kohlenhydrat- und eiweißreiche Mahlzeiten zeitlich voneinander getrennt verzehrt würden. Das würde zu einem ausge-glichenen Säure-Basen-Gleichgewicht führen, Heilungsprozesse anschie-ben und auch zu einer Gewichtsreduktion führen.

Zu diesem Zweck soll die Ernährung zu 80 Prozent aus Basenbildnern wie Obst, Gemüse, Vollkorngetreide und Mandeln bestehen und zu 20 Pro-zent aus Säurebildnern wie Milchprodukten, Fleisch, Fisch, Weißmehl und Zucker. Das entspricht einem Mengenverhältnis von 4:1. Neutrale Lebens-mittel wie Butter und kaltgepresste Öle können mit beiden Nährstoffgrup-pen kombiniert werden. Außerdem sollte zwischen den einzelnen Mahlzei-ten jeweils eine Pause von drei bis vier Stunden liegen.

Vereinfacht gesagt, gibt es morgens und abends nur Kohlenhydrate und mittags dafür Eiweiß. Sogenannte »neutrale Lebensmittel« wie Salate und Gemüse sind dagegen zeitlich nicht eingeschränkt. Hülsenfrüchte, die so-wohl Proteine als auch Kohlenhydrate enthalten, sind nach Hay als Nah-rungsmittel generell nicht zu empfehlen.

Nun stammen Hays Thesen aus einer Zeit, als die Stoffwechselforschung noch in ihren Kinderschuhen steckte und man noch nichts über die kon-kreten Abläufe der Verdauung und die Wirkungsweise der einzelnen Ver-dauungssäfte und -enzyme wusste. Heute ist nicht nur wissenschaftlich nachgewiesen, dass das Enzymsystem im Magen-Darm-Trakt auf eine gleichzeitige Verdauung verschiedener Nährstoffe ausgerichtet ist. Auch sorgt die Kombination bestimmter Nahrungsmittel oft für einen gesund-heitlichen Mehrwert. Isst man zum Beispiel gleichzeitig Kartoffeln und Eier oder Milch und Getreide, erhöht dies die sogenannte biologische Wer-tigkeit des aufgenommenen Proteins. Das Eiweiß kann so viel besser vom Körper aufgenommen und als Baustoff verwendet werden. Zudem sind zahlreiche Kohlenhydratlieferanten gleichzeitig hochwertige Eiweißquel-len, wie etwa Getreide und Hülsenfrüchte.

Betrachtet man die Hay'schen Grundlagen nach dem heutigen Stand der Wissenschaft, so ist die Beeinflussung des Säure-Basen-Haushalts durch Lebensmittel bekannt (siehe Seite 272). Vermutlich kann eine langjährig überhöhte Säurebelastung auch gesundheitliche Risiken nach sich ziehen. Die These, dass eine Störung des Säure-Basen-Gleichgewichts die Hauptursache aller Zivilisationskrankheiten sei, trifft jedoch nicht zu. Im deutschsprachigen Raum wurde die Hay'sche Trennkost besonders durch den Arzt Ludwig Walb (1907–1992) in den 1960er-Jahren bekannt gemacht. Er modifizierte die Diät zu einer langfristigen Ernährungsweise, mit der man abnehmen, gesund essen und das Gewicht halten konnte. Heute führt der Internist Thomas Heintze die Arbeit Walbs fort. Die alternative Ernährungsform Trennkost hat in Deutschland nach der vegetarischen Ernährung vermutlich bis heute die meisten Anhänger. Ihre Zahl wird auf 1 bis 1,5 Millionen geschätzt.

Eine bekannte Variante ist die **Trennkost nach Summ**, die Low-Carb-Elemente beinhaltet. Auch hier ist die zugrunde liegende Theorie wissenschaftlich gesehen Quatsch, aber man kann gut abnehmen, wenn man wie bei dieser Trennkostform in den ersten zwei bis drei Wochen wenig Kohlenhydrate isst und in der Woche danach nur solche, die den Insulinspiegel langsam ansteigen lassen. Anschließend wird empfohlen, Eiweiß und Kohlenhydrate dauerhaft zu trennen, hauptsächlich Gemüse und Salate bei den Hauptmahlzeiten zu verzehren und bei Zucker und Fett maßzuhalten. So landet man bei einer volumenreichen (siehe auch Seite 59), energiereduzierten, vitalstoffreichen Mischkost, mit der sich in der 14-tägigen Anfangsphase ordentlich (bis zu 5 Kilogramm), später dann langsam, aber sicher abnehmen und/oder das Gewicht halten lässt. Dass es bei Trennkost und ihren Varianten zu diesem Gewichtsverlust kommt, liegt letztlich tatsächlich an der Trennung der Nährstoffe Kohlenhydrate und Eiweiß, allerdings deswegen, weil die Fettverbrennung erleichtert wird, wenn Eiweiß ohne begleitende Kohlenhydrate verzehrt wird. Denn in dem Moment, in dem Nudeln, Brot, Reis oder Kartoffeln (Kohlenhydrate) als Beilage zu Fleisch, Fisch, Meeresfrüchten oder Eiern (Eiweiß) verzehrt werden, wird durch die Erhöhung des Blutzuckerspiegels eine entsprechende Menge des Schlüsselhormons Insulin produziert. Dieses Hormon ist lebenswichtig, ohne es könnten wir nicht existieren. Zu viel davon jedoch kann auf Dauer dick und schwer krank machen. Jedes Lebensmittel, konkreter: jeder Baustein – Kohlenhydrate, Fette und Eiweiß – wird im Körper zu Zucker (Glukose) umgebaut, das den Körperzellen als Energielieferant dient. Damit die Zellen damit versorgt werden, dient das Hormon Insulin, das in der

Bauchspeicheldrüse gebildet wird, als Schlüssel an bestimmten Andock-
stellen (Rezeptoren). Sämtliche aus der Nahrung gewonnene Zucker werden durch das Hormon in die Zellen eingeschleust oder bei Überfüllung in
Fettzellen gelagert, als Reserve für schlechte Zeiten. Insulin fungiert also
wie ein Türöffner. Werden nun große Mengen an Zucker über die Blutbahn
zu den Zellen geleitet, wird entsprechend auch eine große Menge an Insulin ausgeschüttet – der Blutzuckerspiegel steigt an. Ebenso schnell, wie der
Blutzuckerspiegel ansteigen kann, kann er auch wieder abflachen – man
bekommt Hunger. Um dem vorzubeugen, basieren heute nahezu alle Diäten, die auf der Regulierung des Zucker- und Insulinspiegels beruhen (vor
allem Low Carb), auf protein-, fett- und ballaststoffreicher Ernährung. Für
diese Nährstoffe braucht der Körper mehr Zeit für die Verdauung, der Insulinspiegel steigt langsamer an und sinkt ebenso langsam wieder ab, man
bleibt länger satt. Das Resultat: keine Heißhungerattacken. Auch größere
Pausen zwischen den Mahlzeiten sind demzufolge möglich. Das ist unter
anderem wichtig für eine Trennkostmethode, bei der neben dem Trennen
und dem Blick auf die Insulinwirkung von Kohlenhydraten auch auf das
Drei-Mahlzeiten-Prinzip gesetzt wird.

Auch bei der **Montignac-Methode**, einer weiteren Form der Trennkost,
steht Insulin im Mittelpunkt des Abnehmkonzepts. Bei der Diät wird auf
einige Lebensmittel verzichtet, und andere werden auf eine bestimmte Weise kombiniert. Entwickelt wurde das Abnehmkonzept von Michel Montignac (1944–2010), der damit selbst erfolgreich abgenommen hat. Als
Grundlage dienten ihm ernährungswissenschaftliche Studien, zu denen er
als Manager bei einem internationalen Pharmaunternehmen relativ früh
Zugang hatte. Sein Buch *Je mange, donc je maigris* (auf Deutsch: Ich esse,
um abzunehmen) wurde in 25 Sprachen übersetzt. Der Erfinder der South-
Beach-Diät, Dr. Agaston, nutzte die Montignac-Diät als Vorlage.

Trennkostelemente, der glykämische Index (GI) (siehe Seite 151), aber
auch Low Carb (siehe Seite 139) sind in ihr enthalten. Montignac ist der
erste Autor, der Anfang der 1990er-Jahre das Konzept des glykämischen Index bei der Vorbeugung und Reduzierung von Fettleibigkeit vorgeschlagen
hat. Er teilt dabei Kohlenhydrate in Lebensmitteln je nach ihrer Wirkung
auf den Insulinspiegel in sehr gute, gute und schlechte ein:

- Sehr gute Kohlenhydrate (siehe Seite 36) lassen sich demnach mit beliebig vielen Fetten und Eiweißen kombinieren. Fette und Eiweiß sollen dabei aber getrennt voneinander und gute Kohlenhydrate sollen nicht mit Fett zusammen verzehrt werden. Eine Ausnahme bilden einfach und mehrfach ungesättigte Fettsäuren.
- Schlechte Kohlenhydrate (siehe Seite 36) sind komplett vom Speiseplan zu streichen. Generell dürfen Kohlenhydrate bei ca. zwei bis drei Mahlzeiten pro Woche auf den Teller kommen.

Montignac verspricht einen Abnehmerfolg in einem Zwei-Phasen-Programm: In der ersten Phase ist es wichtig, Gewicht zu verlieren. Das heißt, es sind nur Kohlenhydrate mit niedrigem GI erlaubt. Die zweite Phase soll das Gewicht stabilisieren – Kartoffeln sind erlaubt, sowie andere »gute« Kohlenhydrate. Als Snack oder Zwischenmahlzeit wird Obst empfohlen, jedoch soll Obst nicht mit Milch verzehrt werden. Generell soll man auf Milchprodukte verzichten.

Gegessen wird, wie in Frankreich üblich, dreimal täglich. Die Montignac-Follower dürfte es im Nachhinein freuen, dass seine Methode in Teilen durch eine große Studie bestätigt wurde. Eine (französische) Studie bezog sich auf die Wirkung von strukturierten Mahlzeiten bei Übergewicht. Das französische Paradoxon hat weltweit für Aufsehen gesorgt: Obwohl die Franzosen mehr Alkohol und Fett beim Essen zu sich nehmen als etwa die Deutschen (die trinken mitunter dafür danach mehr) und Amerikaner, leben sie länger und bekommen nicht so oft einen Herzinfarkt. Die Forscher nahmen in ihrer Studie das französische Essmodell unter die Lupe. Dieses ist vor allem durch strukturierte Mahlzeiten, aber auch durch Geselligkeit gekennzeichnet. In ihrer Studie mit über 47 000 Probanden untersuchten die Wissenschaftler, wie sich die Einhaltung des Essmodells auf Dauer auf das Körpergewicht der Teilnehmer auswirkte. Es zeigte sich, dass die meisten Personen, die drei Mahlzeiten am Tag zu festen Zeiten mit anderen Personen und mit viel Genuss und Vergnügen aßen, weniger häufig übergewichtig oder adipös waren. Die Autoren schlussfolgerten, dass das französische Essmodell somit geeignet sein könnte, um einem zu hohen Körpergewicht vorzubeugen.[1]

Aufgrund der flexibel handhabbaren Phasen sind bei der Anwendung der Montignac-Methode je nach Ausgangsgewicht tatsächlich große Gewichtsabnahmen möglich. Ernährungspläne und Rezepte kann man auf der offiziellen Homepage www.montignac.com abrufen.

Mittlerweile gibt es viele verschiedene Formen von Trennkost. Das Prinzip des Entweder-Oder auf dem Teller ist dabei immer das Gleiche, egal ob man zur Asia-Trennkost, Mediterraner Trennkost oder zur Trennkost fürs Büro greift. Die modifizierte Trennkost, die vor allem auf Obstsäften und Rohkost basiert, wird bis heute praktiziert. Abnehmen kann man mit allen – solange man weniger Kalorien aufnimmt, als man benötigt.

Eine besondere Trennkostform ist die Anfang der 1980er-Jahre entwickelte **Hollywood-Star- oder Beverly-Hills-Diät**. Hier wird neben der getrennten Aufnahme von Eiweiß und Kohlenhydraten noch auf den Verzehr von tropischen Früchten Wert gelegt. Die darin enthaltenen verdauungsfördernden Enzyme sollen bei der Verstoffwechselung von Eiweiß, Fett und Kohlenhydraten helfen und damit zur Gewichtsreduktion beitragen. Sport ist während der Diät verboten.

Der Ernährungsplan für die sechswöchige Diät ist sehr stark reguliert. Durch die geringe Energiezufuhr von rund 650 Kilokalorien (kcal) am Tag ist ein rascher Gewichtsverlust praktisch garantiert. Wer vor der Diät regelmäßig Sport getrieben hat, baut Muskeln ab, was ebenfalls zu einer Gewichtsreduktion führt, da Muskeln schwerer sind als Fett. Das ist ideal, wenn man sich in kurzer Zeit auf bestimmte Maße herunterhungern muss, weil ein Shooting oder ein Dreh – deshalb auch Hollywood-Star-Diät – ansteht.

Weniger ideal ist, wie bei allen Diäten mit extrem geringer Energiezufuhr, dass nach Ende der Abspeckkur ein Jo-Jo-Effekt praktisch vorprogrammiert ist. Dabei nimmt man innerhalb kürzester Zeit die verlorenen Kilos wieder zu – und meistens noch ein paar Pfunde obendrauf. Bei wiederholten Diätversuchen kommt es dann dazu, dass das Gewicht wie ein Jo-Jo nach unten und dann wieder nach oben schnellt.

Hinzu kommt die Gefahr von Mangelversorgung an bestimmten Vitalstoffen: Da Milch und Milchprodukte bei der Hollywood-Star-Diät strikt verboten sind, kann es langfristig zu einem Kalziummangel führen. Auch die Versorgung des Körpers mit anderen lebenswichtigen Nährstoffen ist bei der Hollywood-Star-Diät nicht gewährleistet.

Der Name des Abnehmprogramms, das als Langzeiternährungsprogramm ebenso funktioniert wie als kurzfristige Abnehmform, klingt verführerisch. Dabei hieß die Diät, als sie das erste Mal in Buchform auf den Markt kam, noch ganz sachlich »Satt, schlank und gesund«. **Schlank im Schlaf** war dann die Kurzformel für eine der Hauptstrategien der Insulin-Trennkostdiät, die auch wesentliche Elemente von Low Carb (siehe Seite 139) und Glyx (siehe Seite 181) beinhaltet.

Wenn man morgens kohlenhydratbetont isst und auf tierisches Eiweiß verzichtet, regt das den Stoffwechsel an, und die Energie aus dem Zucker aus Brot und Getreide wird durch die Tagesaktivität rasch wieder abgebaut. Zudem wandern keine gesättigten Fettsäuren aus tierischen Eiweißquellen (Milchprodukte, Käse, Wurst) in die Fettzellen. Außerdem stressen tierische Proteine um diese Tageszeit die Bauchspeicheldrüse. Mittags stehen entweder eiweißbetonte Gerichte (wenn man schnell abnehmen will) oder Mischkost auf dem Tisch.

Hier hat die Diät Ähnlichkeiten mit der **KFZ-Diät** (Kohlenhydrate – Fette – Zwischenmahlzeiten), denn auch bei dieser Trennkost-Abnehmvariante wird morgens und mittags auf Kohlenhydrate gesetzt. Abends isst man eiweißbetont und lässt die Kohlenhydrate weg. Fett gibt es bei der KFZ-Diät abends und zwischendurch in Form von zwei Zwischenmahlzeiten mit Gemüse oder fettarmen Milchprodukten. Die KFZ-Diät gehört wie auch Schlank im Schlaf zu den energiereduzierten Mischkostformen mit zeitlicher Trennung der Kohlenhydrat- und Fettzufuhr. Die Lipolyse des Depotfetts (siehe auch Seite 37) soll so angeregt und die Gewichtsreduktion beschleunigt werden.

Bei Schlank im Schlaf ist die Abendmahlzeit verantwortlich für die Namensgebung der Abnehmmethode: Ab 20 Uhr schaltet der Körper um vom Leistungsstoffwechsel auf den Regenerationswechsel, der Körper erholt sich, Zellen werden repariert oder ersetzt. Durch das im Schlaf verstärkt produzierte Wachstumshormon (HGH) wird durch die zugleich erhöhte Eiweißzufuhr über Nacht der Fettstoffwechsel angeregt – dieser wird bei kohlenhydratreicher Kost blockiert und springt erst an, wenn der Zucker komplett verstoffwechselt wurde. Man nimmt also »im Schlaf« ab, sofern man sich tagsüber an das Diätregime gehalten hat.

Der deutsche Internist, Ernährungsmediziner und Diabetologe Dr. Detlef Pape entwickelte sein Diätkonzept beruhend vor allem auf den Forschungen um das Hormon Insulin und dessen Rolle bei der Gewichtszu- und -abnahme. Durch die Kombination der Hauptnährstoffe Kohlenhydrate, Eiweiß und Fette, die je nach Tageszeit (morgens, mittags und abends) modifiziert werden, soll die auf jede Mahlzeit erfolgende Insulinausschüttung in Schach gehalten und somit die Bauchspeicheldrüse geschont werden. Die Speisen sind nach den Regeln einer ausgewogenen, vollwertigen Mischkost mit Tendenz zu Low Carb rezeptiert, da man mittags die Kohlenhydrate auch weglassen kann, wenn man schneller abnehmen möchte. Teilweise enthalten die Rezepte eine stärkere Eiweißbetonung (abends: High-Protein-Mahlzeiten).

Das Prinzip von Schlank im Schlaf ist einfach: Säule eins bilden drei leicht kalorienreduzierte Mahlzeiten pro Tag, die an die Bedürfnisse des Stoffwechsels und der biorhythmisch verlaufenden Hormonkreisläufe angepasst sein sollen. Von den Fachgesellschaften wurde das lange als wissenschaftlich nicht ausreichend fundiert angesehen. Nun wurde die Wichtigkeit der inneren Uhr für alle Stoffwechselprozesse zuletzt wissenschaftlich belegt durch die Arbeiten von Jeffrey C. Hall, Michael Rosbash und Michael W. Young, für die sie 2017 immerhin den Nobelpreis für Medizin und Physiologie erhielten.

Eine neuere Studie aus Spanien zeigte außerdem, dass Personen größere Erfolge beim Abnehmen erzielen könnten, wenn sie bei einer Diät auf ihre eigene innere Uhr achten, das heißt, die Mahlzeiten am Tag so verteilen, dass sie gut zu ihrem eigenen Biorhythmus passen.[2]

Die ballaststoff-, eiweiß- und vitalstoffreichen Mahlzeiten sorgen für eine ausgewogene Ernährung und sättigen gut. So ist es nach einer Umgewöhnungsphase, wenn man vorher öfter zwischendurch gesnackt hat, relativ einfach, Esspausen von bis zu fünf Stunden einzuhalten. Auch Stoffwechselentgleisungen wie Hyperinsulinämie und Insulinresistenz, die Vorboten einer Diabeteserkrankung, können durch eine so strukturierte Ernährungsweise langfristig rückgängig gemacht werden. Das zeigen aktuelle Studien zum Intervallfasten, also dem intermittierenden Fasten, wobei die Zeitintervalle von 5 bis 24 Stunden reichen können (siehe Seite 331).

Regelmäßige körperliche Aktivität, um die Stoffwechselprozesse zusätzlich anzuregen und auszubalancieren, ist bei Schlank im Schlaf ebenfalls wichtig und bildet Säule zwei. Bewegung hilft nachweislich, den Insulinspiegel zu normalisieren und die Rezeptoren an den Zellen für das Schlüsselhormon empfindlich zu halten. Wer mag, treibt im Rahmen der Diät regelmäßig Sport; wer dazu keine Zeit hat, soll mit kleinen Bewegungseinheiten sein Aktivitätskonto füllen.

Die dritte Säule von Schlank im Schlaf besteht aus einem besseren Stressmanagement. Ebenso wichtig wie ein bewegter Alltag sind regelmäßige Ruhephasen, gerade bei stärkeren Belastungen, die im modernen Leben zur Normalität gehören. Dauerstress sorgt nachweislich für Entgleisungen, insbesondere des Stresshormons Cortisol, die gekoppelt an ungünstige Ernährungs- und Bewegungsgewohnheiten schnell dick machen.[3]

Säule Nummer vier ist ein gesunder Schlaf. Unsere Nachtruhe ist ebenfalls ein entscheidender Regulator im Stoffwechselgeschehen, wie man aus der Schlafforschung weiß. Denn im Schlaf organisiert sich nicht nur das Gehirn; es finden essenzielle Regenerationsprozesse statt. Diese werden durch die Ausschüttung bestimmter Hormone – insbesondere des Wachstumshormons Somatotropin – gesteuert. Die beschleunigen den Fettabbau, sofern man abends nicht so isst, dass der Blutzucker übermäßig ansteigt und infolgedessen hohe Insulinausschüttungen erfolgen. Das passiert immer, wenn man abends Kohlenhydrate isst (zum Beispiel in Form von Stärke in Pellkartoffeln, Bratkartoffeln, Gnocchi, frischem Brot oder Pasta). So kann das Wachstumshormon weniger Energie für die im Nachtschlaf stattfindenden Reparaturarbeiten an den Zellen bereitstellen. Besser funktioniert das, wenn man abends nichts isst oder die Kohlenhydrate weglässt. Somatotropin wirkt dann ähnlich wie männliche Geschlechtshormone: Es spaltet die in den Fettzellen (Adipozyten) eingelagerten Fetttröpfchen, mobilisiert so freie Fettsäuren und schafft damit Energie für andere anabole, also aufbauende, Funktionen.[4] Bildung und Freisetzung des Somatotropins sind wie viele andere Hormone auch einem Tagesrhythmus unterworfen: Es steigt in den frühen Nachtstunden an, um wahrscheinlich die tagsüber entstandenen Zellschäden zu beheben. Morgens sinkt es wieder ab, jetzt steigt dafür der Cortisolspiegel und stellt uns für die Tagesaktivitäten ein. Da niedrige Zuckerspiegel im Blut zu einer gesteigerten Wachstumsproduktion führen, kann man dies selbst steuern, indem man abends Kohlenhydrate vom Speisezettel streicht oder eben fastet.

Eine neuere Studie des US-amerikanischen Institutes of Health belegt die Wichtigkeit von regelmäßigem Schlaf: Bei gestörtem Schlaf steigt demnach das Risiko für Fettleibigkeit, zu hohe Cholesterinspiegel, Bluthochdruck, Hyperinsulinämie (siehe Seite 52) und andere Stoffwechselentgleisungen. Demnach soll schon eine Stunde Unterschied in der Schlafenszeit die Wahrscheinlichkeit für eine Stoffwechselerkrankung auf bis zu 27 Prozent hochsausen lassen.[5]

Erfolgreich erprobt wurde das Ernährungs- und Lebensstilkonzept jahrzehntelang im Rahmen seiner Ernährungsberatung für Adipositas-Patienten und Diabetiker in der Facharztpraxis von Dr. Pape in Essen. In den Büchern der Schlank-im-Schlaf-Reihe finden sich zahlreiche Rezepte, mit denen man sich seinen Speiseplan zusammenstellen kann. So sind (je nach Ausgangsgewicht) mit einigem Einsatz und dem Sich-Einprägen der Trennkostregeln Gewichtsabnahmen von 9,3 Kilogramm in vier Monaten drin.

Auch wenn die Grundthese der Trennkostdiät, dass der Körper Kohlenhydrate und Eiweiß nicht zusammen verdauen kann, widerlegt ist, führt sie bei vielen Menschen dennoch zur Gewichtsabnahme, weil klassische Dickmacher wie Pizza mit Käse oder Currywurst und Pommes sowohl Proteine als auch Kohlenhydrate enthalten und deshalb nach der Hay-Methode nicht gegessen werden dürfen. Bei Montignac und Schlank im Schlaf spielt diese These überhaupt keine Rolle. Hier steht das Hormon Insulin als potenzieller Dickmacher und Verursacher von Stoffwechselproblemen im Vordergrund, weshalb bei beiden Diäten die Kohlenhydratmengen, bei Schlank im Schlaf der Zeitpunkt ihres Verzehrs sowie Pausen zwischen den Hauptmahlzeiten eine Rolle spielen.

Ein möglicher Gewichtsverlust, zu dem es bei allen Trennkostdiäten kommen kann, basiert aber nicht unbedingt auf dem getrennten Verzehr von Lebensmitteln, sondern darauf, dass das Essen über den Tag hinweg weniger Kalorien hat. Trennkostanhänger essen etwas weniger Fett und Fleisch, dafür mehr Obst, Gemüse und Vollkorn – allerdings ist die Menge der aufgenommenen Nahrung nicht begrenzt. Durch die ständige Beschäftigung mit Lebensmitteln isst man aber auf jeden Fall bewusster und gesünder.

Alle großen Forschungsinstitute und nationalen Ernährungsgesellschaften lehnen das Prinzip der Hay'schen Trennkost mittlerweile ab. Im Wesentlichen wird die Tatsache kritisiert, dass eine Trennung von Proteinen und Kohlenhydraten kaum machbar ist. Bei der Entwicklung seiner Diät ging Hay außerdem davon aus, dass der menschliche Organismus Proteine und

Kohlenhydrate nicht gleichzeitig verdauen könne, weil sich bestimmte Enzyme gegenseitig blockieren würden. Nun stimmt es zwar, dass verschiedene Enzyme für die Verdauung von Proteinen und Kohlenhydraten zuständig sind, ein gesunder Körper kann jedoch beide Enzymgruppen parallel produzieren und die Kohlenhydrate und Proteine zur gleichen Zeit verstoffwechseln. Schon die Muttermilch enthält sowohl Eiweiß als auch Kohlenhydrate. Beide Nährstoffe werden außerdem in verschiedenen Regionen des Verdauungssystems zersetzt. Die Kohlenhydrate verdaut man bereits im Mund durch das im Speichel enthaltene Enzym Amylase. Im Magen ruht sie, im Dünndarm wird der Speisebrei dann weiter zersetzt, indem jetzt Disaccharidasen die Kohlenhydrate spalten. Das Eiweiß wird dagegen im Magen verdaut, bevor es auch in den Dünndarm gelangt. Enzyme wie Trypsin spalten das Eiweiß dort in kleine Moleküle, die in die Blutbahn gelangen.

Dass Mischkost also, wie von Hay angenommen, Stoffwechselerkrankungen begünstige, ist nicht haltbar; Diabetes, Herzinfarkt, Schlaganfall oder Krebs werden vor allem durch Übergewicht gefördert. Ob man Nahrungsmittel zusammen oder getrennt isst, ist daher völlig egal. Als Ernährungsregel im Rahmen einer gesunden Lebensweise ist der Klassiker Trennkost nicht empfehlenswert. Nicht nur, weil unzählige Lebensmittel beide Stoffe in etwa gleicher Menge enthalten und eine völlige Trennung im Alltag daher schwierig ist. Aufgrund der reduzierten Eiweißaufnahme kann auch ein Mangel an Kalzium, bestimmten B-Vitaminen und Eiweißbausteinen (Aminosäuren) auftreten. Auch dass die Mengen der täglich verzehrten Nahrungsmittel außer Acht gelassen werden, ist kritisch zu sehen. Entscheidend bei einer Gewichtsabnahme ist schließlich immer die Bilanz zwischen Energieaufnahme und -verbrauch: Wer weniger Energie aufnimmt, als er verbraucht, nimmt ab. Wer das nicht tut, bleibt auf seinen Pfunden sitzen oder nimmt zu.

Warum die Trennkostdiäten trotzdem zum Abnehmen so erfolgreich sind, liegt wohl daran, dass der Gemüseverzehr hoch im Kurs steht, ebenso wie die Beschäftigung mit den Bestandteilen vieler Gerichte. Allein dieser Lerneffekt ist positiv zu bewerten, wenn man sicher abnehmen möchte. Menschen mit undiszipliniertem Essverhalten tun sich zudem mit den strukturierten Anleitungen aller Trennkostformen leicht, an die sie sich jeden Tag halten können.

Wer außerdem bei der letzten Mahlzeit des Tages auf Kohlenhydrate verzichtet, folgt damit dem Grundsatz vieler Low-Carb-Diäten, deren Wirkung hinsichtlich einer Gewichtsreduktion wissenschaftlich akzeptiert sind. Der Körper kann durch niedrige Insulinspiegel im Schlaf auf Fettreserven zugreifen und verbrennt diese.

Trennkostdiäten wie Montignac oder Schlank im Schlaf, die sich auf die Insulinwirkung von Lebensmitteln konzentrieren und zusätzlich auf Low Carb und leichte Kalorienreduktion setzen (bei Schlank im Schlaf wird im Vorfeld immer die individuell passende Kalorienmenge pro Tag berechnet), sind für eine langfristige Ernährungsweise geeignet, mit der man auch abnehmen kann.

Auf einen Blick

Hay-Methode

Das verspricht sie:

Das Diätkonzept beruht auf der Theorie, dass Kohlenhydrate und Eiweiß nicht zusammen verdaut werden können. Trennt man die Nährstoffe, kann man sicher abnehmen ohne Berücksichtigung der Mengen.

So funktioniert sie:

- Die Einteilung der Lebensmittel ist auf drei Gruppen konzentriert: kohlenhydratreich (Getreide, stärkereiche Wurzelgemüse wie Kartoffeln, süßes Obst, Süßmittel), neutral (pflanzliche Fette, Butter, Sauermilchprodukte, fast alle Gemüse und Salate, Eigelb, Mandeln, Blaubeeren) und proteinreich (Fleisch, Fisch, Eier, Milchprodukte); außerdem werden die Lebensmittel in Basen- und Säurebildner unterteilt (siehe auch Seite 287).
- Proteinreiche Lebensmittel werden von kohlenhydratreichen Lebensmitteln innerhalb einer Mahlzeit getrennt verzehrt.
- Alle neutralen Lebensmittel können sowohl mit kohlenhydratreichen als auch mit eiweißreichen Lebensmitteln kombiniert werden.
- Es wird nur eine Eiweißquelle (Fleisch oder Fisch, maximal 60 bis 100 Gramm/Tag) pro Mahlzeit verzehrt.
- Das Verhältnis basen- und säurebildender Lebensmittel sollte nach Heintze 75 Prozent zu 25 Prozent betragen.
- Die Eiweißmahlzeit sollte mittags, die Kohlenhydratmahlzeit abends eingenommen werden.
- Zwischen den einzelnen Mahlzeiten sollten Pausen von drei bis vier Stunden liegen.

- Die letzte Mahlzeit sollte bis 18 Uhr eingenommen werden.
- Es sollten naturbelassene und möglichst regionale und saisonale Lebensmittel aus ökologischem Anbau verwendet werden.
- Man sollte nur so viel essen, wie man wirklich braucht.
- Man sollte langsam und in Ruhe essen und gründlich kauen.
- Um den Magen möglichst kalorienarm zu füllen, sollte vor jeder Hauptmahlzeit eine Portion Rohkost oder Salat verzehrt werden.

Das bringt sie wirklich:

Zahlreiche Aussagen, auf denen die Hay'sche Trennkost basiert, sind falsch oder wissenschaftlich nicht belegt. Trotzdem hat die Trennkost positive Effekte. Allerdings sind diese wahrscheinlich zurückzuführen auf die laktovegetabile, cholesterinarme Ernährung und nicht auf die Trennung von Nährstoffen oder den hohen Anteil von Basenbildnern. Dadurch ist die Ernährung relativ energiearm und man kann so abnehmen.

Pro:

- Der hohe Anteil pflanzlicher, frischer Lebensmittel mit der Bevorzugung von Vollkornprodukten kann eine hohe Zufuhr von Vitaminen, Mineralstoffen und Ballaststoffen sichern.
- Ernährungsfehler wie übermäßiger Fett-, Zucker- und Salzverzehr werden vermieden.
- Durch den geringen Fleischverzehr ist die Aufnahme von gesättigten Fettsäuren und den Harnsäurespiegel erhöhenden Purinen gering.

Kontra:

- Es gibt keine erwiesenen physiologischen Vorteile durch den getrennten Verzehr von Eiweiß und Kohlenhydraten.
- Die Trennung von Kohlenhydraten und Proteinen in einer Mahlzeit kann sich schwierig gestalten und ist teilweise gar unmöglich.

- Die Zuteilung der Lebensmittel zu den verschiedenen Gruppen erscheint mitunter willkürlich und nicht nachvollziehbar: Frischkäse und Quark gelten beispielsweise als neutral, haben aber einen hohen Eiweißgehalt; rohe Tomaten gelten als neutral, gegart als proteinreich.

- Die ernährungsphysiologisch höchst wertvollen Hülsenfrüchte, die kohlenhydrat-, ballaststoff- und proteinreich sind, werden in der Hay'schen Trennkost nicht empfohlen.

- Das Trennprinzip führt dazu, dass eine physiologisch wertvolle Ergänzung pflanzlicher und tierischer Lebensmittel verhindert wird.

- Es kann die Gefahr einer unzureichenden Aufnahme von bestimmten Mikronährstoffen bestehen (zum Beispiel Vitamin-B-Komplex, vor allem Folsäure, Kalzium, Magnesium, Eisen, Selen, Jod).

Fazit:

Da die Hay'sche Trennkost reichlich Obst, Gemüse, Vollkornprodukte und Salate sowie Milchprodukte enthält, ist die Ernährungsform insgesamt kalorien- und fettarm und führt allein dadurch, völlig unabhängig vom Trennprinzip, zu einer Gewichtsreduktion. Eine bedarfsgerechte Versorgung mit allen essenziellen Nährstoffen ist möglich, wenn man gezielt darauf achtet (wie in der Variante von Walb/Heintze). Wichtig ist dafür ein ausreichender Verzehr von Getreide, Milchprodukten und Fisch, um eine Unterversorgung an bestimmten Mikronährstoffen zu vermeiden.

Geeignet ist sie für Erwachsene mit mäßigem Übergewicht. Für Kinder, Schwangere und Stillende ist sie nur bedingt empfehlenswert. Das Konzept erfordert viel Disziplin, die Theorie dahinter ist nicht belegt.

Montignac-Methode

Das verspricht sie:

Montignac empfiehlt eine Mischung aus Trennkost und Glyx-Diät (siehe Seite 181). Er legte Wert darauf, dass es sich bei seiner Methode nicht um eine Diät, sondern um eine Langzeiternährung handelt. So kann man schlemmen und muss nicht hungern und Kalorien zählen.

So funktioniert sie:

Einteilung der Lebensmittel:

- *sehr gute Kohlenhydrate (GI bis 35):* rohe Karotten, Milchprodukte, viele Gemüsesorten wie Tomaten, Zucchini, Zwiebeln, einige frische Obstsorten wie Äpfel, Birnen, Aprikosen, grüne Linsen und dunkle Schokolade (mit 70 Prozent Kakaoanteil).
- *gute Kohlenhydrate (GI 35 bis 50):* Lebensmittel wie Vollkornprodukte, frischer, ungezuckerter Fruchtsaft, Natur- und Basmatireis, Süßkartoffeln, frische Erbsen, rote Bohnen, Spaghetti (bissfest gekocht).
- *schlechte Kohlenhydrate (GI höher als 50):* Lebensmittel wie Kartoffeln, egal, wie zubereitet, modifizierte Stärke, weißer Reis, Chips, Weißbrot, Cornflakes, Popcorn, Milchreis, Zucker, gezuckerte Getreideflocken, gesüßte Getränke wie Limonade, Schokoriegel, Gebäck, Marmelade, Bananen

Weitere Empfehlungen:

- Eiweißhaltige Lebensmittel wie Fisch, Fleisch oder magere Milchprodukte dürfen unbegrenzt konsumiert werden.
- Sahne, Käse oder Wurst sollten reduziert werden, um den Cholesterinspiegel flach zu halten.

- Mehrfach ungesättigte Omega-3-Fettsäuren (Fischfett) sowie einfach ungesättigte Fettsäuren (Olivenöl) werden bevorzugt; gesättigte Fettsäuren (Butter, Fleischfett) werden vermieden
- Fett darf nur mit Protein kombiniert werden oder mit sehr guten Kohlenhydraten, also Gemüse und Salate. So bleibt der Insulinspiegel niedrig und der Körper scheidet das Nahrungsfett, laut Montignac, nicht verwertet wieder aus.

Ablauf:

Phase 1:

Um möglichst schnell abzunehmen, werden alle schlechten Kohlenhydrate verbannt. Gegessen werden nur sehr gute und gute Kohlenhydrate, also frisches Gemüse und Obst. Vollkornprodukte in begrenzten Mengen sind erlaubt, ebenso wie kleine Portionen Joghurt oder Frischkäse. Bei Fleisch, Eiern, Fisch, Meeresfrüchten und gereiftem Käse gibt es keine Mengenbeschränkungen.

Bei den drei Mahlzeiten pro Tag sollten immer bestimmte Kombinationsregeln beherzigt werden: Gute Kohlenhydrate mit einem GI zwischen 35 und 50 sollten nicht mit Fett kombiniert, Obst sollte nur auf nüchternen Magen gegessen werden. Ziel ist eine möglichst niedrige Insulinantwort nach jeder Mahlzeit, um die Fettspeicherung auszuschließen und den Abbau von Fettreserven (Lipolyse) zu aktivieren, die durch den Anstieg des Energieverbrauchs (Thermogenese) verbrannt werden.

Meiden sollte man außerdem starken Kaffee, Alkohol und Stress beim Essen. Die Phase dauert so lange an, bis das Übergewicht abgebaut ist.

Phase 2:

Jetzt beginnt die Erhaltungsphase. Es gilt das Drei-Mahlzeiten-Modell. Auch wenn hier gelegentlich schlechte Kohlenhydrate erlaubt sind, sollten weiter die Regeln der Methode befolgt werden, um das erreichte Gewicht zu halten.

Das bringt sie wirklich:

In Phase 1 kann ein Gewichtsverlust mit hoher Wahrscheinlichkeit erreicht werden. Ob man das Gewicht langfristig halten kann, wenn man anschließend nach den Regeln von Phase 2 lebt, ist fraglich. Die Forschungslage zu kohlenhydratarmer Ernährung ist mittlerweile unübersichtlich, viele Studien widersprechen einander. Allerdings wird die These Montignacs von den guten Kohlenhydraten, die für einen stabileren Blutzuckerspiegel und eine gute Sättigung sorgen, mittlerweile durch die Ergebnisse einer Studie unterstützt.[6]

Pro:

- Man lernt gesunde Lebensmittel kennen und reduziert stark verarbeitete Nahrungsmittel (Fertiggerichte).
- Die Insulinwirkung von kurz- und langkettigen Kohlenhydraten ist gut untersucht.
- Zum Thema Auswärtsessen (die Gewichtsfalle für zahlreiche Berufstätige und andere, die häufig auswärts essen »müssen«) gibt es zahlreiche Tipps.

Kontra:

- Viele Rezepte sind aufwendig und benötigen eine lange Zubereitungszeit.
- Es kann anfangs zu Heißhungerattacken kommen.
- Die Eiweißmengen sind teilweise sehr hoch, was als Risikofaktor für die Nieren bewertet werden kann.
- Der Jo-Jo-Effekt schlägt zu, sobald man die Diät in Phase 1 abbricht.
- Die Studie, auf die verwiesen wird, gilt als wenig aussagekräftig, da sie nur zwölf Teilnehmer hatte.[7]
- Einzelne Werte für Lebensmittel bezüglich des glykämischen Index (GI) müssen per Tabelle ermittelt werden.

• Es fehlt Bewegung im Alltag, die die Gesundheit und den Stoffwechsel unterstützt.

Fazit:

Geeignet für gesunde Erwachsene mit mäßigem oder starkem Übergewicht. Die Diät ist nicht schwer anwendbar, da man keine Kalorien zählen muss und sie gut in den Alltag integrieren kann. Es ist bei einer langfristigen Ernährungsweise auch sinnvoll, Kohlenhydrate zu unterscheiden und etwa Weißmehlprodukte und Zucker zu meiden oder zumindest zu reduzieren. Der Abnehmeffekt kommt durch die kalorienreduzierte Mischkost zustande, die Mahlzeiten in den Montignac-Büchern enthalten im Durchschnitt zusammen 1400 Kalorien pro Tag. Man braucht auf jeden Fall auch Disziplin.

Schlank-im-Schlaf-Prinzip

Das verspricht es:

Eine Trennung der Nährstoffe Kohlenhydrate und Eiweiß soll die Fettverbrennung fördern, insbesondere nachts. Indem bei der letzten Mahlzeit des Tages ausschließlich Eiweiß in Kombination mit energiearmem, volumenreichem Gemüse und/oder Salat verzehrt wird, soll die Insulinausschüttung flach gehalten und die Verbrennung von Speicherfett ermöglicht werden. Dieses wird von dem im Nachtschlaf verstärkt ausgeschütteten Wachstumshormon benötigt, das jetzt Zellen repariert und erneuert. Denn Somatotropin fördert den Einbau von Eiweißbausteinen (Aminosäuren) in die Zelle und steuert damit all jene Prozesse, die zum Aufbau von Organen verwendet werden.

So funktioniert es:

Damit alle Nahrungsbausteine optimal verwertet werden können und der Stoffwechsel gut funktioniert, ist bei der Nahrungsaufnahme ein Verhältnis von 45 bis 55 Prozent aus Kohlenhydraten, 30 bis 35 Prozent aus Fett[8] und 20 bis 25 Prozent über Eiweiß täglich ideal. Die Rezepte in den Schlank-im-Schlaf-Büchern sind alle nach diesem Bauplan rezeptiert.

Zuerst muss der individuelle Kalorienbedarf berechnet werden, damit die Energiebilanz stimmt und man sicher abnehmen kann. Der persönliche Grundumsatz ist unter anderem abhängig von Alter und Körpergewicht. Zur Berechnung der Kalorienmenge, die man pro Tag zu sich nehmen sollten, um sicher abzunehmen, gibt es eine Formel:

1 Kilokalorie pro Kilogramm Gewicht pro Stunde, also einfach Ihr Gewicht x 24.

Plus der »physical activity level« (PAL/Energiebedarf für alle Alltagsbewegungen in Haushalt oder Büro ohne Sport). Bei Männern und Frauen beträgt er 20 Prozent des Grundumsatzes.

Beispiele:
Eine 70 Kilogramm schwere Frau hat demnach einen Grundumsatz von 70 x 24 x 0,9 (diesen letzten Wert multipliziert man aufgrund der geringeren Muskelmasse der Frau). Das macht 1512 Kilokalorien pro Tag. Hinzu kommen 20 Prozent Aktivitätskalorien (= 302 Kilokalorien), macht gesamt 1814 Kilokalorien.

Bei einem 80 Kilogramm schweren Mann zählt die ganze Kilokalorie pro Kilogramm Körpergewicht ohne Abzug. Das ergibt also 80 x 24 = 1920 plus 384 = 2304 Kilokalorien. Bei 100 Kilogramm ergeben sich 2880 Kilokalorien.

Will man sein Wunschgewicht erreichen, sollte man sich an diese Kalorienzahl halten. Wird es schwierig, damit abzunehmen, spart man die Aktivitätskalorien und lässt die 20 Prozent weg – oder man schafft es, sich jeden Tag ausreichend zu bewegen. Tipps für Alltagsaktivitäten, die den Grundumsatz erhöhen, und leichten Sport finden Sie in allen Schlank-im-Schlaf-Büchern. Ansonsten kann der Körper die so entstandene Energielücke aus dem Speicherfett decken. Das hieße auf das Beispiel übertragen: Die Frau dürfte jeden Tag gut 1500 Kilokalorien essen. Die Energielücke entsteht bei der Schlank-im-Schlaf-Ernährung schon durch das Weglassen der Kohlenhydrate am Abend.

Zu jeder Tageszeit benötigt der Körper laut Pape die Basisnährstoffe Kohlenhydrate, Fette und Eiweiß in unterschiedlichen Konzentrationen oder auch überhaupt nicht. Das Diätkonzept sieht drei Mahlzeiten pro Tag vor.

Frühstück: Der Organismus benötigt nach der nächtlichen Insulinpause Kohlenhydrate, denn das Gehirn ist auf eine ausreichende Versorgung mit Glukose angewiesen. Die gewinnt es aus Zucker, aus der Stärke von Getreideprodukten (Brot und Brötchen, Müsli) oder als Fruktose (Fruchtzucker) aus Obst. Tierisches Eiweiß aus Eiern, Milch und Milchprodukten ist morgens nicht empfehlenswert, da die Aufspaltung dieser Produkte jetzt die Bauchspeicheldrüse stressen. Pflanzliches Eiweiß beispielsweise aus Soja- oder Nussdrinks und Sojajoghurt sind hingegen erwünscht.

Mittagessen: Jetzt gibt es eine große Portion Kohlenhydrate in Form von Nudeln, Reis, Kartoffeln oder Brot in Kombination mit Gemüse und/ oder Eiweiß. Ideal zum Mitnehmen fürs Büro sind Sandwiches oder Salate. Wer mag, isst auch ein Dessert.

Abends: Jetzt kommt das Eiweiß zu seinem Recht. Fleisch, Fisch, Geflügel, Eier oder Milchprodukte, Tofu, Lupine, Seitan oder Eiweißbrot stehen auf dem Plan, alles mit frischem Gemüse oder Salat kombinierbar. Zuckerfreie Desserts (mit Stevia gesüßt) wurden mit der Zeit auch entwickelt, um den Süßhunger zu befriedigen. Kohlenhydrate sind jetzt grundsätzlich tabu, da sie Insulinspitzen im Körper produzieren würden und damit den Fettabbau blockieren. Die Eiweißstoffe aus dem Abendessen hingegen liefern das Baumaterial für Zellreparaturen und -neuaufbau in der Nacht. Für die dazu notwendige Energie mobilisiert das im Nachtschlaf produzierte Wachstumshormon (HGH) verstärkt die Fettreserven. So erklärt sich der Abnehmeffekt im Schlaf.

Wie viele Kohlenhydrate und Eiweiß man pro Tag essen darf (und sollte), errechnet man anhand seines persönlichen Body-Mass-Index (BMI) (siehe auch Seite 50). Pape bezeichnet ihn als Maßeinheit für Übergewicht zwar als etwas veraltet, im Rahmen der Schlank-im-Schlaf-Methode ist er aber nach wie vor ein zuverlässiges Instrument zur Bestimmung der Kohlenhydratmengen pro Tag. Je nach BMI beträgt die Kohlenhydratmenge zwischen 75 bis 125 Gramm für Frühstück und Mittagessen. Es gelten also folgende Kohlenhydratmengen:

- BMI < 25: 75 Gramm Kohlenhydrate (Frauen) bzw. 75–100 Gramm Kohlenhydrate (Männer)
- BMI 25–30: 75–100 Gramm Kohlenhydrate (Frauen) bzw. 100 Gramm Kohlenhydrate (Männer)
- BMI > 30: 100 Gramm Kohlenhydrate (Frauen) bzw. 125 Gramm Kohlenhydrate (Männer)

Der tägliche Proteinbedarf in Gramm entspricht dabei dem Körpergewicht in Kilogramm. Der Proteinbedarf am Abend (in Gramm) wird berechnet, indem der BMI mit dem Faktor 1,5 multipliziert wird.

Weitere Empfehlungen:

Keine Zwischenmahlzeiten: Diese Empfehlung, die auch aus dem Intervallfasten bekannt ist, sieht Insulinpausen zwischen den Mahlzeiten von etwa fünf Stunden vor. In der Zeit flacht der Insulinspiegel nach dem Essen langsam so ab, dass am Ende wieder ein normales Hungergefühl entsteht. Dieser Mahlzeitentakt entspricht dem natürlichen Biorhythmus, wie Chronobiologen nachweisen konnten.

- Bei eventuell auftretenden Heißhungerattacken in der Umgewöhnungsphase auf den Schlank-im-Schlaf-Mahlzeitenrhythmus hilft ein eiweißreicher, kalorienarmer Notfallvorrat.
- Bei Schlank im Schlaf darf zu keiner Zeit gehungert werden.
- Wichtig: Reichlich kalorienfreie Getränke (Wasser, Kräuter- oder Grüntee) trinken.
- Für alle Menschen, die Milch, Fleisch, Fisch oder Eier nicht mögen oder gut vertragen, die schwer adipös sind oder die noch schneller abnehmen und/oder Muskulatur aufbauen wollen, sind hochwertige Eiweißpräparate empfehlenswert.
- Hilfe bekommt man außerdem in den Büchern der Schlank-im-Schlaf-Reihe durch ein Ernährungstagebuch zur Selbstmotivation, Tipps zur Entspannung, Bewegung und Schlafhygiene.

Das bringt es wirklich:

Längere Phasen der Kohlenhydrateabstinenz ermöglichen tatsächlich einen Gewichtsverlust durch eine Erhöhung der Fettverbrennung. Allerdings geschieht dies nur, solange man insgesamt weniger Kalorien zu sich nimmt, als man verbraucht. Das ist durch die Low-Carb-Rezepte bei Schlank im Schlaf mittags und abends in der Regel der Fall.

Pro:

- Schlank im Schlaf ermöglicht den Einstieg in eine gesunde, vollwertige Ernährung und zum Selbstkochen. Die exakte Mahlzeitenstruktur hilft auch Menschen mit chaotischen Essgewohnheiten, gesündere Routinen zu etablieren.
- Es gibt Rezeptbücher für die unterschiedlichsten Belange und Zeitfenster, auch für Vegetarier.
- Anhand der Rezepte und mithilfe von Mahlzeitenplänen (selbst für unterwegs und im Fastfood-Restaurant) ist es sehr einfach, die empfohlenen Nährstoffkombinationen zu sich zu nehmen.
- Die empfohlenen Esspausen und das Drei-Mahlzeiten-Prinzip sowie die Schlafempfehlungen sind mittlerweile wissenschaftlich validiert.
- Alle Ratschläge helfen dabei, einen gesünderen und abnehmfreudigen Lebensstil zu pflegen.
- Das Thema Sport und Abnehmen wird ebenfalls sachkundig bedient.

Kontra:

Die Esspausen fallen manchen anfangs schwer. Da aber kalorienarme Snacks erlaubt sind, ist die Hürde zu nehmen.

Das Frühstück ist vor allem für Nichtfrühstücker extrem üppig und gewöhnungsbedürftig. Eine neuere Studie stellt ein Frühstück als wichtigste Mahlzeit des Tages infrage, Wissenschaftler der Monash University in Melbourne haben in einer Metaanalyse die Auswirkungen eines regelmäßigen

Frühstücks auf die Gewichtsveränderung und die tägliche Energiezufuhr untersucht. Sie werteten dazu die Daten aus 13 randomisierten kontrollierten Studien aus den vergangenen 28 Jahren aus, vornehmlich aus den USA und Großbritannien. Die Forscher kamen zu dem Schluss, dass ein Frühstück bei einem gesunden Gewichtsmanagement gegenteilige Effekte entfalten könne. [9]

Das Ernährungskonzept erfordert anfangs Disziplin.

Fazit:

Das Konzept setzt auf eine volumenreiche, energiedichte und vitalstoffreiche Ernährung, die an die mediterrane Ernährung (Seite 104), die nordische Diät (Seite 184) oder auch LOGI (Seite 175) erinnert. Die Gefahr eines Jo-Jo-Effekts nach dem Ende der Diät besteht kaum, weil die erlaubte Tagesmenge an Kalorien mit zwischen 1500 und 2000 relativ hoch ist. Anders als viele Diäten, die geringe Kalorienmengen, aber dazu Sport vorschreiben, liefert die Schlank-im-Schlaf-Diät genügend Energie, um ohne Kreislaufprobleme zu trainieren.

Die Diät ist geeignet für gesunde mäßig übergewichtige Erwachsene wie auch für Übergewichtige mit einem BMI über 25, für Kinder mit Übergewicht, Schwangere und Typ-2-Diabetiker. Letztere sollten sich allerdings ärztlich begleiten lassen.

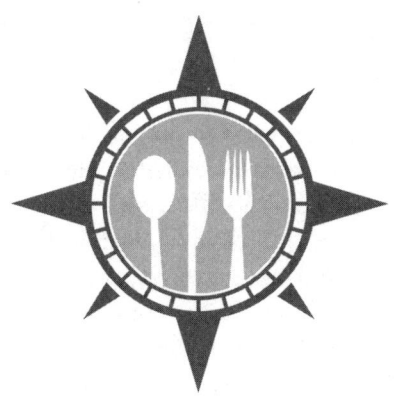

2. Sparen

Kalorien sparen ist die bewährteste Methode beim Abnehmen; sie wird nach wie vor von den Fachgesellschaften empfohlen. Dazu muss aber heute kein Mensch mehr Tabellen studieren und auf seinem Taschenrechner tüfteln, wie viel er zu seinen jeweiligen Mahlzeiten essen darf. Es gibt ausgeklügelte Programme, die einem diese Arbeit abnehmen, indem sie Punktesysteme einführen oder Mahlzeiten detailliert rezeptieren. Hungern muss auch niemand mehr; die Zeiten, in denen eher robuste Abspeckkuren wie FdH (Friss die Hälfte) en vogue waren, sind passé. Das zeigen die verschiedenen teilweise von Fachmagazinen gekürten und medizinisch empfohlenen Mischkostdiäten, bei denen alle Nährstoffe erlaubt sind und kein Nährstoff überproportional auf Kosten anderer betont wird. So können jeden Tag – je nach Plan oder individuellen Vorlieben – zwischen 500 und 1000 Kilokalorien eingespart werden. Aber: Bringt es das wirklich?

Dicker, als es ihnen lieb war, wurden die Menschen schon immer, sofern sie genügend Geld und Zeit zum Essen hatten. Heute funktioniert das – zumindest in den Industrieländern – auch, mit wenig Zeit sogar besonders gut und mit einem verhältnismäßig geringen finanziellen Einsatz. Denn Essen in allen möglichen Formen, Farben, Variationen und Geschmacksrichtungen gibt es heute rund um die Uhr und immer in unmittelbarer Nähe. Man kann es sich sogar ins Haus bringen lassen. Dass wir davon dick werden, liegt daran, dass der menschliche Körper seit Urzeiten als Energiesparmodell konzipiert ist, nach dem Motto: Spare beizeiten, so hast du in der Not. In früheren und noch früheren Zeiten ergab das auch Sinn, solange Nahrung für alle limitiert war: Es war die Überlebensgrundlage für die Gattung Mensch. Bei dem heute vorhandenen Überangebot an Nahrung, bei dem man auch essen kann, wenn man gar keinen Hunger hat, ist dieses Modell überholt. Aber wir haben eben nur dieses eine, weshalb wir zusehen müssen, wie wir unseren Körper in Zeiten des maßlosen Überflusses gesund erhalten, und hierzu ist ein normales Gewicht unabdinglich.

Stärkeres und starkes Übergewicht ist zur Volkskrankheit geworden. Es entsteht, wenn man über einen längeren Zeitraum mit der Nahrung mehr Energie aufnimmt, als der Körper verbrauchen kann. Adipositas, wie die übermäßige Vermehrung des Körperfetts genannt wird, ist auch eine eigenständige Krankheit. Sie entsteht in Folge des heute üblichen Lebensstils, bestehend aus Überernährung und Bewegungsmangel, eine Kombination, die sich gegenseitig aufschaukelt. Ein ständig verfügbares Angebot an Nahrung verändert die Motivation, zu essen. Nicht mehr Hunger ist ausschlaggebend dafür, warum und wann man etwas zu sich nimmt, sondern die Lust auf Genuss.

Natürlich spielen auch die Gene bei der Entstehung von zu viel Bauch eine Rolle. Sie entscheiden zum Beispiel darüber, ob ein Mensch ein guter oder schlechter »Futterverwerter« ist. Die medizinische Forschung hat längst bestätigt, dass Menschen, die mit weniger Nahrungsenergie auskommen als andere, besonders gefährdet sind, zuzunehmen. Es ist ebenfalls nachgewiesen, dass viele, aber nicht alle, Übergewichtigen nicht mehr essen als schlanke Menschen. Und gute Futterverwerter brauchen mehr Energie als schlechte Verwerter, wenn sie bei gleicher Nahrungszufuhr auf eine ausgeglichene Energiebilanz kommen wollen.

In den Nervenzellen im Gehirn von adipösen Menschen ist beispiels-weise die Gewinnung von Energie aus Glukose (Zucker) stark vermindert. Das konnten Wissenschaftler der Sektion für Psychoneurobiologie im Center of Brain, Behavior and Metabolism (CBBM) der Universität in Lübeck in einer human-experimentellen Studie zeigen.[10] Die gestörte Energiege-winnung im Gehirn könnte eine Erklärung für das häufig fehlende Sätti-gungsgefühl bei Übergewichtigen sein. Zudem gibt es Hinweise darauf, dass sich bei fettleibigen wie auch bei nicht adipösen Menschen die Kon-zentration bestimmter Eiweißstoffe, sogenannte *uncoupling proteins*, in den Körperzellen unterscheidet. Diese beeinflussen, welcher Anteil der Nah-rungsenergie als Wärme verpufft und welcher als Fett gespeichert wird.[11] Nach neueren Untersuchungen könnte auch die Darmflora bei der unter-schiedlichen Futterverwertung eine Rolle spielen: So hat die Zusammenset-zung der Darmbakterien nachweislich einen Einfluss darauf, wie viel Ge-wicht man bei einer Diät verliert.[12]

Und dann gibt es noch das Thema der individuellen Verarbeitung von Nährstoffen. Denn offenbar tickt auch jeder Stoffwechsel ein bisschen an-ders, was das Zunehmen wie das Abnehmen betrifft. Zu diesem Ergebnis kam die 2015 erschienene Studie der beiden israelischen Forscher Eran Se-gal und Eran Elinav vom Weizmann-Institut: Hier zeigte sich, dass Men-schen völlig unterschiedlich auf die Aufnahme von Kohlenhydraten aus Zucker oder aus Weiß- und Sauerteigbrot reagierten. Bei einigen schoss der Blutzucker in die Höhe, während bei anderen keine Wirkung zu ver-zeichnen war. Auch auf die Zufuhr von Fett oder Salz waren die Reak-tionen höchst unterschiedlich. Das hat Auswirkungen auf verschiedene Stoffwechselprozesse und insbesondere die Insulinproduktion, die beim Zu- und Abnehmen eine wichtige Stellschraube darstellt. Die Studie lässt den Schluss zu, dass eine Abnehmkur immer auf den jeweiligen Stoffwech-sel eines Menschen hin designt sein muss, um wirklich zu greifen. Dement-sprechend empfehlen die Forscher in der Zeitschrift *Cell*, Diäten stärker auf den individuellen Stoffwechsel maßzuschneidern.[13]

Auch die Ernährung und das Körpergewicht der Mutter in der Schwan-gerschaft, Stoffwechselerkrankungen wie ein Schwangerschaftsdiabetes und bestimmte Hormone können die individuelle Energiebilanz erheblich beeinflussen. So waren in Beobachtungsstudien Übergewicht oder Adiposi-tas vor der Schwangerschaft ebenso wie eine hohe Gewichtszunahme in der

Schwangerschaft mit dem erhöhten Auftreten von Schwangerschaftsdiabetes, Bluthochdruck, einem hohen Geburtsgewicht und späterem Übergewicht des Kindes assoziiert.[14]

Jemand, der übergewichtig ist, muss also nicht zwangsläufig mehr essen
oder sich weniger bewegen als ein schlanker Mensch. Und schließlich kommen auch psychische Faktoren hinzu: Mit übermäßigem Essen kann Stress
besser bewältigt werden, und man bekommt schnell bessere Laune. Auch
sind wir, wenn es ums Essen geht, nicht unbedingt der Chef im Ring. Am
Max-Planck-Institut für Stoffwechselforschung in Köln konnten Wissenschaftler zeigen, dass unser Magen-Darm-Trakt im ständigen Austausch
mit dem Gehirn steht und unser Verlangen nach Essen mit Belohnungsreizen kontrolliert.[15, 16]

Damit wir an Gewicht zulegen, finden Änderungen in unserem Energie-
haushalt statt. Die Basisgröße ist hier Grundumsatz, so nennt man den
Energieverbrauch in Ruhe. Mit 50 bis 70 Prozent macht er den Löwenan-
teil unseres täglichen Verbrauchs aus. 20 bis 40 Prozent der Energie brauchen wir, um uns zu bewegen. Das Übrige wird dazu eingesetzt, um Nahrung aufzunehmen und sie im Körper zu verwerten. Kalorien werden zu
einem kleinen Teil auch verbraucht aufgrund des thermischen Effekts der
Nahrungsaufnahme (siehe auch Seite 64). Denn wir organisieren unser Leben dank unseres Körpers selbst. Dazu steht ihm eine biochemische Pro-
zesskette zur Verfügung mit äußerst komplexen Abläufen. Wir nennen sie
Stoffwechsel oder wissenschaftlich Metabolismus. Substanzen aus der Um-
welt (Nahrungsmittel) werden dabei zu körpereigenen Substanzen auf-, ab-
und umgebaut.

Wir essen also, damit sich unser Körper selbst erhält. Jede Nährstoffklasse
hat dabei ihren eigenen Verwertungsweg:

- Im Zuckerstoffwechsel entsteht aus langkettigen Mehrfachzu-
  ckern – Zucker besteht chemisch gesehen aus Ketten (mehr dazu
  auf Seite 140) – biologisch verwertbarer Einfachzucker (Glukose).
  Überschüssige Glukose wird in den Speichern in Leber und Muskeln
  für Notzeiten hinterlegt

- Der Eiweißstoffwechsel spaltet komplexe Proteine in einfache Eiweißbausteine (Aminosäuren) auf, so sind sie für die Energiegewinnung und für den Aufbau von Muskelzellen, Enzymen und Hormonen verfügbar.
- Im Fettstoffwechsel werden Nahrungsfette umgebaut in einfache Fettsäuren, die Energie liefern oder aus denen ebenfalls Hormone und Enzyme gebildet werden.

Die in der Nahrung steckende Energie sorgt dafür, dass jede Körperzelle funktioniert. Was nicht sofort gebraucht wird, wird in Fettzellen gespeichert, das sind die Energiespeicher des Körpers. In schlechten Zeiten mit zu geringem Nahrungsangebot sichert dieser Mechanismus das Überleben. Man könnte also sagen: Unser Körper will überhaupt nicht abnehmen. Das ist schließlich sein Überlebenserfolgsrezept.

Wenn es nun zu einer Überernährung kommt – und das ist heutzutage sehr einfach –, werden einmal entstandene Fettdepots nicht automatisch deshalb wieder abgebaut, weil sie nicht gebraucht werden. So reicht schon ein kleiner Überschuss an Energie Tag für Tag aus, um sicher an Bauch, Beinen und Po zuzunehmen. Das geht beim einen schneller, beim anderen langsamer. Hier kommt der Grundumsatz wieder ins Spiel und auch die Muskelmasse eines Menschen: Denn je mehr Muskeln man hat, desto höher ist der Energieverbrauch in Ruhe. Sportler oder Menschen, die einem körperlich anstrengenden Beruf nachgehen – was heutzutage eine Seltenheit ist –, können also mehr essen, weil sie aufgrund ihrer Muskulatur mehr verbrauchen. Was unser Körper aber auch macht: Er schraubt den sogenannten Gewichtssollwert nach oben. Aufgrund unserer Physiologie ist es sehr schwierig, diesen Sollwert auf ein geringeres Körpergewicht herunterzuregulieren. Darum bekommen wir Hunger, wenn wir weniger essen.[17]

Übergewicht, vor allem Adipositas, ist also das Ergebnis fehlender Mechanismen zur Regulierung des Normalgewichts und der aufgenommenen Energie beim Essen. Das führt zu einem erhöhten Sollwert für Körperfett, der Körper hält also Reserven zurück. Der Sollwert – oder auch Set Point – ist eine neurohormonale Schleife. In unserem Organismus gibt es verschiedene Organe wie die Bauchspeicheldrüse und den Darm, aber auch das Fettgewebe im Bauch. Sie alle produzieren sehr wirksame und wichtige

Hormone. Diese gelangen über die Blutbahn in den Hypothalamus, wo der Appetit und das Essverhalten geregelt werden. Hormone wie Insulin und Leptin stammen aus dem Darm. Die Rezeptoren im Gehirn regulieren den Appetit. Bei einem Menschen mit einem hohen Sollwert steuern bei einer Gewichtsabnahme alle diese Hormone dagegen, um den ursprünglichen Gewichtssollwert wiederherzustellen. Dieser Komplexität von Adipositas – von den genetischen über die biologischen bis zu den Umweltfaktoren, der Ernährung und der körperlichen Aktivität – müssen sich behandelnde Ärzte wie auch Betroffene bewusst sein, um geeignete Maßnahmen zum Gewichtsmanagement zu ergreifen. Für die Betroffenen ist oft eine Entlastung, zu verstehen, warum sie die ganze Zeit hungrig sind und dass es nicht an ihrem Willen oder an einer fehlenden Motivation liegt, warum sie sich mit dem Abnehmen so schwertun.

Die Übergänge, wann Übergewicht beginnt und wann es gesundheitlich kritisch wird, sind fließend. Die übliche Einteilung der Adipositas in verschiedene Schweregrade beruht auf medizinischen Studien, in denen die gesundheitlichen Risiken von übergewichtigen Teilnehmern festgestellt wurden.

Die Maßeinheit für die Einschätzung des (Über-)Gewichts ist der Body-Mass-Index (BMI). Er berechnet sich nach folgender Formel:

BMI = Körpergewicht geteilt durch Körpergröße zum Quadrat (kg/m^2).

Ein Beispiel:

Eine Frau ist 1,60 Meter groß und wiegt 70 Kilogramm.

1,6 x 1,6 = 2,56
70 : 2,56 = 27,3

Der BMI beträgt 27,3.

Je höher der Body-Mass-Index ausfällt, desto höher ist auch das individuelle Gesundheitsrisiko. Allerdings sollte man hier auch immer untersuchen, wie das Gewicht zustande kommt. So kann ein Sportler mit gut trainierter schwerer Muskulatur durchaus mehr wiegen als ein gleich großer Mensch mit wenig Muskeln und Bauchansatz.

Man unterscheidet:

- Übergewicht (Präadipositas): BMI 25–29,9. Das Gesundheitsrisiko ist leicht erhöht.
- Adipositas Grad I: BMI 30–34,9. Das Gesundheitsrisiko ist erhöht.
- Adipositas Grad II: BMI 35–39,9. Das Gesundheitsrisiko ist hoch.
- Adipositas Grad III: BMI 40 und mehr. Das Gesundheitsrisiko ist sehr hoch.

Neben dem Gewicht beziehungsweise dem BMI ist auch die Fettverteilung hinsichtlich des Gesundheitsrisikos von Bedeutung. Man unterscheidet hier sogenannte Apfel- und Birnentypen. Als Apfeltyp bezeichnet man Menschen mit einer bauchfettbetonten (viszeralen) Fettverteilung. Hier legt sich Speicherfett unter den Bauchmuskeln auf die Darmschlingen und um die Bauchorgane. Dazu gehören zum Beispiel die Leber, die Milz, die Bauchspeicheldrüse, die Gallenblase und auch die Nieren. Sie leisten den Großteil der Stoffwechselarbeit im Körper.

Beim Birnentyp dagegen überwiegt das Speicherfett an Hüften, Po und Oberschenkeln (gynoide Fettverteilung). Die bauchbetonte Adipositas kommt eher bei Männern vor (abdominelle Adipositas), die Birnenform entspricht einer eher weiblichen Fettverteilung. Aber: Eine abdominelle Fettverteilung findet sich auch bei Frauen, hier ist die Verteilung ererbt. In und nach den Wechseljahren kommt es durch hormonelle Veränderungen auch zur verstärkten Einlagerung von Fett im Bauch. Außerdem: Auch beim Birnentyp steigt mit zunehmendem Übergewicht die Wahrscheinlichkeit, dass sich im Bauchbereich ebenfalls reichlich Fettdepots ansammeln.

Das viszerale oder abdominelle Bauchfett kann überschüssige Nährstoffe (Zucker, Fette, Eiweiß) aufnehmen, die in Fetttröpfchen umgewandelt und in den großen Fettzellen (Adipozyten) verstaut werden. Die unendlich dehnbaren Zellen sind im Vergleich zu den Fettzellen im Unterhautfettgewebe oder an Beinen und Po metabolisch, also stoffwechselaktiv. Das heißt, sie entwickeln ein Eigenleben, produzieren Hormone sowie Entzündungsstoffe, die sie zusammen mit freien Fettsäuren und Blutdruck erhöhenden Stoffen ins Blut schwemmen. Die Stoffwechselvorgänge in Adipozyten werden aktuell intensiv beforscht. Da die meisten Stoffwechselvorgänge in unserem Bauch stattfinden, sind die Fettzellen hier aufgrund ihrer erhöhten metabolischen Aktivität besonders riskant für die Gesundheit. Denn damit Hormone und andere Botenstoffe ihre positiven Wirkungen im Körper entfalten können, dürfen sie nur in bestimmten Mengen vorhanden sein. Kleinste Abweichungen haben weitreichende Folgen.

Es gibt kaum ein Organsystem, das nicht durch Adipositas beeinträchtigt wird. Entsprechend lang ist die Liste der Krankheiten, die im Gefolge von Fettleibigkeit auftreten. Zur Gesundheitsgefährdung kommt es durch Stoffwechselstörungen und durch das hohe Gewicht selbst. Die Stoffwechselstörungen schaukeln sich weiter auf und können zu einem Typ-2-Diabetes führen. Es beginnt häufig mit einer Insulinresistenz: Die Körperzellen reagieren dabei nicht so auf das Insulin, wie sie sollten. Auf diese Weise gelangt weniger Zucker aus dem Blut in die Zellen, den diese aber brauchen. Denn im Zellinneren wird in den Energiekraftwerken der Zellen (Mitochondrien) aus der Glukose die Energiewährung für den Körper hergestellt, ohne die nichts läuft. Diese nennt man ATP (Adenosintriphosphat). Der Körper versucht, das auszugleichen, indem er mehr Insulin produziert (Hyperinsulinämie). So gerät der Stoffwechsel früher oder später völlig aus dem Lot. Es bilden sich verstärkt Ablagerungen in der Innenwand der Blutgefäße, so dass deren Durchmesser mit der Zeit immer enger wird und sich im schlimmsten Fall wichtige Versorgungsgefäße ganz verschließen. Das kann zu Herzinfarkt oder Schlaganfall führen.

In der Nurses' Health Study, in der mehr als 100 000 Krankenschwestern seit 1976 beobachtet wurden, fand sich bei einem Body-Mass-Index von 30 – also dem Schwellenwert für Adipositas – ein um das 30-Fache erhöhtes Diabetesrisiko. Bereits leichtes Übergewicht und eine Gewichtszunahme erhöhen das Diabetesrisiko, wenn eine familiäre Veranlagung besteht.[18]

Die zahlreichen Folgekrankheiten, die Adipositas haben kann, sind nicht nur für die Betroffenen, sondern auch volkswirtschaftlich ein riesiges Problem. Inzwischen schätzt man die Belastung für das Gesundheitssystem auf mindestens 20 Milliarden Euro pro Jahr. Andere Zahlen gehen von weit höheren Kosten aus. Weltweit hat sich dieAdipositasrate seit 1980 nahezu verdoppelt: Etwas über 200 Millionen Männer und knapp 300 Millionen Frauen haben Adipositas.[19]

Doch was passiert, wenn wir Kalorien sparen und damit die Energieaufnahme drosseln, wie das bei einer ganzen Reihe von Diäten der Fall ist? Ganz einfach: Wenn wir abnehmen, sinkt der Grundumsatz, weil in der Regel durch das Sparprogramm auch die Muskelmasse zurückgeht. Als Erstes leert der Körper jedoch die Zuckerspeicher in Leber und Muskeln. Zucker ist in Form von Glykogen gespeichert, das 80 Prozent Wasser enthält. Wer weniger isst, nimmt auch weniger Salz zu sich, das ebenfalls Wasser bindet. Zu noch mehr Flüssigkeitsverlusten kommt es, weil der Körper im nächsten Schritt Eiweißstrukturen aus der Muskulatur abbaut, um Energie zu gewinnen. Erst danach macht sich der Körper an die Fettreserven. Weil er die aber nicht gerne herausrückt, drosselt er den Energieverbrauch. Er passt den Stoffwechsel an, verändert die Hormonproduktion und verliert bei größerem Gewichtsverlust massiv Muskelmasse. Das ist ungünstig, weil Muskelzellen mehr Energie verbrauchen als Fettzellen. Außerdem benötigt der Körper jetzt weniger Energie für den Verdauungsprozess. Weil der Grundumsatz sich bei einer kalorienreduzierten Diät mit der Zeit auf einem niedrigeren Niveau einpendelt, geben die Fettzellen auch weniger von ihren Vorräten ab, weshalb sich die Gewichtsabnahme bei fortlaufender kalorienreduzierter Diät abschwächt. Denn der Körper ist grundsätzlich bestrebt, sein Gewicht möglichst konstant zu halten.

Es gibt verschiedene Regelkreise, die ineinandergreifen und alles unternehmen, um einen Gewichtsverlust zu verhindern. Erschwerend kommt hinzu, dass die einmal erreichte Anzahl von Fettzellen (Adipozyten) beim Erwachsenen weitestgehend konstant bleibt. Das heißt, mit einer Reduktionsdiät gelingt es nicht, die Anzahl der Fettzellen zu verringern. Der Abbau von Fettdepots beruht vielmehr auf einer Schrumpfung der Adipozyten, die bei Übergewicht auf ein Mehrfaches ihrer normalen Größe anwachsen können. Wird die Ernährung nach einer Diät wieder hochgefahren, neigen die Fettzellen dazu, sich durch Fetteinlagerung in Nullkommanichts wieder zu vergrößern. Dazu reichen auch schon kleinere Portionen als vor der Diät. Bei nicht wenigen Übergewichtigen beginnt der Einstieg zur Gewichtszunahme mit einer strengen Reduktionsdiät.

Einen kleinen Lichtblick bietet die Adipozytenforschung dann aber doch: Fettzellen sind potenziell in der Lage zur Wärmebildung und damit befähigt, selbst Fett zu verbrennen. Vor allem das sogenannte braune Fett unter dem Schlüsselbein, am Hals, im Nacken und entlang der Wirbelsäule hat Einfluss auf den Wärmehaushalt und die Fettverbrennung. Anders als weiße Fettzellen speichern sie keine Energie, sondern verbrennen sie in den Mitochondrien. Säuglinge besitzen ausschließlich braunes Fett, um ihre Körpertemperatur zu halten. Bei Erwachsenen ist der Anteil des sogenannten plurivakuolären Fettgewebes deutlich geringer. Trotzdem hoffen Wissenschaftler nun, mithilfe der braunen Fettzellen Übergewicht bekämpfen zu können. Denn der Körper hat die Eigenschaft, dass er weißes in braunes Fett umwandeln kann, sobald er friert.[20]

Wer einmal mit einer kalorienreduzierten Diät ab- und anschließend mehr zugenommen hat als zuvor, lebt häufig in einer Art Dauerdiät, isst unregelmäßig und verbietet sich bestimmte Nahrungsmittel (Schokolade, Süßigkeiten etc.). Besonders unter Stress kann dann die Kontrolle über das Essverhalten entgleisen, und es kommt zu Essanfällen, bei denen man in kurzer Zeit große Nahrungsmengen aufnimmt, häufig ohne Genuss. Hinterher haben die meisten Betroffenen ein schlechtes Gewissen und versuchen, durch noch strengere Diät die Entgleisung wieder auszugleichen. Ein Teufelskreis aus Hungern und Essanfällen entsteht. Andere versuchen, den durch den Verzicht auf bestimmte Nahrungsmittel verminderten Genuss durch das Essen größerer Mengen »erlaubter« Nahrungsmittel auszugleichen. So wird dann letzten Endes die gleiche oder eine größere Menge an Energie aufgenommen.

Bei Reduktionsdiäten geht häufig das natürliche Hunger- und Sättigungsgefühl verloren. Es entstehen Unsicherheiten, was die »richtige« Menge der Nahrung anbelangt, und manch einer befürchtet, dass er gar nicht mehr aufhören kann zu essen, wenn er es sich einmal erlaubt. Zu diesem Zeitpunkt kann man bereits von einer Essstörung sprechen, also einer Krankheitsentwicklung, da das Essverhalten nicht mehr durch innere Impulse gesteuert wird. Viele Essgestörte sind dann von Außenreizen abhängig. Sie essen also einfach, weil etwas da ist, nebenher, vor dem Computer oder beim Autofahren. Auch Gefühlszustände wie Ärger oder Traurigkeit werden als Hunger interpretiert und durch Essen unterdrückt (sogenanntes Frustessen). Hier fehlt es auch an psychischen Möglichkeiten, Konflikte zu bearbeiten, unangenehme Gefühle zu ertragen oder sich anderweitig zu belohnen.

Oberstes Gebot bei jeder Reduktionsdiät ist es also, sich ausreichend Zeit zu nehmen. Nur wer seinem Körper die Möglichkeit gibt, sich langsam auf den vermeintlichen Nahrungsmangel einzustellen, kann den Verteidigungsmechanismus halbwegs austricksen und den Abbau von Muskelmasse begrenzen. Realistisch ist ein Abnehmziel von 500 Gramm Fett pro Woche. Das entspricht 3500 Kilokalorien. Dafür muss man seine Energiezufuhr um 500 Kilokalorien pro Tag senken. Die für den Grundumsatz nötige Kalorienmenge sollte längerfristig nicht unterschritten werden, da die Belastung für den Körper sonst unverhältnismäßig steigt.

Bei jeder Form von Reduktionskost handelt es sich um eine im Energiegehalt nicht bedarfsdeckende (hypokalorische) Ernährungsform zur Gewichtsabnahme. Sie ist ein essenzieller Bestandteil der meisten Gewichtsreduktionsprogramme, meist in Kombination mit Verhaltens- und Bewegungstherapie. Hier sehen wir uns die wichtigsten Vertreter der energiereduzierten Mischkost einmal genauer an. Diese gilt als die ernährungsphysiologisch und verhaltenstherapeutisch günstigste Form der Reduktionskost mit der besten Aussicht auf Langzeiterfolg; in Deutschland wird sie empfohlen von den Berufsverbänden und Fachgesellschaften der Ernährungswissenschaftler, Ernährungsmediziner und Diätassistenten.[21] Allerdings wurde bereits im Jahr 2005 darauf hingewiesen, dass Teilnehmer von Standardgewichtsreduktionsprogrammen nach sechs Monaten durchschnittlich 7 bis 10 Prozent ihres Körpergewichts verlieren; nach einem Jahr stabilisiert sich die Gewichtsreduktion dann bei 5 bis 6 Prozent.[22]

Errechnen des Kalorienbedarfs

Die Frage, die sich ein jeder stellt, lautet: Wie viel Energie brauche ich? Der Energiebedarf eines Körpers hängt von verschiedenen Faktoren ab. Es spielen unter anderem das Alter, das Geschlecht, der Gesundheitszustand, das Klima, in dem man lebt, und der Schweregrad der täglichen Arbeit eine Rolle. Insofern hat jeder von uns einen individuellen Energiebedarf. Der gesamte Energiebedarf des Menschen setzt sich zusammen aus Grundumsatz und Leistungsumsatz.

Grundumsatz

Der Grundumsatz (GU) gibt die Energiemenge an, die der Körper mindestens braucht, um alle lebenswichtigen Körperfunktionen wie Atmung oder Herzschlag aufrechtzuerhalten. Er entspricht dem Energieverbrauch eines Menschen zwölf Stunden nach der letzten Nahrungsaufnahme bei körperlicher sowie geistiger Ruhe und einer konstanten Umgebungstemperatur von 20 bis 28 Grad Celsius. Ihr persönlicher Grundumsatz ist unter anderem abhängig von Ihrem Alter, Ihrem Geschlecht und Ihrem aktuellen Körpergewicht. Durch Fieber oder Frieren steigt der Grundumsatz. Auch eine größere Muskelmasse lässt ihn ansteigen, selbst im Ruhezustand.

Leistungsumsatz

Der Leistungsumsatz (LU) entspricht der Energiemenge, die der Körper für die Neubildung von Geweben sowie alle sportlichen und Alltagsbewegungen braucht. Er variiert je nach Bewegungslevel und wird mit dem sogenannten PAL-Faktor (Physical Activity Level) ermittelt, also dem Energiebdarf für alle Alltagsbewegungen in Haushalt oder Büro ohne Sport. Bei Männern und Frauen beträgt er 20 Prozent des Grundumsatzes.

Der PAL-Wert gibt an, mit welcher Zahl der Grundumsatz multipliziert werden muss, um den gesamten Energiebedarf auszurechnen.

Die Faktoren werden mit der Anzahl Stunden multipliziert und anschließend zusammengezählt. Die Summe wird dann mit 24 dividiert. So erhält man den durchschnittlichen täglichen Faktor. Dieser wird wiederum mit dem Grundumsatz multipliziert, wobei man jetzt den durchschnittlichen Gesamtenergiebedarf als Resultat erhält.

Faktor	Aktivität	Beispiel
0.95	schlafen	
1.2	nur sitzend oder liegend	gebrechliche Menschen
1.4–1.5	sitzend, kaum körperliche Aktivität	Büroarbeit am Schreibtisch
1.6–1.7	überwiegend sitzend, gehend und stehend	Studenten, Schüler, Taxifahrer
1.8–1.9	hauptsächlich stehend und gehend	Verkäufer, Kellner, Handwerker
2.0–2.4	körperlich anstrengende Arbeit	Landwirte, Hochleistungssportler

Wie viele Kalorien brauche ich?

Viele Krankenkassen bieten auf ihren Webseiten Kalorienbedarfsrechner an, zum Beispiel die TK. Das ist die einfachste Methode, wobei die persönlichen Angaben in das »Metabolische Äquivalent« umgewandelt werden, um den Energieverbrauch bei unterschiedlichen Aktivitäten vergleichbar zu machen.

Nimmt man genau die ermittelte Kalorienmenge zu sich, sollte das Körpergewicht konstant bleiben. Liegt die Kalorienaufnahme jedoch beständig über dem Wert, dann nimmt man zu. Liegt die Kalorienzufuhr darunter, dann stellt sich Gewichtsverlust ein.

Für ein gesundes und effektives Abnehmen sollte die zugeführte Kalorienzahl etwa 500 unter der errechneten Zahl liegen.

Grundumsatz bei Übergewicht

Bei starkem Übergewicht ergibt sich durch die Grundumsatzformel eine sehr hohe Kalorienmenge. Eine 1,70 Meter große und 100 Kilogramm schwere Frau mit einem BMI von 34,6 dürfte dann rund 2600 Kilokalorien essen. Ein 1,80 Meter großer Mann mit 120 Kilogramm Gewicht (BMI 37) käme auf 3456 Kilokalorien.

Hier hilft ein einfacher Trick: Berechnen Sie den Kalorienbedarf für Ihr Normalgewicht mit einem Ziel-BMI von 25.

Dabei hilft die Formel:

Körpergröße x Körpergröße x 25 = Normalgewicht

Bei einem 1,80 Meter großen Mannes also:
1,80 m x 1,80 m x 25 = 81 kg x 24 = 1944 kcal + Bewegung 388 kcal = 2332 kcal.

Fazit

Erstens ist das alles sehr umständlich und zweitens kann trotzdem niemand genau sagen, wie viele Kalorien er tagtäglich tatsächlich verbraucht. Ein Bedarf von x Kalorien kann immer nur ein Durchschnittswert sein. Der Energieverbrauch ändert sich sofort, sobald man beispielsweise etwas kleiner ist oder sich mehr oder weniger bewegt.

1969 erschien der erste Ernährungsbericht der deutschen Gesellschaft mit dem Ziel, »aktuelle Daten zur Ernährungssituation in Deutschland […] zu präsentieren und Handlungsempfehlungen abzuleiten«. Auch Daten über den Lebensmittelverbrauch und die Häufigkeit von Adipositas wurden seither fortgeschrieben. Gleichzeitig machten sich Redakteurinnen der Frauenzeitschrift *Brigitte* sowie Diätexperten und Ärzte des Universitätskrankenhauses Eppendorf in Hamburg an die Entwicklung der bis heute bekannten **Brigitte-Diät**. Das Konzept dieser Reduktionsdiät setzt auf eine veränderte Ernährungsweise, auf ein bewussteres Essverhalten und eine Änderung des Lebens- und Bewegungsstils. Dadurch, dass man die ausgewogenen Mischkostrezepte über einige Wochen hinweg nachkocht, entwickelt man gesündere und figurfreundlichere Ernährungsmuster. Die Diät wird immer wieder an aktuelle Erkenntnisse aus der Ernährungswissenschaft und Stoffwechselforschung angepasst. Auch Trends, die im Ruf stehen, einen Gewichtsverlust zu versprechen, werden regelmäßig aufgegriffen: So sind unter anderem Themen wie etwa Low oder Slow Carb, Essensintervalle (siehe Seite 274), eiweißreiche Mahlzeiten mit geringem Fettgehalt (siehe Seite 63) und Lebensmittel mit geringer Energiedichte (siehe Seite 69) berücksichtigt. Neu eingeführt im Jahr 2019 wurde das Balance-Konzept, das auf ernährungspsychologischen Erkenntnissen beruht und die Diät zum einen individualisiert und um die Säule Stressmanagement ergänzt.

Mehrmals im Jahr wird die Diät mittels saisonaler Rezepte neu aufgelegt. Neben den Rezepten in dem Magazin *Brigitte* gibt es auch verschiedene Brigitte-Kochbücher mit Rezeptsammlungen, Kochschulen und Tipps zur kalorienarmen Zubereitung von Mahlzeiten. Ein kostenpflichtiger Brigitte-Diät-Coach, online oder als App nutzbar, erstellt Einkaufslisten und individualisierte Speise- und Sportpläne. Unterstützung kann man sich auch in digitaler Form holen, mit einem Online-Portal zum Download von Einkaufs- und Vorratslisten und einer Smartphone-App mit Rezepten.

Bei der Brigitte-Diät wird das »Kalorienspar«-Thema mittlerweile etwas heruntergespielt, indem betont wird, dass Genuss beim Essen wichtig ist, um an einer Ernährungsumstellung dranzubleiben. Auch die Erkenntnis, dass Kalorien aus verschiedenen Lebensmitteln unterschiedlich schnell oder langsam vom Körper verstoffwechselt werden, kommt zum Tragen.

Dennoch: Grundprinzip dieser Abnehmform ist eine Kalorienreduktion. Der Energiegehalt der unterschiedlichen Nährstoffe lässt sich messen. Als internationale Einheit (SI-Einheit) für die Nahrungsenergie gilt Joule (J) oder Kilojoule (kJ). Dabei entspricht 1 Joule der Energiemenge, die man braucht, um mit einer Kraft von 1 Newton 1 Kilogramm um 1 Meter zu bewegen. Gängiger ist die Angabe des Energiegehalts der Nahrung in Kalorien (cal) oder Kilokalorien (kcal). 1 Kilokalorie entspricht der Energie, die benötigt wird, um 1 Liter Wasser von 14,5 auf 15,5 Grad Celsius zu erwärmen.

1 Kilojoule wiederum entspricht 0,239 Kilokalorien, 1 Kilokalorie sind 4,184 Kilojoule.

Jeder Makronährstoff hat einen unterschiedlichen Energiegehalt:

- 1 Gramm Fett weist einen Brennwert von 37 kJ (9 kcal) auf.
- 1 Gramm Kohlenhydrate oder Eiweiß enthalten 17 kJ (4 kcal).
- 1 Gramm Alkohol hat einen Energiegehalt von rund 30 kJ (7 kcal).

Trotzdem ist 1 Kalorie niemals 1 Kalorie. Das belegte eine Studienserie des Teams um die Ernährungswissenschaftlerin Janet Novotny am US-Landwirtschaftsministerium (USDA), die im Jahr 2013 publiziert wurde. Demnach ist bei zahlreichen Lebensmitteln der Kaloriengehalt oft niedriger als vermutet. Außerdem werden alle Nährstoffe vor dem Essen unterschiedlich verarbeitet (geschnitten, püriert, gegart). Je weniger Verdauungsarbeit der menschliche Körper dann leisten muss, also je weniger er die Nährstoffe zerlegen muss, desto mehr Kalorien bleiben zur Energiegewinnung oder zur Einlagerung in die Speicherdepots übrig. Denn die Verarbeitung von Nahrung ist immer mit einem Energieeinsatz verbunden: Für Kohlenhydrate und Fett werden 5 Prozent Energie eingesetzt, für die Verwertung von Eiweiß immerhin 25 Prozent. Rohe Lebensmittel führen dem Körper weniger Nettoenergie zu als gekochte Nahrung, denn dazu benötigt die Verdauung mehr Energie, und ein höherer Ballaststoffanteil wird unverdaut wieder ausgeschieden.[23]

Am meisten wird die Verwertung eines Lebensmittels durch das Kochen beeinflusst. Erst durch Garen lassen sich zahlreiche pflanzliche und tierische Produkte, also eher stärke- wie auch eiweißhaltige Lebensmittel, besser verdauen. Zellwände werden beim Kochen aufgebrochen, und roh unzugängliche Nährstoffe werden für den Körper verfügbar gemacht. So entfalten sich beim Fleisch zum Beispiel durch die Hitze die komplex strukturierten Proteine und werden so umgewandelt, dass der Körper sie leichter aufnehmen kann. Auch bei Gemüse oder Milchprodukten steigt die Energieaufnahme, wenn die Speisen gekocht sind. Gekochtes wird vom Körper also grundsätzlich besser verwertet als Rohkost; gleichzeitig benötigt der Körper für den Verdauungsvorgang weniger Energie. Erst durch Kochen wird der relative Anteil an Nährstoffen pro Gramm nutzbar, der sonst unverdaut ausgeschieden würde. Im Tierexperiment konnte gezeigt werden, dass der Kaloriengehalt und damit auch die verwertbare Kalorienmenge pro 100 Gramm gekochtem Lebensmittel deutlich höher lag als bei rohen Lebensmitteln.[24] Kalorienzählen zum Abnehmen allein reicht also nicht!

Typisch für die Brigitte-Diät ist ihr Baukastenprinzip aus den drei Hauptmahlzeiten Frühstück, Mittag- und Abendessen. Daraus kann man nach Belieben einen individuellen Tagesplan zusammenstellen. Oder man kombiniert die Wochenpläne und wiederholt sie – je nachdem, wie lange die Diät dauern soll.

Dieses Prinzip beruht auf verhaltensphysiologischen Forschungen des Münchner Max-Planck-Instituts, die schon Mitte der 1960er-Jahre gezeigt haben, dass unsere innere Uhr im Gehirn auf drei Mahlzeiten programmiert ist. Jeweils nach rund fünf Stunden stellt sich Hunger ein, das Trio aus Frühstück, Mittag- und Abendessen scheint also am ehesten unserem Biorhythmus zu entsprechen.

Die Ernährungsweise setzt auf Eiweiß (Proteine), langsame Kohlenhydrate (Slow Carbs) und gesunde Fette:

* Die ausgewogene Mischkost ist gemüsereich und beinhaltet ausreichend Eiweiß in Form von Hülsenfrüchten, Milchprodukten, Fleisch, Geflügel und Fisch. Zwischenmahlzeiten sind in der aktuellen Diät-Version nicht vorgesehen. Die Proteine unterstützen – wie die Slow Carbs auch –, dass das Hormon Insulin verzögert oder verlangsamt ausgeschüttet wird. Das Sättigungsgefühl nach einer Mahlzeit hält lange an.
* Mit Slow Carbs werden Ballaststoffe bezeichnet. Das sind langsam verdauliche Pflanzenfasern, die von Haus aus fettarm sind, demzufolge keine oder kaum Kalorien haben und aufgrund ihrer langen

Verdauungsphase auch lange sättigen. Ein weiteres Plus: Sie dienen den lebenswichtigen Darmbakterien als Nahrung (siehe auch Seite 142). Ballaststoffe sollten gut gekaut werden, so startet die Sättigung schon im obersten Verdauungsorgan, der Mundhöhle. Im Körper verhalten sich die Slow Carbs dann wie ein Schwamm, nehmen Wasser auf, dehnen die Magenwände und füllen den Magen, sodass man sich schneller satt fühlt. Außerdem verzögern sie die Magenentleerung und entschleunigen damit die Verstoffwechselung der Nährstoffe. Der Insulinspiegel steigt also nur langsam an und bleibt auch länger auf seinem Höhepunkt, bevor er langsam wieder abnimmt. Das schützt vor Heißhungerattacken. Bekannt wurde die Slow-Carb-Diät durch den US-amerikanischen Autor Timothy Ferriss und seinen im Jahr 2010 erschienenen *New York Times*-Bestseller *Der 4-Stunden-Körper* (Original: *The 4 Hour Body*). Der Gesundheitswert von Ballaststoffen wurde zuletzt in einer von der WHO in Auftrag gegebenen neuseeländischen Metastudie unter Leitung von Andrew Reynolds aus dem Jahr 2019 bestätigt.[25] Eine kleinere Untersuchung an der Universität in Boston aus dem Jahr 2017 mit 81 Teilnehmern bestätigte den kurzzeitigen Erfolg von Ballaststoffen beim Abnehmen.[26]

- Gesunde Fette aus Oliven- und Rapsöl, Nüssen, fettem Seefisch (zum Beispiel Lachs, Makrele oder Hering) und Avocados sind Geschmacksträger, sättigen ebenfalls lange, schützen die Blutgefäße, hemmen Entzündungsprozesse im Körper und kurbeln den Fettabbau an.

Es gilt die Stundenformel 4–4–10 (2-mal 4 Stunden Pause und einmal 10): Der Körper benötigt mehrstündige Essenspausen, damit der Insulinspiegel nach dem Essen sinken kann und der Fettabbau nicht mehr blockiert ist. In diesen Essenspausen sollten auch keine kalorienreichen Getränke verzehrt werden. Es werden mindestens vier Stunden Pausen zwischen den Mahlzeiten empfohlen und nachts mindestens zehn Stunden. Auf diese Weise entfallen auch unter Umständen kalorienreiche Zwischenmahlzeiten. Erleichtert wird das Einhalten der Pausen durch sättigendes Eiweiß und Ballaststoffe in den Hauptgerichten. Zu trinken sind kalorienfreie Getränke wie Wasser, ungesüßte Tees und Kaffee erlaubt.

Dem Intervallfasten (siehe Seite 274) als Gesundheits- und Abnehmmethode wird mittlerweile stärker Rechnung getragen, indem längere Essenspausen empfohlen werden. So wird zu einer 16-stündigen Essenspause geraten, indem abends die letzte Mahlzeit und dann das Frühstück weglassen werden. Dies wird für ein- bis zweimal die Woche empfohlen.

Der »Fatburn-Kick« ist ebenfalls ein gesonderter Baustein. Eiweißreiche Mahlzeiten mit wenig Kohlenhydraten regen den Fettabbau an und sättigen besonders gut. Der komplette Verzicht auf schnell verdauliche Kohlenhydrate wie Zucker, Stärke und Weißmehl soll das Abnehmen erleichtern. Dass Eiweiß der wichtigste Verbündete beim Abnehmen ist, zeigte die europäische DiOGenes-Studie mit knapp 800 übergewichtigen Teilnehmern.[27] Wer abends nur auf Eiweiß setzt und Kohlenhydrate links liegen lässt, kann in der Essenspause über Nacht ungehindert Fett abbauen. Dieses Prinzip kennen wir bereits von Schlank im Schlaf (siehe Seite 39).

Um einer weiteren Zunahme der Fettleibigkeitsepidemie vorzubeugen, unternahmen Biologen am Salk Institute in San Diego im Jahr 2012 unter der Leitung von Satchidananda Panda einen Tierversuch. Dazu nahm man zwei Gruppen von Mäusen, die 100 Tage lang hochkalorisch und fettreich ernährt wurden. Beide bekamen immer gleich viele Kalorien zur Verfügung gestellt. Nur hatte die eine Gruppe den ganzen Tag und die ganze Nacht Zugang zu ihrer Futterquelle und die andere aß nur acht Stunden nachts (Mäuse sind Nachttiere). Erstaunlicherweise nahm die Gruppe, die nur nachts aß, dabei 40 Prozent zur Vergleichsgruppe ab. Sie zeigten keine Entzündungszeichen oder Leberbeschwerden, auch die Cholesterin- und Blutzuckerspiegel waren normal. Die andere Gruppe, die ohne Pause gefuttert hatte, war hingegen fettleibig, hatte einen zu hohen Cholesterinspiegel, zu hohen Blutzucker, Fettleber und entwickelte Stoffwechselstörungen.

Die Ursache lag nach Forschermeinung daran, dass bei ständigem Futtern die Fettzellen immer weiter gemästet werden. Das hängt unter anderem mit bestimmten Stoffwechselwegen und Hormonausschüttungen zusammen, die durch die biologische Uhr gesteuert werden. Der Mensch ist genetisch so ausgestattet, dass er nachts fasten muss. Der Tierversuch zeigt, dass der Stoffwechsel von einer längeren Fastenphase profitiert. So erholen sich Magen und Leber, und einer Gewichtszunahme sowie Stoffwechselproblemen wird effektiv vorgebeugt.[28]

Tatsächlich helfen einige Nahrungskomponenten, den Energieumsatz ganz ohne schweißtreibenden Einsatz von Muskeln anzuheben. Ihre Wirkung entsteht durch den sogenannten spezifisch-dynamischen Effekt (specific dynamic activity) oder den thermischen Effekt (TE) – im Grunde handelt es sich dabei um »verschenkte« Energie. Der spezifisch-dynamische Effekt erklärt sich durch den Energiebedarf, den die energieliefernden Nährstoffe im Körper für Verdauung und Stoffwechsel brauchen. Und er unterscheidet sich je nach Energieträger – Eiweiß, Fett oder Kohlenhydrate – erheblich. Nach einer eiweißreichen Mahlzeit wird beispielsweise die Wärmeproduktion im Körper angeregt. Die dadurch freigesetzte Energie wird über die Haut abgegeben – sie verpufft. Dadurch verheizt man quasi zusätzlich Kalorien, ohne weniger essen oder sich mehr bewegen zu müssen.

Eiweiß ist der bekannteste Energie-Booster, da der Körper zum Umbau in körpereigenes Eiweiß (zum Beispiel in Muskeln) einen viel höheren Energieaufwand betreiben muss als bei Fetten und Kohlenhydraten. Belegt wurde der Effekt bereits in den 1950er-Jahren durch Studien der Universität von Colorado. Mittlerweile gibt es Dutzende kleinere und größere wissenschaftliche Arbeiten zu dem Thema; auch wurden diverse andere Nährstoffe identifiziert, die einen thermischen Effekt im Stoffwechsel entfalten[29], zum Beispiel Omega-3-Fettsäuren oder Capsaicin in Chilischoten.

Weitere Empfehlungen der Brigitte-Diät integrieren Erkenntnisse wie die Hochwertigkeit von Hülsenfrüchten als Ballaststoff- und pflanzliche Eiweißlieferanten oder dass Gemüse aufgrund seines hohen Pflanzenfaser- und Wassergehalts ein guter energiearmer Magenfüller ist. Es wird darüber hinaus empfohlen, nicht nur bei einfachen Kohlenhydraten, sondern auch bei alkoholischen Getränken kürzerzutreten. Denn Alkohol hat nicht nur denselben Energiegehalt wie Fett und sättigt nicht, er bremst auch den Fettabbau. Andere Empfehlungen zum Einkaufen (frische, unbehandelte Lebensmittel) oder zur Verteilung der Nährstoffrationen auf dem Teller (1/2 Gemüse, ¼ Eiweiß, ¼ Sättigungsbeilagen), ausreichend trinken (1,5 bis 2 Liter, bei Sport für jede damit verbrachte Stunde plus 1 Liter Wasser oder ungesüßten Tee) und bewusst essen (ohne Ablenkung) sollen dafür sorgen, dass man das Kaloriensparprogramm gut durchhält.

Die wichtigste Begleitmaßnahme im Rahmen der Diät ist ausreichend körperliche Aktivität. Da das Abnehmen mit Sport leichter fällt, wird vor allem

Ausdauersport empfohlen, ergänzt von Muskelaufbau durch beispielsweise Krafttraining, am besten von jedem je zwei Einheiten pro Woche. Die Zeitschrift bietet zahlreiche Informationen zu den jeweiligen Sportarten und zu welchem Typ sie passen. Zusätzlich sollte man auf ausreichend Alltagsaktivität achten, zum Beispiel häufiger Besorgungen zu Fuß erledigen, die Treppe nehmen oder spazieren gehen, und zwar nicht nur während, sondern auch nach der Diät.

2018 wurde die Brigitte-Flexi-Diät entwickelt. Sie enthält die vier Programme »Genuss«, »Easy«, »Boost« und »Coach«. Das klassische »Genuss«-Programm umfasst ein Zwei-Wochen-Abnehmprogramm mit Rezepten. Wer die Zeit nicht aufbringen kann oder will, kann die Brigitte-Flexi-Diät mit dem »Easy«-Programm und »Meal Preps« (vorgekochten To-go-Gerichten) noch einfacher an seinen Alltag anpassen. Das »Boost«-Programm beinhaltet im Zwei-Wochen-Diätplan regelmäßige Fastenphasen. Wer die Gewichtsabnahme mit Work-outs und Expertenberatung begleiten möchte, erhält mit dem »Coach«-Programm ein digitales Rundumpaket im Online-Portal.

Die neueste Säule der Brigitte-Diät wurde 2019 implementiert; sie betrifft ein besseres Stressmanagement, da mittlerweile mehrfach belegt ist, dass erhöhte Level des Stresshormons Cortisol zum einen dick machen und zum anderen dafür sorgen, dass man sich schwerer damit tut, abzunehmen. Empfohlen werden zum Runterkommen verschiedene wissenschaftlich erprobte Entspannungsmethoden wie die Progressive Muskelrelaxation nach Jacobson, Achtsamkeitspraxis, Meditation oder Yoga. Auch auf die Wichtigkeit von ausreichend Schlaf für ein gesundes Gewichtsmanagement wird hingewiesen.

Ein weiteres neu hinzugekommenes Modul ist die Individualisierung der Diät hinsichtlich des eigenen Essverhaltens und wünschenswerter Veränderungen, die den Abnehmerfolg fördern sollen.

Die Brigitte-Diät integriert solche Ergebnisse, indem sie zu einer Selbstanalyse anregt, die der eigenen Motivation zum Abnehmen und der persönlichen Zielsetzung auf den Grund gehen soll (»Was ist mein Ziel?«). Dazu gehört auch das Führen eines dreitägigen Ernährungstagebuchs

(»Wie ist es jetzt?«) – hier wird bereits einiges an Ernährungswissen (etwa zum Thema Eiweiß-, Kohlenhydrat- und Fettquellen) vorausgesetzt. Laut einer in der Fachzeitschrift *Obesity* 2019 veröffentlichten US-amerikanischen Untersuchung der University of Vermont und der University of South Carolina sind Nahrungsprotokolle weniger aufwendig, als viele befürchten. Mit etwas Übung reichen 15 Minuten am Tag aus, um eine Gewichtsabnahme auf diese Weise erfolgreich zu unterstützen.[30]

Dann werden Schwachstellen wie Zwischenmahlzeiten, Zuckerkonsum, fehlendes oder zu kurzes Sättigungsgefühl nach Mahlzeiten, Fastfood, zu große Portionen abgeklopft und Lösungsmaßnahmen für diese Themen und Fragen vorgeschlagen. Daraus kann sich jeder sein individuelles Maßnahmenkonzept zusammenschneidern, zum Beispiel: »Ich erhöhe die Eiweißportionen, damit ich besser satt werde.« Jede einzelne Maßnahme entspricht einer Zielsetzung, die erreicht werden will. Die größte Problemlösung kommt zuerst, und dann folgen die anderen nach und nach, sodass die Thematik realistisch bleibt.

Bei dem **Energiedichte-Prinzip** handelt es sich um eine Ernährungsweise, die auf kalorienreduzierte Mischkost setzt. Im Fokus steht dabei die Energiedichte der jeweiligen Lebensmittel. Je geringer die Energiedichte der verzehrten Lebensmittel ist bei gleichzeitiger Sättigung, desto besser ist es für den Körper.

Die Energiedichte von Nahrung wird als physikalische Größe seit der Jahrtausendwende intensiver beforscht. In den USA ist die prominenteste Vertreterin seit mehr als zwanzig Jahren die Ernährungswissenschaftlerin Barbara J. Rolls von der Pennsylvania State University. Sie beschäftigt sich mit dem Sättigungsgefühl und dem Einfluss der Energiedichte von Nahrung auf das Körpergewicht. Ihr Buch *The Volumetrics Weight-Control Plan* erschien im Jahr 2000.

Christoph Gardner von der Stanford University veröffentlichte im Jahr 2005 eine Untersuchung vier populärer Diätansätze: Atkins – wenig Kohlenhydrate, Zone – ungesättigte Fettsäuren, komplexe Kohlenhydrate, Ornish – wenig Fett, LEARN – fettarm und kohlenhydratreich. Herauskam, dass Testpersonen, die mit einem von diesen Diätkonzepten abnahmen, ein Jahr nach der Diät mehr wogen als vor der Abnehmkur.[31] In seiner im Jahr 2018 erschienenen Studie konnte Gardner nachweisen, dass das Wichtigste beim Essen und Abnehmen der Sättigungsgrad nach einer Mahlzeit ist.[32] Nur wer sich mit den richtigen Lebensmitteln satt isst, kann ein gesundes Gewicht erreichen. Dieser Sättigungsgrad wird durch verschiedene Faktoren erreicht: Beim Essen dehnt sich die Magenwand aus. Das registrieren sogenannte Mechanosensoren und leiten Sättigungsreize ans Gehirn. Je höher das Volumen einer Mahlzeit ist, umso stärker dehnt sich die Magenwand. Das Ausmaß der Dehnung ist zwar individuell sehr verschieden, kann durch die verzehrten Nahrungsmengen langfristig aber beeinflusst werden. Tatsache ist: Bei sehr energiereichen, aber kompakten Speisen verspüren wir nicht das gleiche Sättigungsgefühl wie bei voluminösen, aber energieärmeren Mahlzeiten mit ballaststoff- und wasserreichen Zutaten (Gemüse und Hülsenfrüchte, Beerenobst und Zitrusfrüchte sowie Pilze). Oder, um Christoph Gardner zu folgen: »Iss so viel du willst, bis du satt bist. Aber iss so ausgewogen, bis du satt bist.«

In Deutschland wurde die Ernährungsweise unter dem Begriff »Volumetrics-Diät« durch den *Focus*-Redakteur Martin Kunz populär gemacht. Heute plädieren Ernährungswissenschaftler wie Volker Schusdziarra von der Technischen Universität München oder Johannes Erdmann von der Hochschule in Weihenstephan für eine Ernährungsweise nach dem Energiedichte-Prinzip, wenn man gesund und langfristig abnehmen will.

Zahlreiche Studien weisen mittlerweile nach, dass Lebensmittel mit geringer Energiedichte (ED) beim Abnehmen helfen, und zwar ohne, dass gehungert werden muss oder dass Diät-Vorschriften eingehalten werden müssen. Im Gegenzug wurde auch durch Untersuchungen belegt, dass der massive Verzehr von Lebensmitteln mit hoher Energiedichte einer der Hauptfaktoren für die Ausbreitung von Übergewicht ist.

Ein wichtiger Punkt beim Abnehmen mit dem Energiedichte-Prinzip ist die Gesamtmenge der Mahlzeit. Es kann und soll so viel gegessen werden, dass man satt wird. Für das Abnehmen ist es unerheblich, aus welcher Quelle – Fette, Eiweiß oder Kohlenhydrate – die Energie stammt. »Es besteht nicht mal einen Zusammenhang von einzelnen Nährstoffgruppen oder Lebensmitteln zu Übergewicht und Normalgewicht«, so Johannes Erdmann. In Studien und Experimenten wurde gezeigt, dass die treibende Kraft für die Sättigung immer die Gesamtmenge (Volumen) an verzehrter Nahrung ist – und nicht die zugeführte in Kalorien messbare Energie. So sättigt zum Beispiel ein großer Teller Gemüsesuppe besser und nachhaltiger als eine Handvoll Kartoffelchips, die weitaus mehr Kalorien enthalten. Wasser füllt extrem, es bleibt aber leider nur kurze Zeit im Magen, da es direkt durch den Magenpförtner am Magenboden rinnt und in den Darm weitergeleitet wird. Wird dieselbe Menge Wasser allerdings mit fester Nahrung gemischt, beispielsweise in einer Suppe, dann verbleibt es im Magen, während die festen Nahrungsbestandteile verdaut werden. Die Dehnung der Magenwände unterdrückt die Produktion des Hungerhormons Ghrelin, so fühlt man sich länger satt.

Beim Energiedichte-Prinzip darf man alles essen, energiereiche Nahrungsmittel allerdings in Maßen. Wenn man Lust auf Pommes mit Ketchup, Salami-Pizza oder Kartoffelsalat mit Mayonnaise hat, isst man einfach die Hälfte und sorgt mit Salat oder Gemüse für eine energiearme, magenfüllende Sättigungsbeilage.

Die eingesparten Kalorien summieren sich, und das macht sich mit der Zeit am Taillenumfang und auf der Waage bemerkbar. Durch Austauschen von Zutaten wird ein Energiedefizit erreicht. Aus kalorienreicheren Rezepten entstehen so kalorienärmere, ohne dass Kalorien gezählt werden und ohne dass die Menge der Speisen verringert wird. Auf diese Weise wird man trotz Kalorieneinsparung satt, und man hat Spielräume für kulinarische Vorlieben, was Abnehmwilligen eine langfristige Umstellung der Essgewohnheiten ermöglicht. Das hat zuletzt eine Metaanalyse von 2000 Studien des Deutschen Instituts für Ernährungsforschung (DIfE) ergeben. Demnach besteht ein signifikanter Zusammenhang zwischen dem Verzehr von Lebensmitteln mit niedriger Energiedichte und einer Reduzierung von Körpergewicht bei übergewichtigen Studienteilnehmern.[33]

Eine hohe Dichte an Energie haben Produkte, die viel Zucker, Fett und Stärke enthalten. Stärke wird als Vielfachzucker in Pflanzengeweben gebildet. Er dient als Reservestoff und wird vor allem in Samen, Knollen und Wurzeln eingelagert. Stärke steckt in Weizen und Kartoffeln, Mais und Reis. In der Lebensmittelindustrie (Getränke, Backwaren, Milchprodukte, Süßwaren) wird Stärke zur Herstellung von Süßungsmitteln verwendet. Weiterhin stellt sie das wichtigste Binde-, Träger- und Füllmittel (zum Beispiel als Verdickungsmittel für Fertiggerichte) in der Nahrungsmittelindustrie dar.

Die hohe gesundheitliche Qualität dieser Ernährungsweise hängt auch damit zusammen, dass die bevorzugten Nahrungsmittel meistens gleichzeitig eine hohe Nährstoffdichte (Eiweiß, Fette, Vitamine, Mineralstoffe, Spurenelemente) aufweisen. Das betont die Deutsche Gesellschaft für Ernährung (DGE) in ihrer im Jahr 2014 veröffentlichten Stellungnahme zu »Energiedichte der Nahrung und Körpergewicht«. Der Verzehr kleiner Mengen von Nahrungsmitteln mit hoher Energiedichte und hohem Gesundheitswert (zum Beispiel Rapsöl und Nüsse) ist ausdrücklich erlaubt.[34]

ENERGIEDICHTE

Die Energiedichte ist definiert als Energiegehalt (in kcal oder kJ) pro Gewichtseinheit (z. B. 100 Gramm Lebensmittel).
Beispiel: 100 Gramm Schokolade haben rund 550 Kilokalorien. 100 Gramm Brot haben dagegen nur 210 Kalorien. Somit hat Schokolade eine größere Energiedichte als Brot, weil sie mehr Kalorien pro 100 Gramm hat.

NÄHRSTOFFDICHTE

Die Nährstoffdichte ist das Verhältnis von essenziellen Nährstoffen (Eiweiß, Fette, Kohlenhydrate) und Energie in der Nahrung. Sie ist definiert als Menge eines Nährstoffs (z. B. in mg) pro Energieeinheit (z. B. kJ oder MJ). Die meisten naturbelassenen Lebensmittel pflanzlichen Ursprungs zeichnen sich – mit Ausnahme von Pflanzenölen und Nüssen – durch eine geringe Energiedichte und gleichzeitig eine hohe Nährstoffdichte aus. Getränke und flüssige Mahlzeiten wie Suppen haben aufgrund des höheren Wassergehalts eine niedrigere Energiedichte als viele »feste« Lebensmittel und Gerichte.

Bei der Berechnung der Energiedichte gilt die Faustregel: Je wasser- und ballaststoffreicher sowie fettärmer ein Lebensmittel ist, desto geringer ist dessen Energiedichte und desto besser ist es somit für die Figur. Die Energiedichte wird berechnet, indem man den Kaloriengehalt einer bestimmten Menge eines Lebensmittels durch sein Gewicht teilt. Beispiel: Ein Apfel mit einem Gewicht von 100 Gramm enthält 50 Kilokalorien. Teilt man 50 durch 100, ergibt das eine Energiedichte von 0,5.

Ein Croissant mit 100 Gramm hat 510 Kilokalorien. Wird 510 durch 100 geteilt, kommt 5,1 dabei heraus. Damit hat ein Croissant die zehnfache Energiedichte eines Apfels.

Ausgewählt werden die Nahrungsmittel nach dem Ampelprinzip:

- *Grün – niedrige Energiedichte: bis 1,5 Kilokalorien/Gramm (weniger als 150 Kilokalorien pro 100 Gramm)*
  Das bedeutet: Zugreifen ausdrücklich erwünscht. Dennoch sollte auf eine gute Mischung geachtet werden, damit man möglichst viele Vitalstoffe zu sich nimmt. Zu den »grünen« Lebensmitteln gehören beispielsweise: Gemüse und Obst (außer Avocados), Kartoffeln, mageres Fleisch wie Hähnchenbrust, fettarme Milch und Milchprodukte wie Joghurt, Quark, Buttermilch oder Frischkäse
- *Gelb – mittlere Energiedichte: 1,6–2,4 Kilokalorien/Gramm (höchstens 240 Kilokalorien pro 100 Gramm)*
  Das beutet: Okay, wenn die Portion stimmt. Wählt man Lebensmittel mit mittlerer Energiedichte, so empfiehlt es sich, keine allzu großen Portionen davon zu essen. Gut wäre hier eine Mischung, etwa in Form einer Beilage mit Produkten aus dem grünen Bereich. Zu den »gelben« Lebensmitteln gehören beispielsweise: Brot und Brötchen, Müsli, Nudeln, Reis, Buchweizen, Hirse, Linsen, Fleisch, Frischkäse, Quark und Joghurt der Vollfettstufe.
- *Rot – hohe Energiedichte: ab 2,5 Kilokalorien/Gramm (250 Kilokalorien und mehr pro 100 Gramm)*
  Das beutet: Stopp bei Lebensmitteln aus diesem Bereich. Bitte nur in kleinen Portionen genießen und dann immer von Produkten mit niedriger Energiedichte begleitet. Ausnahme: Nüsse und fette Seefische (Lachs, Makrele, Hering) bringen wichtige Fettsäuren mit und sollten gelegentlich verzehrt werden. Zu den »roten« Lebensmitteln gehören beispielsweise: Wurst, Käse, Butter, Schlagsahne, Öl, Nüsse, Kuchen, Croissant, Kekse, Schokolade und andere Süßigkeiten, Chips, Pommes Frites, Alkohol.

Bei Getränken ist ebenfalls Vorsicht geboten: Mit Zucker gesüßte Erfrischungsgetränke, Säfte, Nektare und alkoholische Getränke haben im

Vergleich zu vielen festen Lebensmitteln eine relativ niedrige Energiedichte. Auch wenn sie also weniger als 150 Kilokalorien pro 100 Milliliter enthalten, haben Untersuchungen gezeigt, dass diese Art der Getränke kaum satt macht, was eine erhöhte Energiezufuhr begünstigt, sprich: Man isst schneller wieder etwas, wenn man etwas Süßes gegessen oder etwas Alkoholisches getrunken hat. Deshalb sollte man auf solche Produkte weitgehend verzichten. Energiefreien Getränken wie Wasser und ungesüßtem Tee sollte der Vorzug gegeben werden.

Grundsätzlich sind also alle Gemüsesorten sowie Blattsalate und nicht zu süßes Obst zum Sattessen erlaubt. Dazu Fisch, Geflügel, Eier und mageres Fleisch sowie fettarme Milch und Milchprodukte. Bei den Getreideprodukten haben die Vollkornprodukte den Vorzug, sie machen aufgrund ihres hohen Ballaststoffgehalts länger satt. Bei Süßhunger kann beispielsweise die Praline gegen Gummibärchen oder Lakritz ausgetauscht werden.

Generell gilt es, geschickt zu tauschen: Wenn man eingeladen ist oder im Restaurant essen möchte, kann man darauf achten, dass man ungünstige durch weniger ungünstige Produkte ersetzt. Entscheiden kann man dann nach Appetit, was passt. Bei großem Hunger kann so vielleicht eine halbe Meeresfrüchte-Pizza (gelb) und dazu ein großer Salat (grün) gegessen werden. Beim kleinen Hunger reicht dann ein Hamburger (ohne Käse) ohne etwas dazu.

Um einen Überblick über die eigenen Essgewohnheiten zu bekommen, empfiehlt Prof. Dr. Schusdziarra, die ersten beiden Wochen genau aufzuschreiben, was man tagtäglich isst und trinkt. So findet man schnell heraus, was man gerne auf dem Teller hat, und kann im zweiten Schritt darangehen, einige der roten Lebensmittel gegen solche aus dem grünen oder gelben Bereich auszutauschen. Zum Beispiel Butter und Margarine gegen einen fettarmen Frischkäse oder Senf und fettreiche Käse- und Wurstsorten gegen ihre fettarmen Äquivalente, wenn es ans Frühstücksbrot geht. Beim Mittag- und Abendessen kann man verstärkt auf viel Gemüse und Salat setzen. Im Gegenzug sollte die Beilagen- und Fleischportion etwas kleiner ausfallen.

Damit man mit dem Energiedichte-Prinzip erfolgreich abnimmt, empfiehlt Prof. Dr. Schusdziarra, dass man sich auf drei Mahlzeiten am Tag beschränkt. Das Mittagessen sollte die umfangreichste Mahlzeit des Tages sein, das Abendessen mindestens drei Stunden vor dem Schlafengehen erfolgen. Zwischenmahlzeiten bedeuten nur zusätzliche Kalorien, sie sind eigentlich nicht vorgesehen. Hält man es aber so gar nicht aus, dann ist ein Stück nicht zu süßes Obst mit fettarmem Joghurt als Snack zwischendurch erlaubt.

Auch wichtig ist es, reichlich zu trinken: Alle Ernährungswissenschaftler, die hinter Volumetrics stehen, empfehlen eine Flüssigkeitsaufnahme von mindestens 2 Litern Wasser oder ungesüßtem Tee pro Tag.

Ein ebenfalls erfolgreicher Reduktionsdiät-Klassiker ist die **Fit-for-Fun-Diät**. Sie wurde 1996 von der Food-Chefin des gleichnamigen Magazins, Dörte Wilke, in Zusammenarbeit mit Prof. Dr. Michael Hamm aus Hamburg entwickelt und beruht auf den drei Säulen Bewegung, Ernährung und Entspannung. Mit diesem Konzept war die Diät in den Jahren 2002 und 2003 Testsieger bei Stiftung Warentest und Ökotest.

Sie war damit die erste Diät, die eine wirkliche Ernährungsumstellung darstellte, und war den anderen Abnehmkonzepten weit voraus. Der abwechslungsreiche Speiseplan ist für zwei Wochen konzipiert. Er setzt sich zusammen aus einer fettarmen Mischkost mit Schwerpunkt auf pflanzlichen Lebensmitteln. Es gibt reichlich Gemüse und Obst, dazu kommen gesunde Fette aus Pflanzenölen, Nüssen und Fisch sowie Kohlenhydrate mit einem hohen Ballaststoffanteil. Typgerechte Diätpläne, die 1400 bis 2000 Kilokalorien pro Tag vorsehen, unterstützen das Vorhaben eines langsamen Gewichtsverlusts. In der Rezeptdatenbank von fitforfun.de finden sich zahlreiche Gerichte, die alle zum Abnehmen geeignet sind. Diese sind mittlerweile auf verschiedene Vorlieben von Diättrends ausgerichtet. So findet man Low Carb neben Low Fat, Fatburner, Gerichte unter 300 Kilokalorien, eiweißbetonte Gerichte, Rezepte gegen Heißhunger, die den Blutzucker stabil halten, proteinreiche Rezepte, die den Muskelaufbau unterstützen, Rezepte mit Superfoods und vegetarische Gerichte.

Um Planungsstress zu vermeiden, wird an einem Tag der Speiseplan zusammengestellt und eine Einkaufsliste erstellt.

Bewegung spielt naturgemäß bei diesem Fitnessmagazin eine große Rolle. Denn nur wer ausreichend Sport treibt, kann Muskeln aufbauen, die den Grundumsatz (siehe Seite 58) hochtreiben, der normalerweise bei einer kalorienreduzierten Ernährungsweise zu sinken beginnt. Entspannung ist bei der Fit-for-Fun-Diät ebenfalls von großer Bedeutung, da bewiesen ist, dass Dauerstress zu Heißhungerattacken führt und den Fettstoffwechsel stört – womit der Weg zum Wunschgewicht erschwert wird.

Säule 1: Ernährung
Empfohlen sind drei Hauptmahlzeiten, die vom Energiegehalt her so konzipiert sind, dass man keine Kalorien zählen muss.

Die Frühstücke enthalten jeweils ca. 400 Kilokalorien. Aus fünf Vorschlägen sollen Lieblingsvarianten ausgewählt und in eine Einkaufsliste aufgenommen werden.

Die Hauptmahlzeiten liefern jeweils 500 Kilokalorien. In dem Diätplan sind eher kohlenhydratarme Rezepte für den Abend vorgesehen, um den Fettabbau über Nacht zu optimieren (siehe Seite 39). Empfohlen wird ein großes Maß an ballaststoffreichen Gemüsen, sättigendem Eiweiß und Lebensmitteln mit niedrigem glykämischem Index, zum Beispiel Hülsenfrüchte, Vollkornnudeln und Vollkornreis.

Grundsätzlich sollte auf Zwischenmahlzeiten verzichtet werden. Wem die Pausen anfangs schwerfallen, der kann auf Snacks mit bis zu 200 Kilokalorien zugreifen – was allerdings das Abnehmtempo verlangsamt. So erhöht sich die Tagesmenge auf insgesamt maximal 1600 Kilokalorien pro Tag. Auch hierfür findet man Vorschläge für pikante und süße Varianten auf der Website. Als Getränk werden Wasser sowie Früchte- und Kräutertee empfohlen.

Es wird vorgeschlagen, die Diät zum Wochenende zu beginnen, um sich an den Diätplan und den Essensrhythmus zu gewöhnen, bevor die Woche losgeht. Zusätzlich gibt es für jeden Diättag Bewegungs- und Entspannungstipps (»Kalorienkiller«), die man morgens vor der Arbeit, am Feierabend oder in der Mittagspause umsetzen kann.

Mit einem interaktiven Test kann man feststellen, welcher Ernährungsplan am besten passt. Dabei wird die Nährstoffzusammensetzung typgerecht angepasst, sodass man geschmacklich auf seine Kosten kommt. Das beruht auf dem Ergebnis einer Vergleichsstudie der Harvard University, bei der herausgefunden wurde, dass nicht die Nährstoffzusammensetzung einer Diät entscheidend für einen Gewichtsverlust ist, sondern dass der Körper weniger Kalorien bekommt, als er braucht. Zudem hält man eine Ernährungsweise nur dann durch, wenn sie einem auch schmeckt.

Auf der Website findet man auch einen BMI-Rechner, einen Kalorienverbrauchsrechner beim Sport und einen Kalorienbedarfsrechner.

Säule 2: Bewegung
Schnell und nachhaltig abnehmen funktioniert nur durch Steigerung des Energieverbrauchs. Das funktioniert durch mehr Alltagsbewegung wie Hausarbeit, Treppensteigen und Zu-Fuß-Gehen; deutlich besser ist aber das regelmäßige Betreiben von Sport. Um 0,5 bis 2 Kilogramm pro Woche effektiv abzunehmen und das neue Gewicht zu halten, empfehlen Forscher ein tägliches Kaloriendefizit von 500 Kalorien. Um dranzubleiben, gilt dasselbe wie beim Essen: Man suche sich eine Sportart, die einem gefällt und die in den Alltag integriert werden kann. Dies unterstützt ungemein dabei, sich selbst immer wieder aufs Neue zu motivieren.

Forschungsergebnisse aus Großbritannien und dem Iran zeigen, dass es zum Abnehmen besser sein könnte, den Sport auf mehrere Übungseinheiten zu verteilen, als an einem Stück zu trainieren. Die Frage, mit der sich die Forscher beschäftigten, lautete: Spielt es bei einem Gewichtsverlust eine Rolle, wie häufig am Tag körperliche Aktivität ausgeübt wird, wenn die Gesamtmenge die Gleiche ist? Hierzu wurden für eine 24 Wochen andauernde Studie 65 übergewichtige oder adipöse Frauen untersucht, die an einem Diätprogramm teilnahmen. Dabei stellte sich heraus, dass zwei Trainingseinheiten à 25 Minuten nach einem halben Jahr zu besseren Diäterfolgen führten als ein einzelnes Training pro Woche à 50 Minuten.[35]

Unsere Muskulatur gilt als das größte Stoffwechselorgan unseres Körpers – und ist damit in seiner Gesamtheit neben dem Gehirn auch der größte Energiefresser, so Prof. Dr. Ingo Froböse, Professor an der Sporthochschule Köln. Sämtliche Muskeln werden zudem vom Gehirn gesteuert und koordiniert – nur dann können die Muskeln ihre unterschiedlichen Aufgaben auch erfüllen. Und: Muskeln benötigen ein deutliches Mehr an Zucker (Glukose) als andere Organe im Körper, um leistungsfähig zu bleiben. Auch müssen sie immer bewegt werden, sonst verkümmern sie regelrecht, und die in ihnen angelegten Zuckerspeicher verfetten. Prof. Dr. Ingo Froböse empfiehlt: Einen Teil der Kalorien beim Essen einsparen, den anderen Teil durch Bewegung verbrennen. Dreimal wöchentlich 30 bis 60 Minuten Training sollten sein. Ausdauersport wie Joggen stärkt vor allem Herz und Kreislauf und verbessert die Kondition. Kraftsport hilft beim Aufbau der Muskelmasse. Am besten kombiniert man beides. So lassen sich wöchentlich 2000 bis 3500 Kilokalorien allein durch Bewegung verbrennen. Der Energieumsatz wird durch jede Art von Muskeltätigkeit gefordert. Unter dem Strich zählen in erster Linie die verbrauchten Kalorien – weniger, auf welche Weise sie verbrannt werden. Eine Langzeitstudie von Sportwissenschaftlern des Karlsruher Instituts für Technologie (KIT) zeigt, dass schon bei zwei Stunden Sport pro Woche das Risiko für das metabolische Syndrom – also Faktoren wie Übergewicht, Bluthochdruck und erhöhte Blutfettwerte – um das Fünffache sinkt.[36]

Säule 3: Entspannung
Wer gestresst ist, neigt dazu, mehr zu essen. Das wird damit erklärt, dass man zur Kompensation und aus Belohnungsgründen isst. Studien hingegen zeigen, dass Stressessen in erster Linie hormonelle Gründe hat und ein bauchbetontes Übergewicht fördert. Cortisol gilt neben Insulin als Dickmacher. Das Stresshormon wird in der Nebennierenrinde und im Bauchfett gebildet und ist in gesunden Konzentrationen lebensnotwendig. Es sorgt dafür, dass wir morgens nach dem Schlafen in die Gänge kommen, hemmt Entzündungen und sorgt in akuten Stresssituationen dafür, dass wir leistungsfähig bleiben. Hält die Belastung jedoch an, bleibt der Cortisolspiegel dauerhaft erhöht. Das hat verschiedene unangenehme Folgen. Neben Schlafstörungen (die auf Dauer dick machen können) erhöht es die Konzentration eines Botenstoffs namens Neuropeptid (NPY). Dieser regt den Appetit an und gleichzeitig die Bildung von neuem Fettgewebe im Bauch. Andere Hormone geraten ins Ungleichgewicht, der Fettabbau wird blockiert bei gleichzeitiger Neigung zum »Stressessen« – das Resultat: Der Bauch wächst. Prof. Dr. Achim Peters von der Universität Lübeck beschäftigt sich mit den Auswirkungen von Stress auf das Gewicht in dem Projekt Selfish Brain.[37]

Als einziges Gegenmittel bei Dauerstress bei Übergewichtigen hat – studienbasiert – bislang nur Yoga geholfen, das auch meditative Elemente beinhaltet. Achtsamkeitstraining und Meditation halfen dagegen nicht.[38]

Die Fit-for-Fun-Diät versucht, diesem Dickmachfaktor zu begegnen, indem sie auf aktive Entspannung setzt, etwa auf autogenes Training. Laut neueren Erkenntnissen ist das aber wirkungslos in Sachen Gewichtsreduktion. Zur spontanen Entspannung kann das Training sicher beitragen. Letztlich sind auch die sogenannten aeroben Bewegungsformen, bei denen der Körper gut mit Sauerstoff versorgt wird, nachgewiesenermaßen optimal zum Stressausgleich. Hierzu gehören zügiges Gehen, Nordic Walking und Laufen.

Die **Mayo-Clinic-Diät** wurde im Jahr 2005 von Ernährungsmedizinern der US-amerikanischen Mayo-Klinik in Rochester entwickelt. Sie schneidet bei Experten positiv in den Kategorien Nährwert, Sicherheit und Schutz vor Diabetes ab.

Die Mayo-Clinic-Diät will weniger eine reine Abnehmmethode sein, sondern vielmehr als ein umfangreiches Gesundheitsprogramm verstanden werden. Herzstück ist eine vollständige Neuausrichtung der Essgewohnheiten, die auf einem komplexen Lebensstilkonzept basiert: Neben einem Ernährungsplan stehen gleichberechtigt Stressbewältigung, Bewegung und Motivationstraining.

Die Ernährung stützt sich auf eine Lebensmittelpyramide (die »Mayo Clinic Healthy Weight Pyramid«), die die Lebensmittelgruppen entsprechend ihrer Energiedichte einteilt und die an die finanziellen Möglichkeiten des Abnehmwilligen angepasst ist: Das Fundament der Pyramide bilden Lebensmittel, die viel gegessen werden dürfen (stark sättigende und kalorienarme Speisen wie Obst und volumenreiches Gemüse). Auf der nächsten Stufe folgen Kohlenhydrate (vor allem in Form von Vollkornprodukten), dann Eiweißquellen (Milch- und Milchprodukte, Eier, Fleisch, Geflügel und Fisch) und an der Spitze der Pyramide befinden sich Lebensmittel, die nur selten verzehrt werden sollten wie Fette und Süßigkeiten. Die Pyramide ähnelt im Großen und Ganzen der Aufstellung energiedichter Lebensmittel (siehe Seite 90). Genau erläutert wird die Diät in dem Buch von Klinikleiter Donald Hensrud: *Der Mayo-Clinic-Plan: 10 Schritte zu einer gesünderen Ernährung.*

Der empfohlene Gewichtsverlust liegt wöchentlich bei 0,5 bis 1 Kilogramm, dabei soll die Diät eingehalten werden bis zum Erreichen des Wunschgewichts und darüber hinaus. Die Mayo-Clinic-Diät wurde von der Plattform *US News 2109 & World Report* zusammen mit Volumetrics und TLC (siehe Seite 130) auf einem guten Platz 5 eingestuft.

Donald Hensrud rät zu einer gründlichen Vorbereitung, bevor man mit dem Abnehmprogramm startet. Zunächst gilt es, die eigene Bereitschaft für eine Diät zu prüfen. Denn sie ist immer eine Art Ausnahmezustand, die Körper und Psyche einiges abverlangt.

Die folgenden Fragen, die man sich selbst stellen sollte, helfen bei der Planung:

• Wie hoch ist meine Motivation für eine Diät?
• Wie gut sind in meinen jetzigen Lebensumständen – etwa durch Stress oder familiäre Anforderungen – die Chancen, mich wirklich auf eine Diät konzentrieren zu können?
• Wie realistisch sind meine Erwartungen?
• Wie oft esse ich viel und fühle mich dabei wie außer Kontrolle geraten?
• Esse ich aus emotionalen Gründen (Ärger, Kummer, Stress)?
• Wie zuversichtlich bin ich, meine Lebensgewohnheiten umzustellen und das beizubehalten?
• Kann ich mehrmals in der Woche Sport machen?

Diese Überlegungen können vorab mögliche Hindernisse entlarven, die zum Beispiel in der Notwendigkeit bestehen, neben den Diätmahlzeiten auch das Essen für die Familie zuzubereiten. Doch wenn man sich über diese möglichen Probleme vorher im Klaren ist, kann man auch Lösungen erarbeiten und wird nicht von ihnen – unter Gefährdung des Abnehmerfolgs – überrollt.

Die anschließenden Schritte bestehen darin, ein erreichbares, sinnvolles Zielgewicht und eine tägliche Kalorienhöchstmenge festzulegen, je nachdem, ob man in kleinen Schritten abnehmen will oder sich eine deutlichere Einschränkung der Energiezufuhr zutraut. Danach legt man die täglichen Lebensmittelportionen fest, also, wie viele Portionen Gemüse, Eiweiß, Fett, Kohlehydrate etc. man entsprechend der vorgegebenen Gesamtkalorienmenge täglich verzehren sollte. Wichtig ist auch ein Gesundheitscheck beim Arzt, sofern man nicht an Sport gewöhnt ist.

Es sollen ungünstige Gewohnheiten abgelegt und durch gute ersetzt werden (Phase 1: Loose it! – Lass sie bleiben!). Anschließend geht es darum, gesunde Gewohnheiten zu entwickeln, die sich gut in den Alltag integrieren lassen (Phase 2: Live it! – Lebe sie!).

Die erste Phase dauert zwei Wochen. Es geht darum, sich langsam an gesündere Ernährungsprinzipien zu gewöhnen. Das geschieht, indem man versucht, fünf schlechte Angewohnheiten abzulegen, etwa:

- nicht beim Essen fernsehen
- Zwischenmahlzeiten weglassen, dafür drei Hauptmahlzeiten zu sich nehmen
- Zucker stark reduzieren, möglichst nicht durch Süßstoff ersetzen
- weniger Fleisch essen
- keine Fertiggerichte verzehren
- Gleichzeitig versucht man, fünf gesunde Gewohnheiten anzunehmen, zum Beispiel:
- gesund frühstücken, aber maßvoll
- Gemüse und Obst in den täglichen Speiseplan einbauen
- zu ballaststoffreichen Lebensmitteln greifen (zum Beispiel Vollkorn oder Hülsenfrüchte)
- bei Milchprodukten zu fettarmen Varianten greifen
- maßvoll gesunde Fette essen

In der zweiten, lebenslang dauernden »Live it!«-Phase bleiben diese Grundsätze bestehen, müssen aber nicht mehr so streng eingehalten werden. Jetzt geht es darum, langfristig umsetzbare Gewohnheiten zu etablieren. Regelmäßige Bewegung wird weiterhin empfohlen. Nachvollziehbare Portionsgrößen erleichtern eine angepasste Kalorienzufuhr ebenso wie die bereits erwähnte spezielle Pyramide, die auf der Energiedichte der Lebensmittel basiert.

Die Kalorienzahl soll auf gesunde Weise reduziert werden. Dabei hängt die Mindestmenge vom persönlichen Ausgangs- und Zielgewicht ab. Weniger als 1200 Kalorien am Tag sollten es jedoch nicht sein. Die Lebensmittel werden hier nicht in Kalorienzahl, sondern in Portionen gemessen.

KALORIENZAHL DER LEBENSMITTEL – BEISPIELE

- 1 Portion Obst: ½ Grapefruit oder 1 Apfel
- 1 Portion Gemüse: 1 große Tomate oder 1 Tasse (150 Gramm) Blumenkohl
- 1 Portion Ballaststoffe: 1 Scheibe Vollkornbrot, ½ Tasse gekochte Vollkornpasta
- 1 Portion Eiweiß: 1 Tasse (250 Milliliter) fettfreie Milch oder 50 Gramm mageres Rindfleisch oder ½ Tasse Schafskäse
- 1 Portion Fett: 1 Teelöffel Öl oder 7 Mandeln oder 9 Oliven
- 75 Kilokalorien Süßigkeiten: 15 Gramm Schokolade

Die Anzahl der Portionen, die täglich verzehrt werden sollen, variiert etwas, je nach der geplanten Gesamtkalorienmenge. Die Portionen sollten dabei auf drei Mahlzeiten und, bei starkem Hunger, auf einen zusätzlichen Snack verteilt werden.

Das sieht dann bei 1200 Kilokalorien täglich so aus:

- maximal 75 Kilokalorien aus Süßigkeiten
- 3 Portionen Fett, vor allem pflanzliches
- 3 Portionen mageres Eiweiß/Milchprodukte
- 4 Portionen Kohlenhydrate
- 3 oder mehr Portionen Obst
- 4 oder mehr Portionen Gemüse

Bei höherem Kalorienbedarf erhöht sich die Anzahl der Portionen schrittweise, meist um eine pro 200 Kilokalorien. Eine Ausnahme bilden Süßigkeiten.

Bei 2000 Kilokalorien täglich setzen sich die Portionen dann so zusammen:

- maximal 75 Kalorien aus Süßigkeiten
- 5 Portionen Fett, vor allem pflanzliches
- 7 Portionen mageres Eiweiß/Milchprodukte
- 8 Portionen Kohlenhydrate
- 5 oder mehr Portionen Obst
- 5 oder mehr Portionen Gemüse

Es wird empfohlen, die wichtigsten Lebensmittel immer vorrätig zu haben. So werden Spontankäufe vermieden, bei denen man unter Umständen hungrig ist und aus dieser Situation heraus oft zu den falschen, sprich den energiedichten Lebensmitteln greift. Zum Vorrat gehören Kräuter, Tomatenmark, Gewürze sowie Vollkornprodukte und Tiefkühlgemüse.

Der größte Feind der meisten Abnehmbemühungen ist der ausbleibende Erfolg oder eine Ernährungsumstellung im stressigen Alltag durchzuhalten. Die größte Herausforderung kommt aber für viele erst nach dem erfolgreichen Abnehmen: das Gewicht zu halten. Für all diese schwierigen Situationen beinhaltet die Mayo-Clinic-Diät Ratschläge, wie man auch mental »fit« wird für das große Ziel Abnehmen. Einer davon ist, eine Art Tagebuch zu führen. Das beginnt mit dem schriftlichen Niederlegen der Ziele für die Diät und wird dann mit dem Protokollieren der täglichen Ernährung, der sportlichen Aktivitäten und natürlich der Gewichtsentwicklung fortgeführt. In Krisenzeiten kann so ein Protokoll helfen, sich die eigentlichen Ziele und Erfolge als Motivation für das Durchhalten wieder ins Gedächtnis zu rufen.

30 bis 60 Minuten Bewegung sollten täglich (!) eingeplant werden. Zu den für das Abnehmprogramm am besten passenden Sport- und Fitnessarten gehören unter anderem Ausdauersportarten wie Nordic Walking, Radfahren oder Joggen. Für den Muskelaufbau und -erhalt wird Krafttraining empfohlen.

Das Abnehmprogramm der **Weight Watchers (WW)**, zu Deutsch »Gewichtsbeobachter«, ist eine Erfindung der US-Amerikanerin Jean Nidetch (1923 bis 2015); das Programm wurde zu einem der erfolgreichsten Ernährungskonzepte. Nidetch hatte eine Selbsthilfegruppe zum Abnehmen besucht und festgestellt, dass das Abnehmen in der Gruppe mit Gleichgesinnten leichter fiel als allein. 1963 gründete sie die Firma Weight Watchers, die mittlerweile in über 30 Ländern vertreten ist. Heute ist sie eine der bekanntesten Diäten überhaupt. Weltweit stieg die Zahl der Kunden zwischen 2017 und 2018 um gut ein Viertel auf 4,5 Millionen. Allein in Deutschland hat Weight Watchers eine halbe Million Kunden. Der größte Aufschwung kam dabei aus dem Internet, da der Großteil der Kunden heute die Weight Watchers ausschließlich online nutzt.

Das umfangreiche Programm zur Gewichtsreduktion ist kostenpflichtig und arbeitet mit einem Punktesystem für Lebensmittel, den sogenannten SmartPoints. Es gibt eine individuell berechnete Punkteanzahl pro Tag, die nicht überschritten werden darf. Dazu erhält jedes einzelne Lebensmittel einen Punktwert. Mit diesem Prinzip kann man pro Woche etwa 1 Kilogramm an Gewicht verlieren. Das Ziel: Am Ende des Tages sollen – wie bei jeder kalorienreduzierten Diät – mehr Kalorien verbraucht worden sein, als man aufgenommen hat.

Die Ernährungsweise, die langfristig angestrebt werden soll, besteht aus einer kalorienreduzierten Mischkost, bei der alle Lebensmittel erlaubt sind. Sportliche Aktivität wird ebenfalls berücksichtigt. Zusätzlich gibt es wöchentliche Gruppentreffen mit einem Ernährungscoach, das sind meistens Personen, die selbst mit Weight Watchers Erfolge erzielt haben und seitdem ihr Gewicht halten.

Zahlreiche Online- und Offline-Tools bieten Informationen und unterstützende Materialien an wie Infobroschüren, Rezeptvorschläge, ein Punktetagebuch oder die dazu passende App. Zusätzlich können Weight-Watchers-Produkte wie Lebensmittel, Fertiggerichte oder Kochbücher gekauft werden.

Bis heute sind die Weight-Watchers-Gruppentreffen das bekannteste Element dieses Abnehmkonzepts und zugleich das erfolgversprechendste. Natürlich kann man Weight Watchers aber auch allein und online nutzen.

Das Programm wird fortlaufend aktualisiert. Ende 2018 stellte das Unternehmen das Programm Weight Watchers Freestyle vor, das eine einfache und flexible Handhabung verspricht. Die beiden Aspekte gesunder Lebensstil und Wellness werden seit Neuestem stärker betont, der Fokus liegt nicht mehr nur auf der reinen Gewichtsreduktion. Die eingetragene Marke Weight Watchers (WW) ist dreifacher Testsieger in der Kategorie »Bestes Programm zum Abnehmen« laut *U.S. News & World Report* 2019.

Laut eigener Aussage sollte das Programm ursprünglich helfen, den »Lust-Hunger«, wie er im WW-Programm genannt wird, im Zaum zu halten. Das ist der Hunger, der eigentlich keiner ist, sondern lediglich aus der Lust auf die ständig verfügbaren Dickmacher im Supermarkt, im Restaurant oder in der Kantine besteht. Präziser haben vor Kurzem Wissenschaftler am Max-Planck-Institut (MPI) für Stoffwechselforschung in Köln in Kooperation mit dem CECAD das Phänomen beleuchtet: Leider ist der Mensch bei der Nahrungsaufnahme nur bedingt Herr seiner selbst. Denn unser Magen-Darm-Trakt steht im ständigen Austausch mit dem Gehirn, das wiederum mit Belohnungsreizen unser Verlangen nach Essen befördert. Das Hormon Dopamin ist der wichtigste Botenstoff im Belohnungssystem des Gehirns. Es wird ausgeschüttet, wenn zum Beispiel lang angestrebte Ziele erreicht werden und ein Verlangen oder die unmittelbare Aussicht auf eine Belohnung uns zu einer Handlung motivieren. Die Anfang Januar 2019 publizierte Studie zeigt nun, dass unser Essverlangen eng mit der Dopamin-Ausschüttung verbunden ist. Denn Nahrung besitzt neben der Versorgung des Körpers mit Energie und Nährstoffen auch einen Belohnungswert: »Wenn die Belohnungssignale stärker als das Gleichgewichtssignal sind, essen wir mehr als notwendig. Dies kann dann zu Übergewicht und Fettleibigkeit führen«, so Heiko Backes vom MPI.

Heute fühlt sich Weight Watchers verpflichtet, »das beste Programm zum Gewichtsmanagement zu bieten«.[39] Damit sollen die Teilnehmer individuell besser abgeholt und betreut werden. Vor Beginn der Diät berechnet der Coach oder die App unter Berücksichtigung des Geschlechts, des Alters, der Größe, des Gewichts und der täglichen körperlichen Aktivität eine maximale tägliche Punkteanzahl, die man nicht überschreiten sollte, wenn man abnehmen will. Dieses Punktesystem wird regelmäßig individuell angepasst.

Es gibt keine Verbote, solange das persönliche Punktebudget in der jeweiligen Woche nicht überschritten wird.

Die Gewichtsabnahme nach dem Weight-Watchers-Konzept erfolgt in kleinen Schritten. Das Ziel ist eine Gewichtsabnahme von maximal 1 Kilogramm pro Woche. Für die Erhaltung des Wohlfühlgewichts sollen die Teilnehmer lernen, bewusster zu essen. Die Betreuung in der Gruppe kann dabei helfen, das Wunschgewicht auch dauerhaft zu halten. Die Weight-Watchers-Diät ist keine klassische Reduktionsdiät, sondern eine Ernährungsumstellung. Dabei muss man sich an die folgenden Schritte halten.

Schritt 1: Tagebuch führen
Alle verzehrten Mahlzeiten und Getränke müssen mit den entsprechenden SmartPoints-Werten protokolliert werden, entweder schriftlich in einem Heft, das man bei den Treffen bekommt, oder in einer App. Das soll den Teilnehmern dabei helfen, mit der Zeit selbstständig gesunde und leichte Gerichte zu erkennen und diese in den Alltag zu integrieren.

Schritt 2: SmartPoints zählen
Die Abnehmmethode basiert auf einem Punktesystem, das das Kalorienzählen überflüssig macht. Erlaubt sind alle Lebensmittel und energiehaltigen Getränke, solange eine gewisse Punkteanzahl pro Tag nicht überschritten wird. Fast jedem Lebensmittel oder Gericht ist ein bestimmter Punktewert zugeordnet, welcher auf Basis der enthaltenen Kalorien, des Gehalts an gesättigten Fettsäuren, Kohlenhydraten, Eiweiß und Ballaststoffen errechnet worden ist und als SmartPoint (früher: Points oder ProPoints) bezeichnet wird. Diese Punkte sind die Währung, auf die es ankommt in der WW-Welt. Sie helfen dabei, sich kalorienarm, ausgewogen und gesund zu ernähren. Die Punktebilanz gilt für jeweils einen Tag. Dazu kommt ein Wochenextra, das der Teilnehmer einlösen kann, wenn er zum Beispiel ins Restaurant geht oder eine Feier ansteht. Das Wochenextra lässt sich beliebig zu den SmartPoints einlösen. Diese gelten wiederum nur für die aktuelle Woche und lassen sich nicht in die nächste Woche übertragen.

Lebensmittel mit viel Eiweiß haben wenige Punkte. Speisen mit viel Zucker und gesättigten Fettsäuren aus Wurst, Fleisch oder vollfetten Milchprodukten bekommen dagegen viele Punkte. Wie man die Punkte pro Tag verteilt, bleibt einem selbst überlassen. Die SmartPoints werden regelmäßig an neue wissenschaftliche Erkenntnisse angepasst und berücksichtigen Faktoren wie den Kaloriengehalt von Lebensmitteln, den glykämischen Index (siehe Seite 151), das Volumen und den Sättigungsgrad der Lebensmittel (Energiedichte, siehe Seite 69).

Da jeder Mensch über unterschiedliche physiologische Eigenschaften (Gewicht, Größe, Muskulatur) sowie ein anderes Aktivitätslevel verfügt, wird das SmartPoints-Buget zu Beginn des Abnehmprogramms für jedes Mitglied individuell von einem Coach kalkuliert. Wer das Programm ohne die Unterstützung eines Coaches nutzt, kann frei wählen und ausprobieren, mit welcher Punkteberechnung er am Besten zurechtkommt. Der SmartPoints Punktewert errechnet sich dabei aus den folgenden Makronährstoffen eines Nahrungsmittels:

- Eiweißgehalt
- Fettgehalt
- Kohlenhydraten und
- Ballaststoffen

Im Weight-Watchers-Punktesystem wird nicht nur auf die konsumierten Speisen, sondern vor allem auch auf das »Tracken« der Energiezufuhr mittels Getränke gelegt. Der Grund: Viele Abnehmwillige unterschätzen den hohen Kaloriengehalt, der sich in Flüssigkeiten befindet.

Eine besondere Kategorie sind Zero-Point-Foods, also kalorienarme Lebensmittel, die die Ernährungsgrundlage bilden sollen und auch für Zwischenmahlzeiten geeignet sind. Dazu gehören zum Beispiel Fisch, Tofu, Magermilchjoghurt, Eier, Hülsenfrüchte und Hähnchen.

Schritt 3: Essen planen
Mahlzeiten, Essenseinladungen und Einkäufe werden mittlerweile komplett durchgeplant mit Unterstützung durch die App sowie WW-Kochbücher, Informationsmaterialien und Einkaufslisten aus den Treffen.

Schritt 4: App und Community nutzen
Das Tagebuch kann man per App digital führen. Tools wie ein Barcode-Scanner zum Einkaufen im Supermarkt soll das Essverhalten der Teilnehmer verbessern, indem sie ein Gespür für ernährungsphysiologisch wertvolle Lebensmittel entwickeln. Außerdem stehen dem Diätwilligen etwa 8000 Rezepte, SmartPoints-Werte für über 63 000 Lebensmittel und die Community zur gegenseitigen Motivation zur Verfügung. Mittlerweile gibt es auch Achtsamkeits- und Meditationsübungen, die begleitend hel-

fen, mehr Entspannung im Alltag zu erhalten. Die App ist nur über die On-line-Mitgliedschaft erhältlich und gehört zum Monatspass dazu.

Eine Metaanalyse aus Deutschland bestätigt übrigens, dass Menschen mit App-basierten Lösungen ihr Ernährungsverhalten bessern können, was sich wiederum positiv auf Gewicht, Blutdruck und Blutfette auswirkt. Dazu werteten Wissenschaftler aus Potsdam und Konstanz 41 Studien mit mehr als 6300 Teilnehmern aus, die zwischen 2006 und 2017 zu diesem Thema veröffentlicht wurden.[40]

Sport spielt neben der Ernährung eine wichtige Rolle beim Abnehmen mit WW. Dabei wird die Bewegung in den Alltag integriert, und die Teilnehmer können somit sogenannte ActivPoints sammeln. Diese können über Aktivitätstracker mit der App oder dem Online-Programm synchronisiert werden. Der Tracker zeichnet dabei jeden Schritt auf und verrechnet ihn im Anschluss mit den individuellen Fitnesszielen. Videos mit Fitnesstipps und Workouts sollen dabei helfen, das angestrebte Wunschgewicht zu erreichen.

Schritt 5: Weitere Hilfsmittel
WW-Produkte: Im WW-Shop gibt es Kochbücher, Lebensmittel, Kochboxen, Küchenhelfer und Fitness-Gadgets. Dazu gehören Snacks mit maximal vier SmartPoints oder Feinkostsalate, Reispfannen oder Suppen. Dieses Sortiment wird fortlaufend um neue Produkte ergänzt: So gibt es mittlerweile auch Soßen, Snacks und Bonbons. Seit Anfang 2019 sollen diese auch frei von künstlichen Süßstoffen, Geschmacksverstärkern, Farbzusätzen und Konservierungsstoffen sein.

Belohnung: Das Wellness-Wins-Programm ist ein Belohnungsprogramm, das dazu inspirieren soll, Schritt für Schritt gesunde Gewohnheiten in seinen Alltag einzubauen und dadurch sein Abnehmziel schneller zu erreichen. Darüber hinaus können gesunde Mahlzeiten oder körperliche Aktivität in Prämien, zum Beispiel Kopfhörer oder Sporttasche, eingetauscht werden.

WW Studio oder WW digital: Ob man sich für die wöchentlichen Treffen (Wellness-Workshops) oder WW digital entscheidet, ist typabhängig. Manche Teilnehmer brauchen das wöchentliche Weight-Watchers-Treffen (Studio) zum Austausch und zur Disziplinierung ihres Essverhaltens. Während der Treffen kann der Coach individuell auf Fragen eingehen und die Gruppe bei Problemen persönlich unterstützen. Online ist man flexibler, aber auf sich allein gestellt und eventuell weniger fokussiert. Laut einer WW-Studie nehmen Teilnehmer im Treffen achtmal mehr ab als allein. Die WW-Treffen gibt es deutschlandweit, wann und wo das nächste Meeting stattfindet, erfährt man online. Aber: Sie bedeuten einen Termin mehr pro Woche und höhere Kosten – 25 Euro im Monat.

Kosten: Ein Monatspass für das Gesamtpaket aus Treffen mit Coach, App und Online-Nutzung kostet 42,95 Euro, ein 12-Monats-Abo wird mit 33,95 Euro pro Monat günstiger. Die Online-Mitgliedschaft und App-Nutzung allein gibt es für 18,95 Euro im Monat.

Die **Mittelmeer-Diät** schnitt beim Ranking des *U.S. News & World Report* unter anderem so gut ab, weil Studienergebnisse deutlich darauf hinweisen, dass man bei einer solchen Ernährungsweise ein längeres, gesundes Leben führen kann. Auch unter den Aspekten der leichten Anwendbarkeit, als Ernährungsform bei Diabetes und für die Herzgesundheit schneidet die mediterrane Diät am besten ab. Diese Diät gilt ebenfalls als eine Langzeiternährungsform. Sie taucht hier unter den Kaloriensparern auch nur aus einem einzigen Grund auf: Man nimmt mit der Mittelmeerdiät nur ab, wenn man gleichzeitig Energie, also Kalorien, spart.

In zahlreichen Studien wurde mittlerweile belegt, dass Mittelmeeranrainer länger leben und seltener an Krebs und Herz-Kreislauf-Beschwerden erkranken als beispielsweise US-Amerikaner, Deutsche oder Finnen. Die Grundlage dafür legten die Studien des US-amerikanischen Ernährungswissenschaftlers Ancel Keys, der die Ergebnisse seiner »7-Länder-Studie« Mitte der 1980er-Jahre veröffentlichte.[41] Auch allgemeine Stoffwechselerkrankungen, wie Diabetes, und chronische Erkrankungen gibt es bei den Bewohnern der Mittelmeerstaaten in weitaus geringerem Maße. Im Generellen haben die Menschen, die nach wie vor einem traditionell mediterranen Lebensstil folgen, in aller Regel kein Übergewicht zu verzeichnen. Unter anderem trägt die Ernährungsweise signifikant dazu bei: wenig rotes Fleisch, Zucker und gesättigte Fette, dafür werden reichlich Gemüse, Nüsse und Pflanzenöle zu sich genommen;

hinzu kommt ein aktiver Lebensstil mit einem gesunden Gewichtsmanagement.[42, 43, 44]

Natürlich gibt es nicht »die« Mittelmeerdiät, da Griechen anders essen als Italiener, die wiederum anders speisen als Franzosen oder Spanier. Aber sie teilen sich verschiedene Ernährungsprinzipien.

Die Harvard School of Public Health, Oldways, ein Nonprofit-Food-Think Tank[45] in Boston, entwickelte eine anwenderfreundliche mediterrane Diätpyramide, die zeigt, wie man gesund essen und trinken kann. Da es sich hierbei um ein Ernährungsmuster handelt – und keine strukturierte Diät –, entscheidet man selbst, wie viele Kalorien man isst, um abzunehmen und sein Gewicht zu halten, wie viel man sich bewegt und wie man seine mediterran inspirierten Mahlzeiten zusammenstellt. Die Pyramide hilft dabei, wie man es anstellen kann, besser zu essen. Das Fundament liegt hier auf Gemüse, Früchten, Getreide, Hülsenfrüchten, Nüssen, Olivenöl, Kräutern und Gewürzen. Beachtlich ist der – mit bis zu 40 Prozent – relativ hohe Fettanteil. Hier ist aber die Zusammensetzung der unterschiedlichen Fettsäuren der entscheidende Faktor: Das Verhältnis von Omega-6- zu Omega-3-Fettsäuren liegt bei 1,5:1 – und ist damit etwa zehnmal niedriger als in der modernen westlichen Ernährung. Zudem steht eben eine ballaststoffreiche Mischkost aus vielen frischen Zutaten auf dem Speiseplan. Dass die Mittelmeerkost im Vergleich zu Diätansätzen wie einer fettarmen Ernährung besser abschneidet, zeigte eine 2016 im American Journal of Medicine veröffentlichte Untersuchung. Sie ging der Frage nach, wie sich eine mediterrane Ernährungsweise auf einen Gewichtsverlust und kardiovaskuläre Risikofaktoren bei abnehmwilligen, übergewichtigen und fettleibigen Personen auswirkt. Dazu wurden fünf Langzeitstudien (follow up > 12 Monate) und die Daten von 998 Teilnehmern unter die Lupe genommen. Langfristig führte dabei die Mittelmeerdiät zu einem größeren Gewichtsverlust als eine Low-Fat-Diät (siehe auch ab Seite 136). Wer sich nach den Regeln der Italiener und Griechen ernährte, verlor innerhalb von zwölf Monaten zwischen 4,1 und 10,1 Kilogramm. Wer fettarm aß, speckte zwischen 2,9 und 5 Kilogramm ab. Teilnehmer von Low-Carb-Diäten und der speziell auf Diabetiker abgestimmten ADA-Diät der American Diabetes Association verloren 4,7 bis 7,7 Kilogramm und lagen damit auf einem ähnlichen Niveau wie bei der Mittelmeerdiät.[46]

Fisch und Meeresfrüchte sollten nur ein- oder zweimal pro Woche auf den Tisch kommen, Geflügel, Eier, Käse und Joghurt moderat verzehrt werden. Süßigkeiten und rotes Fleisch werden nur zu besonderen Anlässen genossen. Nach Belieben ist ein Glas Rotwein pro Tag erlaubt. Auf jeden Fall sollte man sich jeden Tag so viel wie möglich bewegen – so ist man auf der sicheren Seite.

Nicht zu vergessen: Das Essen in der Mittelmeerregion hat auch einen hohen sozialen und kulturellen Stellenwert. Das Einkaufen, Kochen und Essen an einem Tisch, gemeinsam mit Familie und Freunden oder auch Geschäftsfreunden, ist eine gesellige Angelegenheit, stärkt die sozialen Bindungen und das Gemeinschaftsgefühl. Darüber hinaus wird auf ein genussvolles und langsames Essen der einzelnen Mahlzeiten geachtet. Das alles tut der Seele gut!

Ein langsamer Gewichtsverlust von 2 Kilogramm pro Monat wird in Aussicht gestellt; sollte man eine solche Gewichtsreduktion wollen, muss man eigentlich nur mit der Verwendung von Olivenöl etwas sparsamer umgehen und seinen Mahlzeitenplan etwas unterkalorisch gestalten. Wer mit der Mittelmeerdiät abnehmen möchte, sollte Freude am Kochen haben, muss selbst die richtigen Mahlzeiten und Portionsgrößen für sich herausfinden und die Energiebilanz im Auge behalten.

In den 16 Anrainerländern des Mittelmeers gibt es unterschiedliche kulinarische Traditionen, aber in manchen Gewohnheiten gibt es große Überschneidungen, man findet sie vor allem in der traditionellen Küchen Griechenlands und Süditaliens.

DAS LANDET AUF DEM TELLER

Täglich:
* Vollkornprodukte, Vollkorn- oder Sauerteigbrot, Getreide, Reis, Haferflocken, Couscous oder Polenta als Sättigungsbeilage
* frische, getrocknete oder gegarte Früchte und rohes oder gedünstetes Gemüse, Salat und Kräuter
* Nüsse, Bohnen oder Hülsenfrüchte
* Oliven und Olivenöl
* Käse und Joghurt (aus Schaf- oder Ziegenmilch)
* Wein (in moderaten Mengen) wegen der enthaltenen Antioxidantien, insbesondere der Polyphenole, reichlich Wasser, Kaffee (in moderaten Mengen)

Täglich in Maßen oder wöchentlich:
* Eier
* Geflügelfleisch und Fisch
* Süßigkeiten

Wöchentlich oder monatlich:
* rotes Fleisch (Schwein, Rind, Lamm)

Die Portionen sind eher klein. Nudeln oder Reis sowie Gemüse und Salat werden getrennt von Fisch und Fleisch serviert. Entscheidend ist die Qualität der Lebensmittel und nicht die Menge.

Einen schnellen Abnehmerfolg mit dahinschmelzenden Pfunden kann es bei der Mittelmeerdiät nicht geben. Sie ist in erster Linie eine Ernährungsweise, die sich positiv auf die Gesundheit auswirkt, und erst in zweiter Instanz als Abnehmform geeignet. Um auch mit mediterraner Kost Gewicht zu verlieren, muss wie gesagt mehr Energie verbraucht werden, als aufgenommen wird. Also gilt es auch hier, die Mengen an Fett, Kohlenhydraten und vor allem Zucker zu reduzieren. Doch wird bei der Mittelmeerdiät zur Gewichtsabnahme nur Zurückhaltung und Maßhalten und nicht der völlige Verzicht empfohlen. Wenn das beherzigt wird, sind gelegentlich auch Churros, Pita und Pizza erlaubt.

Die **MIND-Diät** schließlich verbindet zwei bewährte Ernährungskonzepte mit Gesundheitsfaktor, die sich auch zum Abnehmen eignen, allerdings nur, solange unterkalorisch gegessen wird: die **DASH-Diät** (siehe Seite 127) und die Mittelmeerdiät (siehe Seite 102). Für die MIND-Diät wurden die Nahrungsmittel aus beiden Ernährungskonzepten übernommen, die der Gehirngesundheit förderlich sind.

Seit Jahren versucht man herauszufinden, ob ein spezielles Ernährungskonzept vor Demenz schützen kann. Eine 2015 publizierte Studie der Columbia University weist darauf hin, dass die sogenannte MIND-Diät eine effektive Vorbeugungsmaßnahme gegen den Abbau der kognitiven Fähigkeiten darstellen könnte. Entwickelt wurde die »Mediterranean-DASH-Intervention for Neurodegenerative Delay-Diet« (kurz: MIND; aus dem englischen *mind*: Geist) von Studienleiterin Martha Clare Morris, Ernährungsexpertin am Rush University Medical Center. Bei dieser Form werden gezielt nur fettarme Lebensmittel mit blutdrucksenkenden Eigenschaften ausgewählt, die eine Verbesserung der Gehirndurchblutung auf Dauer unterstützen sollen. Man hofft, dass sich damit das Alzheimer-Risiko um 50 Prozent reduzieren lässt. Andere Risikofaktoren wie Rauchen, übermäßiger Alkoholgenuss, ein zu hoher Cholesterinspiegel und Bewegungsmangel sollten dabei auch im Blick behalten und minimiert werden.[47]

Mit der MIND-Diät kann man auch abnehmen, obwohl sie nicht auf einen Gewichtsverlust hin konzipiert wurde. Nahrungsmittel, die dem Gehirn schaden, wie vollfette Milchprodukte, rotes Fleisch, Butter und Margarine, Süßigkeiten, Gebäck, Frittiertes und Fastfood, machen dick und enthalten große Mengen an gesättigten Fettsäuren und/oder Transfettsäuren. Indem man sie meidet, kann man im Umkehrschluss nicht nur sein Gehirn schützen, sondern auch Gewicht verlieren. Für Abnehmen mit MIND gilt aber dasselbe wie für Abnehmen mit DASH oder mit der Mittelmeerdiät. Die Ernährung muss etwas unterkalorisch sein, damit man seine Fettspeicher leert.

Diese zehn Lebensmittelgruppen sollen immer auf dem Speiseplan stehen.

- grünes Blattgemüse: sechs oder mehr Portionen pro Woche Kohl, Spinat, gegarte grüne Gemüse und Salate

- alle anderen Gemüsesorten: zusätzlich mindestens eine andere Gemüsesorte mindestens einmal am Tag, vorzugsweise ein nicht stärkehaltiges Gemüse
- Beeren: mindestens zweimal pro Woche, da ihre Inhaltsstoffe zellschützend wirken
- Nüsse: fünf Portionen Nüsse oder mehr pro Woche
- Olivenöl: Verwenden Sie Olivenöl als Hauptspeiseöl.
- Vollkorngetreide: täglich mindestens drei Portionen Haferflocken, Quinoa, brauner Reis, Vollkornnudeln und Vollkornbrot
- Fisch: mindestens einmal pro Woche; wegen der hohen Mengen an Omega-3-Fettsäuren am besten fetten Fisch wie Lachs, Sardinen, Forelle, Thunfisch und Makrele wählen
- Hülsenfrüchte: jede Woche mindestens viermal in Form von Bohnen, Linsen und Sojabohnen
- Geflügel: Hähnchen oder Putenfleisch ohne Haut mindestens zweimal pro Woche, gegrillt oder im Ofen zubereitet
- Wein: nicht mehr als ein Glas Rotwein pro Tag

Hilfreich sind auch die Lebensmittellisten für DASH sowie die Lebensmittelpyramide der Mittelmeerdiät.

Auf einen Blick

Brigitte-Diät

Das verspricht sie:

Die Diät wird regelmäßig nach neuen Erkenntnissen der Ernährungswissenschaft überarbeitet und bietet ein umfassendes Lebensstilprogramm, um sicher abzunehmen und das Gewicht zu halten. Das Ganze ohne zu hungern, ohne Jo-Jo-Effekt und mit dem spürbaren Gewinn an Lebensqualität.

So funktioniert sie:

Die Leser kochen die vorgegebenen Rezepte und halten sich an die Diät-, Sport- und Verhaltensregeln. Dem Plan folgt man so lange, bis man sein Wunschgewicht erreicht hat.

Auf dem täglichen Ernährungsplan stehen – unabhängig vom persönlichen Energiebedarf – 1200 Kilokalorien und rund 40 Gramm Fett – Sportler nehmen 1400 Kilokalorien zu sich, verteilt auf drei Hauptmahlzeiten. Männer dürfen aufgrund ihres etwas höheren Energiebedarfs 300 Kilokalorien mehr zu sich nehmen. Relativ neu ist die Orientierung an der Energiedichte, also der Kalorienzahl pro Gramm, für alle Mahlzeiten. So lassen sich kalorienarme Sattmacher gut erkennen.

Das bringt sie wirklich:

Laut einer Auswertung haben in zehn Monaten Frauen etwa 4,5 Kilogramm abgenommen, Männer 6 Kilogramm. Das Programm führt somit zu einer maßvollen Gewichtsreduktion und ist für Menschen mit einem BMI über 25 geeignet.[48]

Pro:

- Die Diät ist für Frauen und Männer, Mädchen und Jungen aller Altersklassen – auch mit stärkerem Übergewicht – geeignet, die gerne selbst kochen und bereit sind, sich mit Ernährung und Sport zu befassen. Nicht empfehlenswert ist sie bei einem BMI < 25.
- Da Speisepläne für verschiedene Ernährungsweisen zur Verfügung stehen, ist sie auch für Vegetarier und Veganer geeignet.
- Detaillierte Speisepläne ermöglichen eine ausgewogene Ernährungsweise ohne Kalorienzählen.
- Das Diätprogramm ist alltagstauglich, mittlerweile auch für Berufstätige und andere Menschen mit wenig Zeit.
- Die Rezepte sind alltagstauglich und unkompliziert, sodass auch weniger Geübte damit klarkommen und sie schnell zubereiten können. Man braucht normalerweise nur 20 bis 30 Minuten.
- Das begleitende Sportprogramm, das man auch im Internet findet, ist für Anfänger und Fortgeschrittene konzipiert.
- Die verschiedenen Möglichkeiten der Unterstützung in Form von Rezepten, Büchern, digitalen Medien und Coaching gehen auf verschiedene individuelle Bedürfnisse ein.
- Das Konzept wird regelmäßig an aktuelle wissenschaftliche Erkenntnisse angepasst.
- Kombiniert man die Diät, wie empfohlen, mit ausreichend Bewegung und Entspannung und ändert sein Essverhalten, kann man einen dauerhaften Erfolg erzielen und den Jo-Jo-Effekt vermeiden.

Kontra:

- Man braucht zu Beginn einiges an Durchhaltevermögen, um auch bei Hunger nicht schwach zu werden und das Sportprogramm durchzuhalten. Letzteres ist sehr wichtig für den Muskelerhalt, da der Körper bei Kalorienreduktion nicht nur Fett abbaut, sondern auch die Muskulatur (Energieverbraucher!), um den Energiebedarf an die Energiezufuhr anzunähern.

- Das Zubereiten der Mahlzeiten kann für Menschen, die es nicht gewohnt sind, selbst zu kochen, schwierig sein.
- Ein Jo-Jo-Effekt ist möglich. Dieser kann auftreten, wenn die Diät nach kurzer Zeit abgebrochen wird, da das Konzept auf eine reduzierte Kalorienzufuhr setzt und der Körper auf einen Sparmodus umschaltet, sobald wieder mehr Energie aufgenommen wird. Dann nimmt man, wie nach jeder kalorienreduzierten Diät, rasch wieder zu. Die einzige Möglichkeit, um hier gegenzusteuern, ist eine ausreichende Eiweißzufuhr und Krafttraining. Das benötigt ein Extra an Disziplin.
- Will man sich einen individuellen Ernährungsplan zusammenstellen, ist Kalorienzählen unumgänglich.

Fazit:

Wer gerne nach exakten Tages- und Wochenplänen lebt, sich gerne regelmäßig bewegt und Sport treibt, gut motiviert ist und einen langen Atem hat, ist mit dem umfassenden Programm der Brigitte-Diät gut am Start. Auf lange Sicht ist so die Umgewöhnung auf einen gesünderen Lebensstil möglich. Auch Vegetarier und Veganer kommen auf ihre Kosten. Die Gewichtsreduktion ist wissenschaftlich belegt.

Energiedichte-Prinzip (Volumetrics)

Das verspricht es:

Diese Diät ermöglicht eine ausgewogene Ernährungsweise. Man nimmt ab, ohne zu hungern. Wer auf die Energiedichte der Nahrungsmittel achtet und danach seine Essgewohnheiten verändert, muss auf kaum etwas verzichten. Es bleiben genug Nahrungsmittel übrig, die die individuellen Vorlieben und den Geschmack treffen. Solange die Menge gleichbleibt, tritt das Sättigungsgefühl wie gewohnt ein – nur die aufgenommene Energiemenge ist kleiner. Die eingesparten Kalorien summieren sich – und machen sich im Laufe der Zeit auf der Waage bemerkbar.

So funktioniert es:

Hier werden Lebensmittel bevorzugt, die viel Volumen und wenig Kilokalorien haben. Das füllt den Magen und sorgt für ein länger anhaltendes Sättigungsgefühl. Zu diesen Lebensmitteln gehören vor allem Obst, Gemüse und Vollkornprodukte. Diese ballaststoffreiche Ernährung ist Bestandteil zahlreicher Abnehmformen.

Das bringt es wirklich:

Durch geschicktes Kombinieren ernährt man sich ausgewogen, vollwertig, nährstoffreich, füllt den Magen und kann dabei abnehmen, wenn man die Ernährungsweise langfristig beibehält. Dass der Trick des vollen Tellers mit wenig Kalorien wirklich beim Abnehmen hilft, ist wissenschaftlich belegt.[49, 50]

Pro:

- Diese Abnehmmethode ermöglicht eine ausgewogene Ernährung und einen langfristigen Abnehmerfolg. Eine Metaanalyse aus dem Jahr 2016 unter Leitung des DIfE (Deutsches Institut für Ernährungsforschung Potsdam-Rehbrücke) zeigt anhand von 13 Studien mit 3628 Testpersonen im Alter zwischen 18 und 66 Jahren einen deutlichen Zusammenhang zwischen dem Verzehr von Lebensmitteln mit niedriger Energiedichte und einer Gewichtsabnahme.
- Ernährungsmedizinische Fachgesellschaften empfehlen Abnehmwilligen, die Energiedichte zu beachten. Die Ernährungsweise wird auch empfohlen für Patienten mit Adipositas und eignet sich als Dauerernährung
- Es gibt keinen Jo-Jo-Effekt, da die Menge an Nahrung gleichbleibt und nur der Kaloriengehalt abnimmt.

Kontra:

- Allein das Kriterium niedrige Energiedichte ohne Mengenbegrenzung führt nicht automatisch zu einem Gewichtsverlust, vor allem bei entgleisten Hormonspiegeln. Das betrifft vor allem die Hormone Insulin, Cortisol sowie die Hunger- und Sättigungshormone Leptin und Ghrelin.
- Das Sättigungsgefühl hängt nicht allein von der Füllung des Magens ab. Auch hormonelle und psychologische Faktoren haben einen Einfluss darauf, wie satt man sich nach dem Essen fühlt.
- Für Personen, bei denen das Hunger- und Sättigungsgefühl aufgrund von starkem Übergewicht und jahrelanger Fehlernährung entgleist ist, kann die Umsetzung nur im Rahmen einer Ernährungsberatung oder in einer Klinik erfolgen.
- Besonders für Menschen, die sich mit der Zusammensetzung und der Zubereitung von Lebensmitteln nicht so gut auskennen, ist es ohne Beratung und Coaching schwieriger, dauerhaft eine ausgeglichene Energiebilanz zu erreichen.

- Eine Ernährungsweise nach dem Energiedichte-Prinzip belastet unter Umständen die Haushaltskasse mehr. In Deutschland sind Lebensmittel mit hoher Energiedichte nach wie vor deutlich preiswerter als solche mit niedriger Energiedichte.

Fazit:

Geeignet für Menschen, die sich gerne mit Lebensmitteln beschäftigen, über ein Basis-Ernährungswissen verfügen und auch schon Küchenpraxis vorweisen können. Wem eine komplett wissenschaftsbasierte Ernährungsweise wichtig ist, der ist hier richtig.

Fit-for-Fun-Diät

Das verspricht sie:

Das Diätkonzept basiert auf den Säulen Ernährung, Bewegung und Entspannung. Da durch die ballaststoffreiche, zuckerarme Nahrung die Insulinausschüttung moderat ausfällt und die Eiweißportionen angemessen berechnet sind, bleibt man länger satt. Durch den Sport werden der Muskelerhalt und -aufbau unterstützt, was für einen langfristigen Abnehmerfolg und das Halten des Wunschgewichts sorgen soll. Entspannung soll die Stresshormonproduktion in Schach halten und so beim Abnehmen helfen.

So funktioniert sie:

Während der Abnehmphase, die insgesamt etwa acht Wochen dauern kann, werden täglich maximal 30 bis 50 Gramm Fett zu sich genommen. Alle Lebensmittel sind erlaubt. Mit drei Portionen Gemüse und zwei Portionen Obst zusätzlich zur fettreduzierten Ernährung kommt man täglich auf 1400 bis 2000 Kilokalorien.

Das bringt sie wirklich:

Die zucker-, fett- und kalorienreduzierte Kost lässt Gewichtsabnahmen von bis zu 2 Kilogramm pro Monat zu. Wichtig ist dabei, dass die Ernährung langfristig umgestellt wird. Dann wird man mit den eiweißreichen Gerichten gut satt, erhält seine Gesundheit und seine Muskulatur durch Bewegung und profitiert von den Entspannungstipps.

Pro:

- Das Konzept wurde im Laufe der Jahre modifiziert und neuesten ernährungs- und sportpsychologischen Erkenntnissen angepasst.
- Die Ernährungsweise ist einfach nachzuvollziehen, abwechslungsreich, bürotauglich und auch als Dauerernährung geeignet. Dabei ist die Kalorienreduktion moderat, und das ist gut so. Denn bei deutlicher Einschränkung der Kalorienzufuhr (im Bereich des Ruheumsatzes oder sogar darunter) und gleichzeitig hartem Training steuert der Körper offenbar mit Energiesparmechanismen gegen. So ließ sich in Untersuchungen beobachten, dass Probanden unter stark energiereduzierten Diäten mit intensivem Sport keine höhere Gewichtsabnahme erzielten, als wenn sie keinen Sport getrieben hätten. Ein Beispiel für diese Energiesparmechanismen sind die Teilnehmer der TV-Serie *The Biggest Loser*.[51] Sie hatten durch intensives Training plus starker Energiereduktion sehr viel abgenommen. Messungen zeigen eine deutliche Absenkung des Ruheumsatzes direkt nach der Sendung und auch noch sechs Jahre später, ein Phänomen, dass man auch von ehemaligen Leistungssportlern kennt.
- Tabellen mit dem Fettgehalt der Lebensmittel sowie praktische Ratschläge zum Fettsparen und zur vitaminschonenden Zubereitung der Lebensmittel helfen dabei, das Diätkonzept zu verinnerlichen. Verhaltens- und Motivationstipps unterstützen das Durchhalten.

- Mit dem Kalorienzählen sollte damit langfristig Schluss sein und die Ernährungsumstellung in Fleisch und Blut übergehen.
- Der Jo-Jo-Effekt wird minimiert durch das begleitende Sportprogramm.
- Das Entspannungsprogramm tut zweifelsohne gut, auch wenn es das Abnehmen nicht fördert, außer man macht Yoga.

Kontra:

- Wer schlanker werden will, muss unter Umständen seine Küchenausstattung um Wok und beschichtete Pfannen (Stichwort: fettarme Zubereitung) erweitern.
- Etwas Geduld ist schon gefragt, denn wer sich an die Diätpläne hält, nimmt etwa 1 Kilogramm pro Monat ab. Wer sich langfristig an die Empfehlungen hält, bleibt aber schlank.
- Das Bewegungsprogramm kann unter Umständen in Stress ausarten, zumal es eine Regelmäßigkeit erfordert.

Fazit:

Diese Diätform ist für Menschen geeignet, die kochen, gerne vorausplanen und sich gut organisieren können. Bewegungsfreude und am besten schon Sporterfahrung sind von Vorteil.

Mayo-Clinic-Plan

Das verspricht er:

Herzstück der Mayo-Klinik-Diät ist eine vollständige Neuausrichtung der Essgewohnheiten, indem schlechte Gewohnheiten zunächst über Bord geworfen werden und durch gute ersetzt werden (Loose it!) und dies anschließend in den Alltag integriert wird (Live it!). Die Diät verspricht eine Gewichtsabnahme von 3 bis 5 Kilogramm innerhalb von zwei Wochen und danach ein kontinuierliches Abnehmen von einem Kilogramm wöchentlich bis zum Idealgewicht.

So funktioniert er:

Gewichtsverlust und ein gesünderer Lebensstil gehen bei dieser Diät Hand in Hand. Man richtet seine Essgewohnheiten neu aus, lässt ungünstige weg und ersetzt sie durch bessere anhand der Lebensmittelpyramide der Mayo-Klinik. Hier stehen Früchte, Gemüse und Vollkorn hoch im Kurs. Die Lebensmittel haben generell eine niedrige Energiedichte, wodurch weniger Kalorien aufgenommen werden. Der Standardernährungsplan ist designt für Menschen mit Prädiabetes und einem manifesten Typ-2-Diabetes, um den Blutzucker niedrig und stabil zu halten.

Das bringt er wirklich:

Bei den kommerziellen Diäten im Ranking der *US News* nahm die Mayo-Klinik-Diät zusammen mit der Weight-Watchers-Diät den ersten Platz ein. Unter den besten Diäten bei *Diabetes* landete sie auf dem zweiten Platz.

Pro:

- Positiv ist, dass vor Beginn der Mayo-Klinik-Diät Motivation und Ziele hinterfragt werden.
- Man schneidet die Diät auf seine persönlichen Bedürfnisse zu.
- Die Diät ist ausgewogen und nährstoffreich.
- Das Prinzip der Mayo-Diätpyramide und der täglich empfohlenen Portionsgrößen ist leicht verständlich und bietet eine grobe Richtlinie, ohne sich im Kalorienzählen zu verlieren.

Kontra:

- Es gibt den Diätplan nur in Buchform. 2013 veröffentlichte die Mayo-Klinik *The Mayo Clinic Diabetes Diet*. Eine Neuausgabe wurde Anfang 2019 herausgegeben.
- Die Mayo-Klinik-Diät ist nichts für ungeduldige Abnehmer, da sie vor allem für eine langfristige Ernährungsumstellung konzipiert wurde.
- Die Diät kann ins Geld gehen.
- Der Rezeptteil im Buch könnte umfangreicher sein.

Fazit:

Für Menschen mit mäßigem Übergewicht, die langfristig gesund abnehmen möchten, ist diese Diät ein guter Ansatz. Der Erfolg stellt sich wie versprochen ein, die Diät ist gesundheitlich unbedenklich, als Dauerernährung und auch zum Auswärtsessen geeignet sowie bürotauglich.

Weight Watchers (WW)

Das verspricht es:

Man nimmt ab und wird gleichzeitig zu einem gesunden Lebensstil inspiriert. Die fettreduzierte Mischkost führt zu einem Gewichtsverlust von bis zu 1 Kilogramm pro Woche. Regelmäßiges Coaching in Einzel- oder Gruppentreffen sowie per Online-Chat oder Telefon schult, motiviert und spornt an zum Weitermachen und Durchhalten.

So funktioniert es:

Anhand eines Punktesystems werden verschiedene Lebensmittel bewertet, wobei energieärmere Nahrungsmittel wenige Punkte bekommen und energiereichere mehr. Man ernährt sich ballaststoff- und eiweißreich, was grundsätzlich gut sättigend wirkt. Innerhalb des Punktesystems kann man frei kombinieren, so lange, bis man sein Tagespunkte-Limit erreicht hat.

Das bringt es wirklich:

Die Zielsetzung ist durch die persönlichen Ausgangsparameter Alter, Geschlecht und Ausgangsgewicht realistisch und individualisiert. Dadurch, dass keine Kalorien gezählt werden müssen, ist die Diät alltagstauglich. Die Coachings wirken nachweislich unterstützend.[52, 53]

Das Weight-Watchers-Programm ermöglicht bei übergewichtigen und mäßig adipösen Personen eine mittlere Gewichtsreduktion von 3,0 bis 4,5 Kilogramm über einen Zeitraum von zwölf Monaten.[54]

Pro:

- Die WW-Diät eignet sich für gesunde Übergewichtige jeden Alters, die bereit sind, für ihre Gewichtsabnahme zu bezahlen; auch Menschen, die mit WW abgenommen haben, und ihr Gewicht halten wollen, sind hier gut aufgehoben.
- Das WW-Konzept ist alltagskompatibel, berücksichtigt den Faktor Bewegung, eignet sich auch für Berufstätige und Vegetarier und ist einfach umzusetzen.
- Die Diät ermöglicht eine ausgewogene und gesunde Ernährungsweise, basiert vor allem auf dem Verzehr von ballaststoff- und eiweißreichen Lebensmitteln mit niedriger Energiedichte und hohem Sättigungsgrad. Gleichzeitig wird der Fettgehalt reduziert. Die Gewichtsabnahme erfolgt allmählich, die Teilnehmer lernen, bewusster zu essen und ihre Ernährung langfristig umzustellen.
- Auch die Betreuung durch Coaches, die Gruppentreffen und die Online-Programme können sehr hilfreich sein. Das Weight-Watchers-Ausbildungsprogramm dauert sechs Monate und ist von der Industrie- und Handelskammer anerkannt. Die Gruppenleiter kennen zumeist Abnehmprobleme aus eigener Erfahrung und sind somit authentisch.
- Zudem stehen den Mitgliedern zahlreiche Tools, Informationen und Tipps zur Verfügung.
- Das Risiko eines Jo-Jo-Effekts wird minimiert, da man so lange zu den Treffen gehen kann, wie man will. Da nichts verboten ist, gibt es auch keinen Frust. Der Faktor Motivation wird durch die Gruppendynamik gefördert

Kontra:

- WW ist ein kommerziell arbeitendes Unternehmen, das sein Diätkonzept in aller Welt vermarktet, deshalb ist die Teilnahme kostenpflichtig.

- Bei den Coaches handelt es sich nicht um Ernährungswissenschaftler, sondern um ehemalige Mitglieder, die in einem Kurzprogramm geschult worden sind.
- Die Erfolgsquoten der Diät sind hoch, allerdings gibt es kaum firmenunabhängige Studien dazu. Es kursieren viele Untersuchungen, deren wissenschaftliche Unabhängigkeit zweifelhaft ist.
- Die nachweislich unabhängigen Studien bescheinigen WW durchaus Abnehmerfolge – in Bezug auf Kiloanzahl oder Abbruchrate jedoch keine größeren Erfolge als bei anderen Konzepten.
- Kinder unter 13 Jahren, Schwangere und Personen mit Essstörungen (zum Beispiel Magersucht oder Adipositas bei einem BMI > 30) können nicht an einem WW-Treffen teilnehmen.

Fazit:

Wer gerne in der Gruppe abnehmen will, wer den Austausch mit anderen motivierend empfindet und eine Art von Kontrolle oder Supervision schätzt, ist bei den Weight Watchers gut aufgehoben. Berücksichtigt man bei der Bewertung die Kriterien der kurz- und langfristigen Gewichtsabnahme, wie leicht eine Diät einzuhalten ist, gehört die WW-Diät eindeutig zu den Spitzenreitern. Im U.S. News Best Diets Ranking halten sie daher unter den besten kommerziellen Diäten den Spitzenplatz.

Mittelmeer-Diät

Das verspricht sie:

Die ballaststoffreiche Mischkost aus reichlich Gemüse und eiweißreichen Hülsenfrüchten sowie wenig Fleisch und Fisch liefert viele energiedichte Lebensmittel, wenig ungesunde Fette, dafür mehr hochwertige ungesättigte Fettsäuren. Diese Ernährungsweise ist ausgewogen, es gibt keine Fertiggerichte, was das Abnehmen fördern kann. Man muss keine Kalorien zählen und auf nichts verzichten. Genuss und langsames Essen werden hier großgeschrieben.

So funktioniert sie:

Auf dem Speiseplan stehen viel Gemüse, frische Kräuter, Hülsenfrüchte, Nudeln, Reis, Olivenöl. Auf fettreiche Wurst- und Käsesorten sowie Süßigkeiten wird weitgehend verzichtet, auch Fleisch ebenso wie Fisch wird allenfalls als kleine Beilage verzehrt.

Das bringt sie wirklich:

Studien belegen die gesundheitlichen Wirkungen einer Mittelmeerdiät. So schützt das Einhalten eines mediterranen Ernährungsmusters wirkungsvoll Normalgewichtige vor Übergewicht und Adipositas. Abnehmen kann man mit der Mittelmeerdiät durch den hohen Anteil an Gemüse und ballaststoffreichen Lebensmitteln.

Pro:

- Die Diät ist gesundheitlich ausgewogen und einfach zu befolgen. Der fast vollständige Fleischverzicht senkt das Risiko von Herz-Kreislauf-Erkrankungen, Typ-2-Diabetes und Übergewicht.
- Hungern muss bei der Mittelmeerdiät niemand, auswärts essen ist immer möglich. Die italienische, griechische, spanische oder französische Küche bietet eine abwechslungsreiche **Kost**. Der Genuss am Essen bleibt bei dieser Ernährungsumstellung erhalten.
- Sämtliche Zutaten sind überall erhältlich, es gibt aufwendige und weniger aufwendige Rezepte. Die Ernährungsumstellung bringt keine höheren Lebensmittelkosten mit sich.
- Es gibt keine Verbote, und es werden keine Kalorien gezählt.
- Man kann seine Lebensmittelkenntnisse erweitern.

- Die Ernährungsweise ist ideal, um ein erreichtes Wunschgewicht zu halten.

Kontra:

- Es gibt keinen festen Ernährungsplan mit vorgeschriebener Kalorienzahl oder Fettreduktion.
- Wer schnell abnehmen will, wird hier bald frustriert sein. Die Diät zeigt erst Erfolge, wenn die Koch- und Ernährungsgewohnheiten verändert werden, wenn man sich mehr bewegt und die Energiezufuhr reduziert und wenn die Methode mindestens sechs Monate lang durchgehalten wird.
- Es sind Basis-Kochkenntnisse gefragt. Wer sich damit schwertut, ist überfordert.
- Da bei der Mittelmeerdiät fast alle Lebensmittel erlaubt sind, gilt: Alles in Maßen. Wer bei mediterranen Speisen wie Antipasti oder Tapas Unmengen von gesundem, aber auch fettem Olivenöl zu sich nimmt, wird nicht ab-, sondern eher zunehmen.
- Auch könnten fehlende Angaben zu Portionsgrößen und Kalorienzahlen dafür sorgen, dass man zwar gesund, aber immer noch zu viel isst.

Fazit:

Diese Diät ist als gesunde, langfristige Ernährungsform geeignet. Die Vielfalt an frischen Lebensmitteln sorgt für eine gute Nährstoffversorgung, erweitert kulinarische Kenntnisse und ist genussreich. Wer klare Vorgaben braucht, ist überfordert. Abnehmen funktioniert nur, wenn man genügend Energie einspart

MIND-Diät

Das verspricht sie:

Die Ernährungsweise hält nachweislich das Gehirn dauerhaft fit und zieht sogar bei moderatem Einhalten positive Effekte nach sich. Je länger die Probanden sich an die MIND-Diät hielten, desto geringer wurde ihr Alzheimer-Risiko.

So funktioniert sie:

Der Ernährungsplan der MIND-Diät beinhaltet ein Minimum von drei Portionen Vollkornprodukten täglich, dazu einmal täglich Gemüse nach Wahl sowie grünen Salat oder ähnliches grünes Gemüse. Außerdem wird der Verzehr von Nüssen und Beeren empfohlen, etwa zweimal wöchentlich; ebenso häufig darf Geflügel gegessen werden. Zumindest einmal pro Woche sollte Fisch und jeden zweiten Tag Bohnen auf dem Speiseplan stehen. Ein tägliches Glas Wein ist ebenfalls erlaubt. Rotes Fleisch, Butter, Süßigkeiten, fettreicher Käse, Frittiertes oder Fastfood sollten vermieden oder nur sehr selten konsumiert werden.

Das bringt sie wirklich:

Für Abnehmen mit MIND gilt dasselbe wie für Abnehmen mit DASH oder der Mittelmeerdiät. Die Ernährung muss etwas unterkalorisch sein, damit man seine Fettspeicher leert. Sie eignet sich als Langzeiternährung.

Pro:

- Es ist viel erlaubt. Die Gerichte sind wohlschmeckend und sättigen gut.

Kontra:

- Man muss bereit sein, seinen Speiseplan zu organisieren und selbst zu kochen.

Fazit:

Die MIND-Diät lässt sich relativ leicht befolgen, da die Empfehlungen einfach sind und man die Richtlinien lose in seinen Ernährungsalltag integrieren »darf«, das heißt, es gibt keine strengen Verbote. Die Ernährung ist ballaststoff- und eiweißreich und reich an gesunden Fetten, weshalb sie gut sättigt. Man ist allerdings auf sich allein gestellt, wenn es um die Mahlzeitenzusammenstellung geht. Auswärts essen ist anhand der Richtlinien möglich, Alkohol ist in Maßen erlaubt.

Geeignet ist die Diät für jüngere wie für ältere Erwachsene mit mäßigem Übergewicht.

3. Weglassen

In den letzten Jahren ist das Kalorientracken immer mehr aus der Mode geraten. Mischkostformen haben sich etabliert, bei denen man bestimmte Nährstoffgruppen weglässt: beispielsweise Fett, Zucker oder Fleisch. Außerdem hat man mehr über die komplexen Abläufe des menschlichen Stoffwechsels gelernt. Die DIET-FITS-Studie (Diet Intervention Examining The Factors Interacting with Treatment Success) hat in einer größeren Untersuchung Diätstrategien verglichen, die einzelne Ernährungsaspekte in den Vordergrund stellen, etwa Low Fat und Low Carb. Die Zusammenfassung in Kürze: Beides sind offenbar gute Strategien zum Abnehmen. Der wichtigste Faktor für den Erfolg einer Diät ist allerdings, dass sie durchgehalten wird, und hierbei hilft in erster Linie eine kompetente Ernährungsberatung, die auch individuelle Parameter berücksichtigt.

Wenn man abnehmen will, macht es offenbar keinen Unterschied, welchen der beiden Nährstoffe, Kohlenhydrate oder Fett, man weglässt. Zu diesem Ergebnis kam die im Jahr 2018 veröffentlichte, randomisierte DIET-FITS-Studie. Forscher der Stanford University in Kalifornien untersuchten hierbei 609 Erwachsene, die im Durchschnitt 40 Jahre alt waren. Im Schnitt nahmen die Teilnehmer der Low-Carb-Gruppe im Lauf von zwölf Monaten 6 Kilogramm und die Low-Fat-Gruppe 5,3 Kilogramm ab. Der Unterschied sei nicht bedeutsam, so die Wissenschaftler. Entscheidend für einen tatsächlichen Gewichtsverlust sei vielmehr, dass Menschen eine Diät durchhalten und dabei mit einer Ernährungsberatung unterstützt werden. Hier zeigt sich immer wieder, wie komplex das Thema Ernährung ist und wie schwierig es ist, aus einzelnen Untersuchungen Empfehlungen abzuleiten.

Weder ein Glukosebelastungstest, um die Insulinresistenz zu bestimmen (siehe auch Seite 52), noch eine Genomanalyse der Teilnehmer konnten Hinweise darauf geben, welche Diät erfolgreicher verlaufen würde. In der genetischen Forschung wird diskutiert, dass Menschen mit einem sogenannten Low-Carb-Genotyp zum Abnehmen besser auf Kohlenhydrate verzichten sollen und jene mit einem Low-Fat-Genotyp lieber auf Fette. Diese Hypothese konnte die Untersuchung nicht bestätigen.

Die Teilnehmer hatten im Mittel einen BMI von 33, Blutdruck, Blutfettwerte und Blutzucker waren leicht erhöht. Bei einem Drittel von ihnen lag ein metabolisches Syndrom vor (Übergewicht, Fettstoffwechselstörungen, Bluthochdruck und ein krankhaft erhöhter Blutzuckerspiegel). Zwei Monate lang nahm die eine Gruppe maximal 20 Gramm Kohlenhydrate pro Tag zu sich, die andere maximal 20 Gramm Fett. Danach durfte jeder die Zufuhr um 5 bis 15 Gramm steigern bis zu einer Grenze, von der die Teilnehmer ausgingen, dass sie diese auf Dauer einhalten können. Die Low-Carb-Gruppe kam so auf 132 Gramm Kohlenhydrate täglich (vorher 247 Gramm), die Low-Fat-Gruppe auf 57 Gramm Fett (vorher 87 Gramm). Täglich notierten die Probanden ihr Gewicht und maßen ihren Muskel- und Körperfettanteil. Jeder von ihnen nahm an einer Schulung für gesunde Ernährung teil, anfangs wöchentlich, dann vierzehntäglich und später monatlich. Diese Beratung, bei der die Teilnehmer auch lernten, zwischen ungesunden und gesunden Lebensmitteln zu unterscheiden, war für die Wissenschaftler entscheidend für eine erfolgreiche Gewichtsabnahme. So lernten die Teilnehmer auch, zu frischen Lebensmitteln anstatt zu Fertigprodukten zu greifen. Zudem wurden sie dazu angehalten, immer so viel zu essen, dass sie nach jeder Mahlzeit gut gesättigt waren.[55]

Lange gab es in der Ernährungswissenschaft allerdings keinen gemeinsamen Nenner, auf den sich Experten einigen konnten. Das lässt sich sehr gut an der Low-Fat-Hypothese zum Abnehmen ablesen. Die Tatsache, dass Fett der Nährstoff mit der höchsten Kalorienzahl ist, nutzen Low-Fat-Diäten, indem sie Butter, Öl, Käse, Wurst und andere fettreiche Lebensmittel zugunsten magerer Alternativen einschränken. Bei den meisten Low-Fat-Diäten dürfen nicht mehr als 30 Prozent der aufgenommenen Kalorien aus Fett stammen. Erlaubt sind Gemüse, Obst, mageres Fleisch, fettreduzierte Milchprodukte, Fisch, Hülsenfrüchte und jede Menge fettfreie Sattmacher wie Pasta, Reis, Brot und Kartoffeln, die ihrerseits reich an Kohlenhydraten sind. Es gibt mittlerweile viele fettreduzierte und fettfreie Lebensmittel im Supermarkt: Sie sind Bestandteil einer Low-Fat-Ernährung.

Fett mit 9 Kilokalorien/Gramm wird also durch Kohlenhydrate und Eiweiß mit je 4 Kilokalorien/Gramm ersetzt, wodurch Kalorien eingespart werden sollen. Belegt wurde dies durch Untersuchungen wie die CARMEN-Studie (Carbohydrate Ratio Management in European National Diets), eine Untersuchung von fünf europäischen Forschungszentren zur Ernährungs- und Herzgesundheit.[56] Leicht übergewichtige Menschen können demnach mit einer fettarmen Reduktionskost bei gleichzeitig hoher Zufuhr an komplexen Kohlenhydraten ihr Gewicht reduzieren. Nach sechs Monaten hatten die Studienteilnehmer durchschnittlich 2,6 Kilogramm abgenommen, die Kontrollgruppe, die fettarm aß mit einem hohen Anteil an einfachen Kohlenhydraten nahm 1,7 Kilogramm ab.

Allerdings wurden die dickmachenden Fettsäuren mittlerweile längst von ihrem schlechten Image entlastet. So stellten Forscher vom Population Health Research Institute (PHRI) der McMaster University und des Hamilton Health Sciences in Kanada im Rahmen der PURE-Studie[57] Folgendes fest: Personen, die sich zu 35 Prozent von Fetten ernähren, haben ein niedrigeres Sterblichkeitsrisiko als Personen, die weniger Fett konsumieren. Hingegen steigt das Risiko zu sterben – nicht aber das Risiko für Herz-Kreislauf-Erkrankungen –, wenn man mehr als 60 Prozent der Nahrung in Form von Kohlenhydraten zu sich nimmt. Die Deutsche Gesellschaft für Ernährung (DGE), die jahrelang empfahl, reichlich Kohlenhydrate zu verzehren, erklärte zwar daraufhin, warum die von den Forschern gewählten Referenzgruppen das Bild verzerren, aktualisierte aber trotzdem ihre Ernährungsregeln. Auch Experten der Society of Nutrition and Food Science und der Universität Hohenheim kritisieren die PURE-Studie. Sie sehen keinen kausalen Zusammenhang zwischen Fett- oder Kohlenhydratverzehr und dem Sterblichkeitsrisiko. Dass die DGE trotzdem eine undifferenzierte Haltung gegenüber wissenschaftlichen Datenlagen beibehält, lässt sich allein daran ablesen, dass bei der Auswahl »guter« Öle und Fette das Rapsöl hervorgehoben wird. Dabei gibt es für Olivenöl insbesondere nach der PREDIMED-Studie eine wesentlich bessere Datenlage. Zwar wurde diese einflussreichste Studie zur Vorbeugung von Herz-Kreislauf-Erkrankungen wegen statistischer Ungereimtheiten im Jahr 2018 zurückgezogen. Allerdings zeigte eine bereinigte Analyse der Ergebnisse im *New England Journal of Medicine*, dass eine mediterrane Ernährungsweise mit Nüssen und Olivenöl Schutzeffekte bietet für Menschen mit einem erhöhten kardiovaskulären Risiko.[58]

Trotzdem lässt sich mit bestimmten Low-Fat-Diäten gut abnehmen, solange man auf die Qualität der aufgenommenen Fette achtet. Die Empfehlung des Deutschen Instituts für Ernährungsforschung Potsdam-Rehbrücke lautet, Fett nicht durch einfache Kohlenhydratträger wie helles Brot, Zucker, Kuchen oder Gebäck zu ersetzen. »Diese werden bei Übermaß in schädliche Triglyzeride umgewandelt und sättigen nur kurz. Auch sollte auf gesunde Öle wie Olivenöl, Walnussöl, Kerne und Samen lieber nicht verzichtet werden. Stattdessen können Kalorien gespart werden, indem weniger Wurst, Fleisch und fette Milchprodukte auf dem Teller landen.

Wie kaum ein anderer Nährstoff wurden Fette und Öle lange Zeit verteufelt. Alles begann folgendermaßen: Der US-amerikanische Physiologe und Ozeanograph Ancel Keys erklärte anhand seiner 7-Länder-Studie die ansteigende fettreiche Ernährung der Menschen in den 1950er-Jahren zum Auslöser für die rasante Zunahme von Herztoten.[59] Zahlreiche Wissenschaftler, darunter der Deutsche Udo Pollmer, kritisierten die Auswahl der Länder als willkürlich und das Schüren der Angst vor »Cholesterin als Herzkiller Nr. 1«. 2015 empfahl das Advisory Board der US-Regierung, die

Warnung vor Cholesterin im Essen aufzugeben.[60] Hinzu kommt: In keiner Untersuchung konnte jemals nachgewiesen werden, dass ein Mensch einen Herzinfarkt bekommen hat, weil er vorher zu viel Schweinefleisch oder Plätzchen mit Palmfett gegessen hat. Es gibt nur Hinweise auf Faktoren, die ein Krankheitsrisiko erhöhen können.

Fette liefern dem Körper beispielsweise bereits in geringen Mengen viel Energie, woraus Forscher Empfehlungen ableiten. Bestimmte Fette oder Öle müssen in unserer Nahrung enthalten sein, denn sie erfüllen – ebenso wie Eiweiß – wichtige Sonderfunktionen im Körper. So dienen Fette als Bauteile für Struktur- und Zellmembranen und liefern fettlösliche Vitamine. Für die Gesundheit spielt deshalb nicht nur eine Rolle, wie viel Fett man zu sich nimmt, sondern auch, um welche Fette es sich dabei handelt. Wir brauchen Fett also, um zu überleben. Aus der guten Küche sind qualitativ hochwertige Fette ohnedies nicht wegzudenken, schließlich handelt es sich bei Fett um einen wichtigen Geschmacksträger, der die Aromen der anderen verwendeten Zutaten erst richtig zur Geltung bringt.

Für die Regulation des Blutzuckerspiegels spielen Fette ebenso eine bedeutende Rolle. Sobald man kohlenhydrathaltige Lebensmittel oder Mahlzeiten zusammen mit Fetten oder Ölen verzehrt, etwa Ciabatta mit Olivenöl, eine Leberpastete oder Nudeln mit Käse überbacken, steigt der Glukosewert im Blut deutlich langsamer an. Die Kohlenhydrate werden langsamer gespalten, da der Körper zugleich auch das Fett verdauen muss. Ein ähnlicher Effekt stellt sich übrigens bei der Kombination von Kohlenhydraten mit Eiweiß ein.

Chemisch gesehen setzen sich Fette aus Alkohol (Glycerin) und ein bis drei Fettsäuren zusammen. Bei den Fettsäuren handelt es sich um organische Verbindungen (Kohlenwasserstoffverbindungen) – in kurz- oder langkettiger Form. Zudem verfügen verschiedene Fettsäuren über unterschiedlich viele Doppelbindungen. Nach ihrer Herkunft unterscheidet man Fette in pflanzliche oder tierische Fette.

Ernährungswissenschaftler unterscheiden:

Gesättigte Fettsäuren: Sie stecken hauptsächlich in tierischen Fetten wie Butter, Schweine- oder Gänseschmalz, Fleisch und Wurst, aber auch und vor allem in Kokosöl. Gesättigte Fettsäuren sind wertvolle Energieträger, sie sind stabil (zerfallen also nicht) und richten im Zellstoffwechsel keinen Schaden an (wie etwa Zucker).

Einfach ungesättigte Fettsäuren: Bei ungesättigten Fettsäuren liegen Doppelbindungen zwischen den Kohlenstoffatomen vor. Einfach ungesättigte Fettsäuren enthalten eine Doppelbindung, zum Beispiel wie Olivenöl, Avocados oder bestimmte Nüsse und Samen. Sie kommen also in pflanzlichen Ölen, aber auch in tierischem Fett vor.

Mehrfach ungesättigte Fettsäuren: Sie enthalten mehrere Doppelbindungen zwischen den Kohlenstoffatomen, sind eher labil und äußerst reaktiv, was ihre Haltbarkeit einschränkt. Sie sind wichtige Bestandteile der Zellaußenhäute (Membran). Jede Zelle im Körper ist umgeben von einer Zellmembran. Sie dient der Kommunikation und dem Austausch von Substanzen zwischen dem Zellinneren und dem Raum außerhalb der Zelle. Aus den mehrfach ungesättigten Fettsäuren werden außerdem im menschlichen Körper Gewebshormone hergestellt. Diese Gewebshormone sind in minimalen Konzentrationen hoch aktiv und spielen eine wichtige Rolle bei der Regulation vieler Stoffwechselprozesse, so zum Beispiel bei der Vermehrung von Zellen, bei Entzündungsreaktionen und bei der Blutgerinnung.

Bestimmte mehrfach ungesättigte Fettsäuren sind essenziell, also lebensnotwendig, und spielen eine wichtige Rolle im Hormonstoffwechsel, bei der Aufnahme von Vitaminen und der Funktionsfähigkeit der Nerven. Zu den essenziellen ungesättigten Fettsäuren gehören Omega-3-Fettsäuren sowie Omega-6-Fettsäuren. Beide Fettsäuren wirken im menschlichen Körper völlig unterschiedlich, obwohl sie sehr ähnlich sind.

Omega-3-Fettsäuren: Der gesundheitliche Wert von Omega-3-Fettsäuren ist enorm. In der richtigen Dosis schützen sie Herz und Kreislauf, fördern die Gehirnentwicklung, stabilisieren die Psyche und verbessern die Fließeigenschaften des Blutes. Nicht zuletzt hemmen sie die Neubildung von Blutgefäßen und damit auch das Tumorwachstum.

Pflanzenöle (zum Beispiel Lein-, Soja-, Raps- oder Hanföl), grüne Blattsalate, Gemüse, Kräuter, Sprossen, Nüsse und Samen sind reich an pflanzlicher Omega-3-Fettsäure (Alpha-Linolensäure – ALA). Sie wird im Körper umgewandelt in Docosahexaensäure (DHA) sowie Eicosapentaensäure (EPA), um hier wirksam zu werden. Fisch und Fleisch hingegen enthalten Omega-3-Fettsäuren bereits in der passenden Form. Zu bevorzugen ist hier Fleisch von Tieren aus artgerechter Haltung sowie Wild. Bei Fischen sind insbesondere Lachs, Hering, Thunfisch, Makrele und andere fette Seefische empfehlenswert. Auch die Bioqualität von Seefisch kann schadstoffbelastet sein, da es bei Raubfischen zu einer Anreicherung von Schwermetallen kommen kann. Fischölkapseln sind eine gute Alternative für alle, die keinen Fisch mögen oder die ihn nicht vertragen. Omega-3-Spitzenreiter unter den Nüssen und Samen sind Walnüsse, Mandeln, Leinsamen und Hanfnüsse (Hanfsamen).

WEIDEHALTUNG FÜR EIN GESÜNDERES FETTMUSTER

Das Fleisch alter Nutztierrassen, die artgerecht gehalten und gefüttert werden, weist eine deutlich gesündere Fettzusammensetzung auf als das von modernen Nutztierrassen, die nicht artgerecht aufgezogen wurden. Nicht zuletzt hat das Fleisch von Weidetieren, die mit Gras gefüttert werden und nicht mit Getreide, einen höheren Omega-3-Fettsäureanteil und zudem eine bessere Ökobilanz.

Omega-6-Fettsäuren: Ihnen eilt – unverdient – ein schlechter Ruf voraus. Dies liegt daran, dass gerade bestimmte Getreideprodukte oder Fleisch von Tieren, die mit Getreide gefüttert werden, reich an Omega-6-Fettsäuren sind. Kompliziert wird die Situation noch, da eine Sonderform von Omega-6-Fettsäuren, die essenzielle Gamma-Linolensäure (GLA) – im Gegensatz zu den anderen Omega-6-Fettsäuren –, fast komplett in der Nahrung fehlt. Gamma-Linolensäure (aus Hanf-, Borretsch-, Nachtkerzen- oder Granatapfelkernöl) wirkt entzündlichen Prozessen im Körper entgegen. Ein wesentliches Problem in der modernen Ernährung besteht heute darin, dass wir oft zu viel Omega-6-Fettsäuren verzehren und gleichzeitig zu wenig Omega-3-Fettsäuren. Vor allem die Linolsäure aus Sonnenblumen-, Maiskeim- oder Distelöl, Fleisch und Milch sowie Milchprodukten kann im Übermaß Schaden anrichten. Sie wird im Körper zu Arachidonsäure umgewandelt, aus der dann sogenannte Prostaglandine gebildet werden. Diese fördern Entzündungen. Das Verhältnis von Omega-6- zu Omega-3-Fettsäuren sollte 3:1 nicht überschreiten. Man geht davon aus, dass unsere Jäger-und-Sammlervorfahren sogar ein Verhältnis von 1:1 in der Nahrung hatten. In Deutschland liegt der Quotient in der Regel bei 7:1. Teilweise werden 20:1 und in Ausnahmefällen sogar mehr als 100:1 erreicht. Krebspatienten weisen oftmals einen zu hohen Anteil an entzündungsfördernden Omega-6-Fettsäuren auf bei zu wenig Omega-3-Fettsäuren.

Industriell hergestellte Fette: Technologisch veränderte Fette, wie etwa Margarine, die aus künstlich gehärtetem Pflanzenöl besteht, sind oftmals reich an sogenannten Transfettsäuren. Auch Milch und Rinderfett können in geringem Maß diese Form der ungesättigten Fettsäuren beinhalten. Im Gegensatz zu den industriell hergestellten Transfettsäuren haben die durch Bakterien im Magen der Kühe »biologisch« hergestellten Transfettsäuren eine positive Wirkung. Industriell hergestellte Transfettsäuren wirken ähnlich wie die gesättigten Fettsäuren, nur noch ungünstiger auf die Blutfette und sie können das Immunsystem schädigen. In Dänemark gibt es deshalb gesetzlich vorgeschriebene Grenzwerte für Transfettsäuren in Lebensmitteln, in New York und Kalifornien wurde der Gehalt an Transfettsäuren in Nahrungsmitteln ebenfalls beschränkt. Die Europäische Kommission hat am 24. April 2019 eine Obergrenze für die Verwendung von industriell hergestellten Transfetten in Lebensmitteln beschlossen. Sie beträgt 2 Gramm Transfette pro 100 Gramm Fett in für den Endverbraucher bestimmten Lebensmitteln und tritt am 2. April 2021 in Kraft. Die EU-Staaten hatten einen entsprechenden Vorschlag der Kommission zuvor unterstützt.

FETTFALLEN

Fette sind in vielen Nahrungsmitteln enthalten. Man kann sie in sichtbarer Form essen – etwa die Butter auf dem Brot –, aber auch in versteckter Form. Vor allem verarbeitete Lebensmittel wie Chips, Fertigpizza oder Torten, aber auch Fleisch, Wurst und Aufschnitt enthalten viele versteckte Fette.
Die Angabe »light« auf dem Lebensmitteletikett muss nicht zwangsläufig bedeuten, dass das Produkt fettarm ist. Dagegen sind die Begriffe »fettreduziert« und »reduzierter Fettgehalt« gesetzlich geregelt. Ein solchermaßen ausgezeichnetes Produkt muss

einen mindestens 40 Prozent geringeren Fettgehalt aufweisen als ein vergleichbares Lebensmittel. In einem Vollmilchjoghurt beispielsweise stecken 3,5 Gramm, in der fettarmen Variante aber nur 1,5 Gramm Fett. Es lohnt sich also, das Kleingedruckte auf den Verpackungsetiketten zu lesen. Da viele Hersteller eine Nährwerttabelle abdrucken, die auch den Gehalt an ungesättigten und gesättigten Fetten angibt, kann man gezielt Produkte auswählen, die nicht nur fettarm, sondern auch arm an gesättigten und reich an wertvollen ungesättigten Fettsäuren sind.

Das Prinzip jeder Low-Fat-Diät besteht darin, seinen täglichen Fettverzehr auf ca. 30 bis 60 Gramm Fett zu reduzieren. Ausgangspunkt sind die unterschiedlichen Brennwerte von Fett, Proteinen und Kohlenhydraten. Strenge Low-Fat-Diäten erlauben nur 10 Prozent Fett am Tag.

Bei der Low-Fat-Diät stehen Gemüse, Obst, mageres Fleisch, Milchprodukte mit geringem Fettanteil, Fisch, Hülsenfrüchte und jede Menge Sattmacher wie Vollkornreis und -nudeln sowie Brot und Kartoffeln auf dem Speiseplan. Lebensmittel, die sehr viel Fett enthalten, werden durch fettarme Produkte ersetzt. Statt tierische Fette sollten pflanzliche Fette und Öle verwendet werden. Statt Vollmilchprodukten wählt man besser die fettarme Variante.

Bei der Zubereitung der Speisen sollte darauf geachtet werden, dass möglichst viele Kalorien eingespart werden: Dünsten, Grillen oder Dampfgaren sind einfache Möglichkeiten, um sich nach den Prinzipien des Low-Fat-Modells zu ernähren und Zubereitungsfette einzusparen.

Low-Fat-Diäten sind in aller Regel alltagstauglich, bestehen aus einer gesunden Mischkost und sind einfach in der Umsetzung, da sie ohne Kalorienzählen oder strenge Lebensmittelverbote auskommen. Die Diäten lassen sich beliebig lange durchführen, solange man darauf achtet, ausreichend pflanzliche Fette zu verzehren.

Allerdings kann das Low-Fat-Prinzip durch seine unklare Begrifflichkeit falsch verstanden werden. So ist es möglich, dass man zwar fettarm isst, dies aber durch höhere Mengen an Kohlenhydraten und Zucker ausgleicht, was ungesund ist und dick macht. Und: Wer radikal Fett aus seinem Speiseplan kürzt, muss auf Dauer mit einem Mangel an essenziellen Fettsäuren rechnen.

Beim Health Management Resources Program, einer Trend-Diät aus den USA, werden Fette zum Großteil vom Speiseplan gestrichen. Im Ranking des Nachrichtenmagazins *U.S. News & World Report 2019* rangierte die **HMR-Diät** unter den besten Diäten, um schnell abzunehmen, als Spitzenreiter vor der Atkins- und der Keto-Diät (siehe Seiten 171 und 193).

In den USA bieten verschiedene Kliniken HMR zum Abnehmen bei Adipositas an. Kalorien werden reduziert, indem Fleisch nach und nach durch pflanzliche Mahlzeiten ersetzt wird. Durch das Programm soll ein gesunder Lebensstil erlernt, mehr körperliche Aktivität in den Alltag integriert und Verantwortung für den eigenen Körper übernommen werden. Mit jeder Diät lässt sich Gewicht abnehmen, doch erst durch eine Änderung des Lebensstils lässt sich ein signifikanter Gewichtsverlust auch halten. Mit dem HMR-Konzept ist laut Expertenmeinung ein dreimal höherer Gewichtsverlust durch die Ersatzmahlzeiten möglich als bei herkömmlichen Diäten. Pro Woche ist bis zu 1 Kilogramm Gewichtsverlust möglich, in den ersten zwölf Wochen können also knapp 12 Kilogramm abgespeckt werden. Den Abnehmwilligen wird das Essen dabei direkt nach Hause geliefert.

Entwickelt wurde HMR vor über 30 Jahren von Lawrence Stifler, einem Verhaltenstherapeuten und früherer Präsident von HMR.

Die HMR-Ersatzmahlzeiten bestehen aus niedrigkalorischen Shakes, Mahlzeiten, Riegeln und Vollkorngetreide zum Frühstück. Als Zutaten werden Früchte und Gemüse empfohlen, die hochkalorische Mahlzeiten ersetzen und zugleich gut sättigen. Da körperliche Aktivität wichtig ist für ein Langzeitgewichtsmanagement, werden zehn- bis zwanzigminütige Walkingeinheiten pro Tag empfohlen.

Umgerechnet zahlen die Teilnehmer in den USA allein für die ersten drei Wochen um die 250 Euro (301 US-Dollar). Die Standard-Zwei-Wochen-Kits schlagen dann mit 185 US-Dollar zu Buche.

Immer rechtzeitig zum Jahresanfang, wenn viele Menschen ihre guten Vorsätze in Angriff nehmen, sprich: endlich abnehmen wollen, veröffentlicht das Nachrichtenmagazin *U.S. News & World Report* sein Ranking für die besten Diäten und Ernährungsmethoden. 2018 – und das bereits zum siebten Mal in Folge! – verlieh ein Expertengremium aus Ernährungswissenschaftlern, Ärzten und Ernährungsberatern aus 40 Diäten die **DASH-Diät** zur »Besten Ernährungsmethode«. 2019 wurde sie erstmals von der Mittelmeerdiät abgelöst.

DASH steht für **D**ietary **A**pproaches to **S**top **H**ypertension. Die DASH-Diät wurde vom National Heart, Lung, and Blood Institute (NHLBI) entwickelt und ist eigentlich keine Diät, sondern ein Essensplan für Bluthochdruckpatienten. Sie soll helfen, Bluthochdruck vorzubeugen oder bereits bestehenden hohen Bluthochdruck zu senken. Dass eine entsprechende Ernährung hierzu eine zielführende begleitende Maßnahme zur ärztlichen Therapie ist, ist mittlerweile unumstritten (siehe auch TLC-Diät auf Seite 130). Allerdings schwinden bei vielen Patienten dabei auch überflüssige Pfunde, und da Übergewicht eine der Hauptursachen von Bluthochdruck (ebenso wie von Hypercholesterinämie) ist, ist dies ein wünschenswerter Effekt.

Es wird dazu geraten, dass man beim Essen vermehrt zu den landläufig gesunden, fett- und cholesterinarmen Produkten greift: pflanzliche Lebensmittel wie ballaststoffreiches Gemüse und Früchte, Lebensmittel in Kombination mit reichlich ungesättigten Fetten, Getreide, magere Eiweißquellen und fettarme Milchprodukte. Diese Lebensmittel sind reich an Kalzium, Kalium, Eiweiß und Ballaststoffen, die allesamt dazu beitragen können, den Blutdruck zu senken, wie unter anderem eine 2014 publizierte Beobachtungsstudie japanischer Forscher vom National Cerebral and Cardiovascular Center in Osaka zeigte. Gemüse sollte folglich ein essenzieller Bestandteil jeder Mahlzeit sein.[61] Gesunde Energiequellen sind Vollkorngetreide wie Roggen, Dinkel oder Vollkornreis, aber auch stärkehaltige Gemüsesorten wie Kartoffeln, Karotten oder Süßkartoffeln. Als Eiweißquellen stehen Hülsenfrüchte, mageres Fleisch, sowie Fisch auf dem Speiseplan.

Salzige und fettreiche Lebensmittel werden gemieden: Denn gleichzeitig wird im Rahmen der DASH-Diät davon abgeraten, Nahrungsmittel und Gerichte, die reich an gesättigten Fetten sind, sowie vollfette Milchprodukte und tropische Pflanzenöle, zuckergesüßte Getränke und Süßigkeiten zu sich zu nehmen. Die Salz- beziehungsweise Natriumzufuhr soll auf 2,3 Gramm pro Tag eingeschränkt und im Verlauf der Diät möglichst auf 1,5 Gramm gesenkt werden. Da die Nahrungsmittel alle eine hohe Energiedichte aufweisen und damit auch gut sättigen, fällt das Abnehmen nicht schwer.

Eine 2017 veröffentlichte Studie von der Harvard Medical School zeigte: Schon nach vier Wochen DASH-Diät plus geringer Salzaufnahme sank der systolische Blutdruck von Studienteilnehmern um bis zu 9 Millimeter Quecksilbersäule (mm Hg) ab.[62] Das gelang ihnen allein durch eine gesunde Ernährung und ohne zusätzliche Medikamente.

US-Forscher haben außerdem die Wirkungen der DASH-Ernährungsweise und zweier anderer Diäten anhand von Daten von 74 000 Studienteilnehmern untersucht. Das Ergebnis: Jede Verbesserung der Ernährungsweise ist mit einer Senkung des Sterberisikos verbunden.[63] Die DASH-Diät ist ausgewogen und kann als Langzeiternährung eingesetzt werden, ein Grund, warum sich die Diät im aktuellen Ranking die Topposition mit der sehr ähnlichen Mittelmeerdiät teilt.

Die **TLC-Diät** (engl.: therapeutic lifestyle changes; zu Deutsch: therapeutische Lebensstilveränderungen) wurde in den USA vom National Heart, Lung, and Blood Institute (NHLBI) für Patienten mit Hypercholesterinämie, also einem zu hohen Cholesterinspiegel im Blut, entwickelt. Das bedeutet, dass es sich hierbei um eine Ernährungsform handelt, die Fettstoffwechselstörungen behandeln möchte, die sich durch langjährige ungünstige Ernährungsgewohnheiten (in Kürze: zu viel ungesunde Fette, zu viel Zucker) gebildet haben. Sie entwickeln sich schleichend und bleiben lange Zeit unbemerkt. Das Riskante daran ist die Entwicklung einer Atherosklerose, also der Bildung von Ablagerungen, die die Blutgefäße verstopfen. Die Gefahr von Herzerkrankungen steigt dadurch erheblich, wie die Langzeitdaten der Framingham-Heart-Studie (FHS)[64] und die 2004 publizierte INTERHEART-Studie[65] gezeigt haben.

Hypercholesterinämie gehört in den USA und Deutschland zu den häufigsten Erkrankungen. Eine Fettstoffwechselstörung liegt vor, wenn im nüchternen Zustand Cholesterin und Triglyzeride im Blut über dem normalen Wert liegen. Einen zu hohen Cholesterinspiegel kann man nicht spüren, da er sich erst im Blutbild zeigt. Dabei ist der Gesamtcholesterinwert weniger entscheidend, denn Cholesterin ist eine für den Körper lebenswichtige, fettähnliche Substanz, aus der beispielsweise Hormone wie Testosteron und Östrogen hergestellt werden. Auch beim Aufbau der Zellaußenhäute und bei Stoffwechselvorgängen im Gehirn ist Cholesterin unverzichtbar. Gleichzeitig ist der Stoff eine wichtige Ausgangssubstanz für die Herstellung von Gallensäuren und für den Fettstoffwechsel (siehe auch Seite 49). Wichtig ist die Unterscheidung zwischen

* LDL-Cholesterin (Low-Density-Lipoprotein),
* VLDL-Cholesterin (Very-Low-Density-Lipoproteine) und
* HDL-Cholesterin (High-Density-Lipoprotein.

Denn Cholesterin schwimmt zwar im Blut, kann aber nur verpackt in LDL und HDL reisen. Während LDL eine geringe Dichte aufweist und einen Fettanteil von 75 Prozent hat, hat HDL eine hohe Dichte und einen Fettanteil von 50 Prozent. LDL nennt man umgangssprachlich das »schlechte« Cholesterin, HDL das »gute«. Das Risiko für Herz-Kreislauf-Erkrankungen ist erhöht bei einem LDL-Wert von über 160 Milligram/Deziliter (mg/dl) und einem HDL-Cholesterinwert von unter 40 Milligram/Deziliter. VLDL ist die Vorstufe zum LDL.

Besteht über Jahre hinweg ein zu hoher Cholesterinspiegel, kann es zu Brustenge (Angina pectoris), koronaren Herzkrankheiten (KKHK), Schwindel und Bewusstseinsstörungen kommen. Als Standardmedikamente dagegen werden häufig Statine verschrieben. Typische Nebenwirkungen sind Muskelschmerzen und erhöhte Blutzuckerwerte. Außerdem weisen einige Untersuchungen darauf hin, dass Statine Demenz begünstigen können.

Dabei kann man eine primäre Hypercholesterinämie (eine sekundäre kann durch Krankheiten oder Medikamente entstehen) gut durch eine Ernährungsumstellung behandeln, am besten begleitend zur ärztlichen Therapie. Hier setzt das dreistufige Programm von TLC an, das auf herzgesunde Ernährung, körperliche Aktivität und Abnehmen setzt, um das LDL-Cholesterin zu senken. Der LDL-Cholesterinspiegel soll mit dieser Diät innerhalb von sechs Wochen um 8 bis 10 Prozent gesenkt werden. Die TLC-Diät wurde von der American Heart Association als »herzgesunde« Diät eingestuft und soll allgemein das Risiko für kardiovaskuläre Erkrankungen senken. Ebenso wie bei der Schwester-Diät DASH, handelt es sich um eine Dauerernährung, die in erster Linie die Herzgesundheit verbessern soll (TLC hat die Blutfette im Blick, DASH den Blutdruck).

Das von der Deutschen Gesellschaft für Ernährung e. V. (DGE) entwickelte Selbstmanagementprogramm »**Ich nehme ab**« ist verhaltenstherapeutisch ausgerichtet und richtet sich an mäßig übergewichtige, gesunde Erwachsene mit einem BMI zwischen 25 und 35. Es ist auf mindestens drei Monate angelegt und besteht aus zwölf aufeinander aufbauenden Schritten zur Ernährungsumstellung, die Woche für Woche zu Hause geübt werden sollen. Die Grundlage bildet eine kohlenhydratreiche, fettarme Ernährung, mit der das Gewicht langfristig verringert und gehalten werden kann. Im DGE-Ernährungskreis werden, ähnlich wie in einer Ernährungspyramide, günstige und weniger günstige Lebensmittel in bestimmten Mengenverhältnissen abgebildet. Es gibt keine festen Speisepläne; durch ein umfangreiches Rezeptheft kann man das Essen nach persönlichen Vorlieben gestalten und Lieblingsgerichte in fettarme Varianten umwandeln. Zudem bietet das Programm Anleitungen zur Selbstreflexion, wodurch eigene Ernährungsfehler aufgedeckt und »abtrainiert« werden. Tipps für eine langfristige Ernährungsumstellung, mehr Bewegung durch ein Ausdauerprogramm und Entspannung ergänzen das Angebot. Das Konzept verknüpft so ernährungsphysiologische und psychologische Aspekte und hilft bei der Analyse des Essverhaltens. So wird etwa herausgearbeitet, wie sich Stress auf das Essverhalten auswirkt und warum man bestimmte Lebensmittel gerne isst.

Die einzelnen Schritte, die zu einer vollwertigen Ernährungsweise führen sollen, bauen aufeinander auf und sollen jeweils mindestens eine Woche angewendet werden, bevor zum nächsten Schritt übergegangen wird. So kann das neu Gelernte verinnerlicht werden. In den zwölf Schritten werden beispielsweise die persönlichen Ziele, das Trinkverhalten und Bewegung, die energieliefernden Hauptnährstoffe Fett und Kohlenhydrate, aber auch der Umgang mit Krisen, dickmachende Gewohnheiten sowie Entspannung statt Essen bei Langeweile, Kummer und Stress thematisiert. Langsam, aber stetig lassen sich so 0,5 bis 1 Kilogramm pro Woche abnehmen. Das Programm ist für Einzelpersonen sowie als Arbeitsmaterial für Abnehmkurse und Selbsthilfegruppen geeignet. »Ich nehme ab« kostet 35 Euro (plus 3 Euro Versandkosten).

Die **Low-Fat-30-Diät** ist eine Art Reduktionsdiät, bei der es darum geht, den Fettanteil in der Nahrung zu begrenzen. Dieser soll nur 30 Prozent ausmachen, möglichst aus pflanzlichen Quellen stammen und gesund in der Küche verarbeitet werden. Die Gesamtaufnahme sollte 60 Gramm Fett täglich nicht überschreiten. Dabei entfallen bestimmte Wurst- und Käsesorten. Die Überlegung dahinter besteht darin, dass 1 Gramm Eiweiß und 1 Gramm Kohlenhydrate jeweils 4 Kilokalorien enthalten, Fett dagegen mehr als das Doppelte. Gegessen wird insgesamt nicht weniger, sondern stärker mischkostbetont. Es ist wichtig, auf ein echtes Hungergefühl zu achten und nicht zu essen, nur weil man Appetit hat oder einem langweilig ist.

Eine Ampel hilft bei der Unterscheidung, ob ein Lebensmittel Low Fat 30 ist oder nicht. Der Anteil an Fettkalorien wird dabei pro Lebensmittel oder pro Gericht ausgerechnet. Grün steht für den Fettanteil eines Produkts (Fettkalorien in Prozent). Von diesen kann unbegrenzt gegessen werden, Gelb steht für Kilokalorien und Rot für Fett. Von den gelben Produkten sollte man weniger zu sich nehmen, die roten komplett meiden.

Die Formel für Low Fat 30 lautet: angegebene Fettmenge in Gramm x 30.

Wer einigermaßen mit Zahlen umgehen kann, kann also auch selbst errechnen, ob ein Produkt Low Fat 30 ist. Doch bei jeder Fettquelle sollte man darauf achten, dass es sich dabei um ein gesundes Fett handelt, zum Beispiel Fette aus Pflanzenölen oder Fisch. Beim Einkaufen sollte man einen Blick für Nährwertangaben auf Lebensmitteln entwickeln. Bei dem von verschiedenen Krankenkassen anerkannten Diätkonzept der Ökotrophologin Gabi Schierz und der Kommunikationswirtin Gabi Vallenthin wird auf strenge Ernährungspläne oder striktes Kalorienzählen verzichtet. Es steht im Einklang mit den aktuellen Ernährungsempfehlungen der Deutschen Gesellschaft für Ernährung (DGE). Das Ernährungsprogramm ist online auf der Internetseite erhältlich und kostet 69 Euro.

Täglicher Sport von mindestens 30 Minuten sowie Entspannung gehören ebenfalls zu den Basisempfehlungen. Auch hierzu kann man kostenpflichtige Kurse buchen (Kostenpunkt jeweils: 69 Euro).

Auf einen Blick

HMR-Diät

Das verspricht sie:

Die Diät verspricht einen schnellen Abnehmerfolg und wenig Arbeit in der Küche, da das Essen direkt nach Hause geliefert wird. Außerdem lernt man, seine Bewegungsgewohnheiten zu verändern. Wer die HMR-Diät in Deutschland ausprobieren möchte, muss sich noch gedulden. Angeblich ist eine Expandierung nach Europa geplant, aber ein Datum steht noch nicht fest.

So funktioniert sie:

Zum HMR-Programm für zu Hause gehören zwei Phasen.

Phase 1 – Quick-Start-Phase:
Sie beinhaltet Essen aus der Box, mit dem man so schnell und so viel Gewicht wie möglich abnehmen kann. In dem Starter-Diät-Kit sind alle Gerichte enthalten, die man für drei Wochen benötigt (außer Obst und Gemüse). Pro Tag nimmt man nicht mehr als 1200 Kalorien zu sich.

Auf dem Tagesplan stehen mindestens drei HMR-Shakes, zwei HMR Vorspeisen und fünf Tassenportionen Obst und Gemüse. Wenn man sehr hungrig ist, kann man noch mehr von den niedrigkalorischen Mahlzeiten essen und verliert trotzdem Gewicht. Indem man sich streng an das Essen aus der Box hält, wird man nicht verführt, andere Dinge zu essen. Fast-Food-Restaurants und Coffee-Shops soll man ausdrücklich meiden, ebenso wie Treffen mit anderen Menschen, bei denen gemeinsam gegessen wird.

Der zweite Teil dieser Phase besteht in körperlicher Aktivität, mit der 2000 Kilokalorien pro Woche verbrannt werden sollen. Diese Bewegungseinheiten sollen über den Tag verteilt werden und umfassen alle Bewegungsarten von moderater Intensität wie Walken, Schwimmen, Tanzen oder leichtes Ergometertraining. Alle Bewegungseinheiten werden aufgezeichnet, ebenso wie alles, was gegessen wird.

Danach werden alle zwei Wochen automatisch Mahlzeiten geliefert. Durch den Lieferservice wird garantiert, dass immer etwas zu der Diät Passendes zu essen zu Hause ist. Gleichzeitig beginnt man damit, gesündere Lebensstilstrategien zu erlernen.

Sobald man sein Zielgewicht erreicht hat oder man bereit für einen weniger strukturierten Mahlzeitenplan ist, geht man über in Phase 2.

Phase 2 – Übergangsphase:
Jetzt erhält man die Ersatzgerichte monatlich, lernt nach und nach weitere Nahrungsmittelalternativen kennen und wie man seine Low-Fat-Mahlzeiten selbst zubereiten kann. Gleichzeitig wird durch Coachings die Eigenverantwortung gestärkt, damit das Zielgewicht auch gehalten werden kann. Phase 2 ist eine Übergangsphase und dauert zwischen vier und acht Wochen. Man schreibt weiter seine Mahlzeiten und Sporteinheiten auf, erweitert aber nach und nach den Speiseplan. Jetzt soll man das, was man über gesundes Essen gelernt hat, selbst umsetzen. Man isst weiter HMR-Mahlzeiten und dieselbe Menge an Früchten und Gemüse, während man nach und nach niedrigkalorische Lebensmittel integriert. Ziel ist es, so gesunde Ernährungsgewohnheiten für ein Langzeitgewichtsmanagement zu erlernen. Man wählt selbst Gerichte aus und setzt mindestens 14 HMR-Mahlzeiten pro Woche strategisch ein. Dabei konzentriert man sich auf fettarme Proteine (zum Beispiel Fisch, Hähnchenbrust ohne Haut, Veggie-Burger) und Vollkorngetreide (Reis, Nudeln, Hafer). Man bereitet Mahlzeiten fettarm zu (Ofengaren, Dämpfen und Kochen) und isst mal niedrig-, mal höherkalorisch, je nachdem, wie viel man sich bewegt. Bei Unsicherheit kann man die HMR-Hotline anrufen oder sich im Forum austauschen.

Das bringt sie wirklich:

Besonders für stärker Übergewichtige und bei Adipositas hat sich die kalorienreduzierte HMR-Diät im klinischen Setting, aber auch im Selbstmanagement zu Hause als erfolgreich erwiesen.

Pro:

- Es gibt im Starter-Kit jede Menge Rezepte.
- Der Lieferservice spart Zeit.
- Man wird durch die HMR-Mahlzeiten gut gesättigt und man kann sie durch die Zugabe von frischen Zutaten seinem persönlichen Geschmack anpassen.
- Das Telefoncoaching und der Austausch in der HMR-Community unterstützen.

Kontra:

- Man vermisst zu Anfang fettreiche Nahrungsmittel.
- Man braucht ein gutes Mixgerät, am besten einen Hochleistungsmixer.
- Ohne Disziplin geht es auch hier nicht, denn fettreiche Snacks sind tabu und regelmäßige Bewegung ist Pflicht.
- Das Ganze ist auch eine Frage des Geldes: Die Kosten sind natürlich erheblich.

Fazit:

Es kann einfacher sein, die Mahlzeitenzubereitung outzusourcen, um so leichter abzunehmen. Eine im Jahr 2011 im *Journal of Human Nutrition and Dietetics* veröffentlichte Studie zeigte, dass Diätmahlzeiten sicher und effizient zu einem signifikanten und nachhaltigen Gewichtsverlust führen können.[66] Auch das Telefoncoaching von HMR scheint demnach einen Gewichtsverlust zu beschleunigen.

DASH-Diät

Das verspricht sie:

Diese Langzeiternährungsweise soll den Blutdruck senken und dafür sorgen, dass die Pfunde schmelzen dank weniger Salz, Zucker und tierischen Fetten.

So funktioniert sie:

Zuerst wird ermittelt, wie viele Kalorien pro Tag abhängig von Alter und dem persönlichen Aktivitätslevel aufgenommen werden sollen und aus welchen Quellen diese Energie stammen sollten. Daneben ist auf eine Salzreduktion zu achten.

Ein Ernährungsplan nach DASH beinhaltet täglich drei Mahlzeiten und zwei Snacks, die im Durchschnitt etwa 1620 Kilokalorien pro Tag ergeben. Diese kommen zustande, indem man folgende Portionsgrößen (eine Portion entspricht einer Handvoll) einhält:

6–8 Portionen pro Tag:
- Vollkorn (zum Beispiel Haferflocken, Vollkornpasta, salzarmes Vollkornbrot)
- Hülsenfrüchte (zum Beispiel Linsen, Kichererbsen, Bohnen)

4–5 Portionen pro Tag:
- Gemüse (zum Beispiel Brokkoli, Spinat, Karotten, Zwiebeln)
- Früchte (zum Beispiel Apfel, Kiwi, Orangen)
- Nüsse und Samen (zum Beispiel Mandeln, Walnüsse und Leinsamen)

2–3 Portionen pro Tag:
- fettarme Milchprodukte und pflanzliche Alternativen (zum Beispiel Joghurt, Quark, Sojajoghurt, Pflanzendrinks)

1- bis 2-mal pro Woche:
- mageres Fleisch und Fisch (zum Beispiel Lachs, Sardinen, Hähnchenbrust)

Vom Speiseplan streichen sollte man:

- rotes Fleisch (Rind, Schwein, Lamm)
- verarbeitetes Fleisch (zum Beispiel Schinken, Speck und andere Wurstwaren)
- fettreiches Fleisch (zum Beispiel Hähnchenschenkel oder Schweinebraten)
- fettreiche Milchprodukte (zum Beispiel Weichkäse)
- Fastfood (zum Beispiel Pizza, Pommes, Burger und Co.)
- gesalzene Snacks (zum Beispiel Erdnüsse und Salzstangen)
- Fertigprodukte (zum Beispiel Instant-Mahlzeiten für die Mikrowelle oder Tiefkühlmahlzeiten)
- gesalzene Speisen
- Süßigkeiten

Weitere Maßnahmen:
- Kochsalz kann man durch frische sowie getrocknete Kräuter ersetzen. Der Geschmackssinn braucht etwa drei Wochen Zeit, um sich an das fehlende Salz zu gewöhnen.
- Die Ernährungsempfehlungen kann man nach und nach umsetzen. Mehr Vollkornprodukte und Gemüse lassen sich in den Speiseplan einbauen, indem man von weißem Brot auf Vollkornbrot umsteigt, morgens Haferflocken isst und die Hälfte des Tellers mittags und abends mit frischem Gemüse bestückt.
- Beim Einkaufen sollten Snacks und Süßigkeiten links liegen gelassen werden.
- So oft wie möglich sollte selbst gekocht werden. Der Grund: Im Restaurant und bei Fertigprodukten werden häufig besonders viel Salz und Fett verwendet.
- Es sollten zwei oder mehr vegetarische Hauptmahlzeiten pro Woche verzehrt werden.

- Nur noch halb so viel Butter oder Margarine wie normal sollte auf dem Speiseplan stehen.
- Statt eines Desserts oder eines kalorienhaltigen Snacks sollte man zu Obst oder Nüssen (Mandeln oder Pekannüsse) greifen.
- Verzichten sollte man auf eingelegte, gepökelte und geräucherte Zutaten und Fertigwürze.
- Alkohol in moderaten Mengen ist bei DASH erlaubt.
- Außerdem sollte man sich regelmäßig sportlich betätigen. Anfangs soll mit einem 15-minütigen Spaziergang jeweils morgens und abends begonnen werden; Ziel ist es aber, die tägliche Bewegungseinheit deutlich in Richtung Ausdauerbelastung zu steigern. Es wird empfohlen, sich Sportarten und Bewegungsformen zu suchen, die Spaß machen (Schwimmen oder auch Gartenarbeit), sodass man auch dranbleibt und sie regelmäßig ausübt.

Unter *www.nhlbi.nih.gov/files/docs/public/heart/dash_brief.pdf* findet man im Internet einen Ernährungsplan und zahlreiche Tipps auch zum Bewegungsprogramm (in englischer Sprache).

Das bringt sie wirklich:

Aus ernährungsmedizinischer Sicht bietet die DASH-Diät eine ausgewogene, herzgesunde Ernährung. Sie ist relativ leicht einzuhalten, da keine Nahrungsmittelgruppen ausgeschlossen werden. Auch Alkohol ist in Maßen erlaubt.

Pro:

- Bei DASH ist grundsätzlich nichts verboten, es werden nur Einschränkungen empfohlen.
- Es gibt zahllose Rezepte für diese Ernährungsweise, wie etwa aus der mediterranen Küche. Auch die Mayo-Klinik-Rezepte sind empfehlenswert.

Kontra:

- Es kann anfangs schwierig sein, auf Lieblingslebensmittel zu verzichten.
- Man braucht etwas Zeit, um seine Mahlzeiten zu planen, sie einzukaufen und zu kochen.

Fazit:

Die DASH-Diät ist ideal für Bluthochdruckpatienten. Erwachsene, die aufgrund eines ungesunden Lebensstils oder einer genetischen Veranlagung bereits einen leicht erhöhten Blutdruck haben, können mithilfe der DASH-Diät Bluthochdruck vorbeugen.

Mit der DASH-Diät kann man als Erwachsener langfristig abnehmen, sofern man mäßig übergewichtig ist und seinen Ernährungsplan mit einem leichten Kaloriendefizit gestaltet. Nicht geeignet ist die DASH-Diät für Leistungssportler sowie für Kinder. Menschen mit einem zu niedrigen Blutdruck sowie Schwangere sollten sich erstmal bei ihrem Arzt erkundigen, ob die Diät für sie geeignet ist.

TLC-Diät

Das verspricht sie:

Durch eine langfristige Ernährungsumstellung soll das Verhältnis von HDL- und LDL-Cholesterin optimiert werden. Nebenbei erfolgt ein Abnehmeffekt. Wer die TLC-Diät für rund sechs Wochen konsequent durchhält, soll von einem um 8 bis 10 Prozent gesunkenen Cholesterinspiegel profitieren.

So funktioniert sie:

Bei der Fettaufnahme soll der Anteil der gesättigten Fettsäuren (vor allem aus tierischen Produkten) nicht mehr als 7 Prozent betragen, da sie das ungesunde Cholesterin erhöhen. Stattdessen stehen vor allem ungesättigte Fettsäuren auf dem Plan. Der Cholesterinanteil in der Ernährung sollte weniger als 200 Milligramm betragen. 25 bis 35 Prozent der täglich aufzunehmenden Kilokalorien sollten aus Fetten bestehen (inklusive der gesättigten Fette).

Um das LDL noch stärker zu senken, empfiehlt es sich, lösliche Ballaststoffe wie Flohsamen zu sich zu nehmen.

Kohlenhydrate machen in der TLC-Diät mengenmäßig den Hauptanteil aus. Wie bei den Fetten erfolgt auch hier eine Unterteilung in »gut« und »schlecht« (siehe hierzu auch Seite 36). Zu den guten Kohlenhydraten zählen solche, die gut sättigen, den Blutzucker und damit den Insulinspiegel langsam ansteigen lassen und Vitamine, Spurenelemente und Mineralien beinhalten. Dazu gehören zum Beispiel Vollkornprodukte und Gemüse aller Art.

Eine deutliche Kalorienreduktion ist bei dieser Diät geboten. Frauen sollten nicht mehr als 1200 Kilokalorien, Männer nicht mehr als 1600 Kilokalorien zu sich nehmen.

Sobald das Wunschgewicht erreicht ist, kann man die Kalorienzahl wieder leicht erhöhen (Frauen: 1800 Kilokalorien, Männer: bis zu 2500 Kilokalorien).

Zusätzlich sollte man sich täglich mindestens 30 Minuten bewegen (zum Beispiel flott Walken oder Radfahren)

Die Nährstoffzusammensetzung ähnelt der Ernährungsempfehlung der Deutschen Gesellschaft für Ernährung : 30 Prozent Fett, 15 Prozent Eiweiß und 55 Prozent Kohlenhydrate.

Empfehlenswerte Lebensmittel mit »guten« Fetten:

- Avocados
- Nüsse und Samen
- Fisch (Lachs, Hering, Steinbutt)
- Eier (2 pro Woche)
- pflanzliche Öle (Olivenöl, Leinöl, Nussöl)

- Oliven
- mageres Fleisch (Rind, Lamm, Schwein, Hühnchen ohne Haut)
- ballaststoffreiche Lebensmittel aus Getreide (wie Gerste, Haferflocken, Flohsamen), Obst (wie Äpfel, Bananen, Blaubeeren, Zitrusfrüchte, Pfirsiche, Pflaumen), Hülsenfrüchte (Bohnen, Linsen, Kichererbsen), Gemüse (wie Brokkoli, Möhren, Rosenkohl, Blumenkohl, Tomaten)
- fettfreie oder fettarme Milchprodukte
- Pflanzenfette (Olive, Nüsse, Soja)
- Kräuter und Gewürze

Salz sollte man auf 1 Teelöffel pro Tag beschränken.
Alkohol sollte man ebenfalls einschränken (Frauen: ein Glas pro Tag; Männer: nicht mehr als zwei Gläser).

Diese Lebensmittel sollte man streichen:

- fettes Fleisch und Wurst (Salami, Leberwurst)
- Geflügel wie Gans, Ente
- Schmalz
- frittierte Nahrungsmittel
- Knabbereien (Chips & Co.)
- Butter, Sahne, Käse
- Süßigkeiten
- Weißmehlprodukte
- Softdrinks, Limonaden

Als Snacks erlaubt sind:

- frisches oder gefrorenes Obst
- Gemüse
- Brezeln
- Popcorn (ohne Butter und Salz)
- Cracker
- Reiswaffeln
- Bagels

- Müsli (ungezuckert)
- Eis und Sorbet
- fettreduzierter Joghurt mit Obst
- Pudding

TCL enthält Mahlzeitenpläne, Einkaufslisten und Kochtipps. Es wird gezeigt, wie man zum einen schmackhafte Gerichte zubereiten kann (zum Beispiel anhand einer Gewürzkunde), wie man Fett sparen kann (zum Beispiel: Suppen entfetten, fettarme Salatdressings herstellen, beschichtete Pfanne verwenden) und wie man Kalorien sparen kann (zum Beispiel nur das Eiweiß vom Ei verwenden, da das Eigelb fetthaltig ist).

Auch für Essen unterwegs hält TLC Tipps bereit: zum Beispiel Saucen und Sahne vermeiden, mehr Gemüse als Fleisch bestellen oder auf der Pizza nur die halbe Portion Käse ordern.

Das bringt sie wirklich:

Mithilfe der TLC-Diät kann man seine Cholesterinwerte verbessern. Der Abnehmeffekt tritt langsam ein und hängt davon ab, ob man kalorienreduziert isst.

Pro:

- Es handelt sich um ein klinisch entwickeltes Konzept, bei dem Gesunderhaltung statt Gewichtsreduzierung im Vordergrund steht. Man lernt, sich mit Lebensmitteln auseinanderzusetzen und selbst zu kochen.
- Bei der TLC-Diät müssen nur geringfügige Umstellungen in der Ernährung vorgenommen werden, so als ob man auf Fleisch verzichten würde.
- Das Konzept ist alltagstauglich. Es gibt spezielle Kochbücher zu TLC. Auch auf der Website der DGE finden sich Tipps zur Integration der TLC-Ernährungsweise.

Kontra:

- Es braucht etwas Zeit, die Unterschiede zwischen gesunden und ungesunden Fetten sowie guten und schlechten Kohlenhydraten zu lernen.
- Man nimmt nur langsam ab.

Fazit:

Die TLC-Diät ist empfehlenswert für Erwachsene mit Hypercholesterinämie, Hyperlipidämie, Bluthochdruck und Herzerkrankungen. Sie ist alltagstauglich und als Ernährungsweise umsetzbar, da viele Lebensmittel erlaubt sind. Bei Fettstoffwechselstörungen sollte vor Beginn der Diät grundsätzlich ein Arzt hinzugezogen werden. Bei Adipositas oder starkem Übergewicht können während der Diät Begleiterkrankungen auftreten.

»Ich nehme ab«-Programm

Das verspricht es:

Mithilfe des Diätkonzepts der DGE soll das Ernährungsverhalten schrittweise umgestellt werden. Dazu muss man den Vorgaben des Programms mindestens drei Monate folgen. Die Gewichtsabnahme erfolgt langsam. Bei 1300 Kilokalorien Nahrungsaufnahme pro Tag sei es möglich, zwischen 5 und 6 Kilogramm in zwölf Wochen abzunehmen.

So funktioniert es:

Die Grundlage bildet eine Ernährung, bestehend aus reichlich Kohlenhydraten in Form von Vollkornprodukten, Wildreis und Kartoffeln. Dazu gibt es täglich fünf Portionen Obst oder Gemüse. Fisch steht zweimal pro Woche auf dem Programm, Fleisch nur in Maßen. Außerdem gibt es fettarme Milchprodukte sowie nicht mehr als einen Esslöffel Öl (10 bis 14 Gramm) und zwei Esslöffel Butter oder Margarine (15 bis 30 Gramm) täglich.

Das Abnehmkonzept besteht neben seinen ernährugnsphysiologischen Aspekten auch auf psychologischen Faktoren im Rahmen eines 12-Schritte-Programms, wobei jeder Schritt auf den vorangegangenen aufbaut.

Zusätzlich gibt es ein Ernährungs- und Bewegungstagebuch für die empfohlenen 30 bis 60 Minuten körperliche Aktivität pro Tag. Dieses eignet sich ideal auch für unterwegs und bietet viel Platz für persönliche Eintragungen.

Das bringt es wirklich:

Die Mehrzahl der Teilnehmer war mit beratergestützten Programmen aus der Kombination von Ernährungsumstellung, Bewegung und Entspannung zufrieden und würden es weiterempfehlen. Sinnvolle, kleinere Abnehmziele sind mit der Methode erreichbar. Wenn man einzelne Programmteile wiederholt, erhöht sich die Chance auf weitere Gewichtsverluste.

Pro:

- Die Diät ist einfach durchzuführen und lässt sich praktisch und schnell in den Alltag einbauen. Die Rezepte sind einfach, schmackhaft, ausgewogen und auch familientauglich.
- Das Programm verhilft zu einer bewussteren Ernährungsweise, weil ernährungsphysiologische Aspekte mit psychologischen Themen verbunden werden. Auch auf Rückschläge und Abnehmstillstand wird vorbereitet, sodass man motiviert bleibt, das geänderte Essverhalten beizubehalten.

Kontra:

- Der Gewichtsverlust bleibt im Vergleich zu anderen energiereduzierten vollwertigen Mischkostdiäten bescheiden. Bei Übergewichtigen mit Insulinresistenz oder Diabetes kann die Diät wegen der hohen Kohlenhydratzufuhr zu ungünstigeren Blutfettwerten führen.
- Die Empfehlung, mehrere kleine Mahlzeiten pro Tag zu sich zu nehmen, entbehrt jeder wissenschaftlichen Grundlage.
- Man braucht Geduld und einige Zeit, um sich durch die verschiedenen Kapitel des Diätmaterials zu arbeiten.

Fazit:

Mit dem »Ich nehme ab«-Programm der DGE lässt sich in zwölf Monaten bei den Teilnehmern, die bis zum Ende der Studie teilgenommen haben, eine erfolgreiche Gewichtsabnahme erzielen.[67]

Low-Fat-30-Diät

Das verspricht sie:

Es brauchen keine strengen Ernährungspläne eingehalten zu werden, und es müssen auch keine Kalorien gezählt werden. Der Abnehmerfolg stellt sich ein, weil der Fettanteil in der Nahrung auf 30 Prozent begrenzt wird. Dabei wird maßvoll vorgegangen. Dazu berechnet man die Fettkalorien pro Lebensmittel oder Mahlzeit. Während die aufgenommene Nahrungsmenge gleichbleibt, verringert sich die Kalorienzufuhr. Man wird gut satt bei einem gleichzeitigen Energiedefizit.

So funktioniert sie:

Die Low-Fat-30-Diät besteht aus simplen Regeln:

- Essen, wenn man Hunger hat.
- Aufhören, sobald man satt ist.
- Nur essen, was Low Fat 30 ist.

Ergänzt wird die Diät, die sich als langfristige Ernährungsform versteht, durch ein Bewegungs- und Entspannungsprogramm.

Fünfmal am Tag gibt es Obst und Gemüse. Kohlenhydrate wie Nudeln, Reis und Kartoffeln dienen nur als Sättigungsbeilage.

Milchprodukte sollten in der fettreduzierten Variante verzehrt werden. Als Eiweißquellen stehen mageres Fleisch, Eier und Fisch auf dem Programm.

BEISPIEL FÜR EINEN TAGESPLAN

- morgens: Vollkornbrötchen mit Frischkäse und Brunnenkresse
- vormittags: Müsli mit frischem Obst
- mittags: Fischfilet mit Gemüse
- nachmittags: Knäckebrot mit Kräuterquark
- abends: Kartoffel-Pilzcremesuppe

Das bringt sie wirklich:

Auch hier zählt die Gesamtkalorienaufnahme pro Tag: Wenn man energiereduziert isst, nimmt man ab. Sinnvolle Empfehlungen sind, dass man nur essen sollte, wenn man wirklich Hunger hat, und dass man aufhören sollte zu essen, wenn man gut satt ist. Alltagstauglich ist die Diät nur bedingt, da die Berechnung der Fettkalorien vor allem zu Beginn zeitintensiv ist.

Pro:

- Man bekommt ein Gefühl für den Nährwert eines Lebensmittels. Man nimmt zwar langsamer ab als bei einer Low-Carb-Diät, muss sich dafür jedoch nicht vor dem Jo-Jo-Effekt fürchten.
- Weitere Schwerpunkte sind Bewegung (zum Beispiel Rückenschule, Workouts) und Entspannung (zum Beispiel Achtsamkeitstraining, Schlaftraining) – denn fehlende Bewegung sorgt schnell für ein paar Pfunde mehr, und Stress kann den Körper zusätzlich am Abnehmen hindern.
- Neben Rezepten, Kochbüchern und Ratgebern gibt es Online-Coachings (www.fitbase.de).
- Die Low-Fat-30-Diät sieht keinerlei Verbote vor, was das Durchhalten erleichtert.

Kontra:

- Wie alle Programme, bei denen darauf gesetzt wird, selbst zu kochen, ist auch Low Fat 30 relativ zeitintensiv, nicht zuletzt durch die intensive Auseinandersetzung mit Nährwerten und Bewertung der Lebensmittel.
- Die Gewichtsabnahme erfolgt langsam.

Fazit:

Die Diät ist alltags- und familientauglich, sofern man die Hürde mit der Berechnung der Fettkalorien nimmt. Sie ist einfach und übersichtlich aufgebaut sowie nährstoffreich. Gesunde mäßig übergewichtige Erwachsene, denen es leichter fällt, Fett zu reduzieren als Kohlenhydrate, können damit abnehmen. Auch geeignet für Berufstätige, Vegetarier und Veganer sowie für Menschen, die sich bereits ein wenig mit Ernährung auskennen.

Kohlenhydratarme Diäten gibt es seit dem 19. Jahrhundert. Populär wurden sie jedoch erst Mitte der 1970er-Jahre durch den US-amerikanischen Arzt Robert Atkins. Bei dieser Art von Ernährung wird der Kohlenhydratanteil in der Ernährung drastisch gesenkt, um abzunehmen. Komplett verboten sind Kohlenhydrate allerdings nicht. Beinahe unbegrenzt erlaubt sind dagegen eiweiß- und fettreiche Lebensmittel. So wird erreicht, dass der Körper seine Energie vor allem aus Fetten und Proteinen gewinnt anstatt aus Zucker (Kohlenhydrate). Genutzt wird hierbei die Anpassungsfähigkeit des menschlichen Stoffwechsels: Beim weitgehenden Verzicht auf Kohlenhydrate (englisch: low carb = low carbohydrates = niedrige Kohlenhydratzufuhr) organisiert er sich komplett um und lebt aus den Reserven. Doch wie gesund sind Low-Carb-Diäten eigentlich? Und eignen sie sich zur langfristigen Gewichtsabnahme?

Lange Zeit betrachtete man Kohlenhydrate in erster Linie als reine Energielieferanten. Die verschiedenen Zucker, die sich hinter dem Begriff verbergen, liefern dem Körper genauso viel Energie wie etwa der Baustoff Eiweiß (4,1 Kilokalorien/Gramm) und sorgen rasch für ein Gefühl der Sättigung. Das hat kohlenhydratreichen Lebensmitteln wie Kartoffeln, Nudeln, Brot oder Reis den Beinamen »Sättigungsbeilage« eingebracht. Ist eine Mahlzeit reich an Zucker, verarbeitet der Körper diesen sogar bevorzugt. Denn die Energie daraus steht dem Zellstoffwechsel schneller und mit weniger Arbeitsaufwand zur Verfügung. Zucker, der nicht verbraucht wird, wird in Form von Glykogen in den Muskeln und in der Leber gespeichert. Sind diese Speicher voll (weil man zum Beispiel ständig zu viel Zucker zu sich nimmt und/oder sich zu wenig bewegt), werden Überschüsse in den Fettzellen gespeichert. Sind diese wiederum voll, werden ganz einfach neue angelegt, die zudem schier unendlich dehnbar zu sein scheinen.

Erst in den 1990er-Jahren hat man erkannt, dass Zucker (Glukose) bei allen wichtigen Körperfunktionen eine Schlüsselrolle spielt. Damit Leben stattfinden kann, wird in den Muskeln, im Gehirn und im gesamten Körper Energie benötigt: ATP (Adenosintriphosphat). Dieses wird in jeder Körperzelle in den sogenannten Kraftwerken der Zelle (den Mitochondrien) aus Glukose hergestellt. Futter für Gehirn und Muskelzellen und die Produktion von ATP stecken beispielsweise in Früchten (in Form von Glukose und Fruktose), Gemüse (Fruktose und/oder Glukose) oder auch Milch und Milchprodukten (Laktose).

Jede Art von Zucker besteht aus sogenannten »Einfachzuckern« (Monosacchariden), die einzeln vorliegen, oder aus längeren Zuckerketten. Monosaccharide sind Traubenzucker (Glukose) und Fruchtzucker (Fruktose). Haushaltszucker (Saccharose) und Milchzucker (Laktose) gehören zu den Zweifachzuckern (Disaccharide). Sie bestehen aus jeweils zwei miteinander verbundenen Einfachzuckern. Mehrfachzucker (Polysaccharide) bestehen aus einer langen Kette an Einfachzuckern. Das bekannteste Beispiel hierfür ist Stärke.

Die kurzkettigen Zucker gehen sehr schnell ins Blut und liefern sofort Energie – ein Umstand, der nicht nur für das Gehirn, sondern auch für die Muskulatur bei starker Beanspruchung unerlässlich ist.

Einfach- und Zweifachzucker stecken in vielen Süßigkeiten, Schokolade, Gebäck, Limonade, Marmelade und Honig, aber auch in Konserven (zum Beispiel Tomaten oder essigsaure Gemüse), Marinaden für Fleisch oder Fisch oder Würzsaucen (ersichtlich aus den Zutatenlisten auf der Verpackung).

Langkettige Zucker liefern vor allem pflanzliche Lebensmittel wie Getreide und Getreideprodukte, Hülsenfrüchte (Linsen, Bohnen, Kichererbsen, Erbsen) und Kartoffeln. Diese sind zwar reich an Stärke, also an Kohlenhydraten, enthalten aber zum Teil auch viele Ballaststoffe, die eine wichtige Rolle für die Darmgesundheit spielen.

Nachteilig für den Körper sind folglich insbesondere zu große Mengen an Einfachzuckern aus Süßspeisen, Weißmehlprodukten, Obstsäften und Limonaden. Sie lassen die Gleichgewichtsverhältnisse im Köper entgleisen, da man durch ständige Zuckerüberladungen zunimmt: Glukose, die nicht durch Gehirn- oder Muskelleistungen verbraucht wird, wird – ebenso wie überschüssige Fettsäuren – in Fettzellen deponiert, sozusagen für »schlechte Zeiten«. Eiweiß hingegen wird nicht langfristig gespeichert. Überschüsse werden in den Fettzellen eingelagert.

Während die sehr langsamen Kohlenhydrate, die sogenannten Ballaststoffe, unentbehrlich sind, kann der Körper tatsächlich ohne die anderen genannten Kohlenhydrate in der Nahrung auskommen. Sie zählen daher auch nicht zu den lebenswichtigen Nährstoffen, im Gegensatz zu Eiweiß und Fetten. Sprich: Es gibt keinen Grund, sie regelmäßig und vor allem in großen Mengen zu verzehren. Da der Körper jedoch auf eine ausreichende Versorgung mit Glukose angewiesen ist, muss er – zum Beispiel in Hunger- und Fastenzeiten oder wenn nur wenig Kohlenhydrate aus der Nahrung zur Verfügung stehen – andere Reserven mobilisieren. Dieses Ziel jeder Diät, überflüssige Fettreserven am Körper loszuwerden, scheint mit Low Carb in Reichweite zu sein. Der Grund: Bei Zuckermangel in der Nahrung greift der Körper in den ersten drei bis vier Tagen zu Aminosäuren, den Bausteinen der Proteine, die man während einer Low-Carb-Diät essen darf. (Merke: Eiweiß kann nicht längere Zeit gespeichert werden, deshalb brauchen wir hier regelmäßig Nachschub.) Diesen körpereigenen Trick nennt man Glukoneogenese. Allerdings ist das auf Dauer zur Deckung des Energiebedarfs in den Zellen nicht ausreichend. Also zapft der Körper die nächsten reichlich vorhandenen Energiespeicher an: das Nahrungsfett und das Fettgewebe an Bauch und Hüften.

Das Low-Carb-Prinzip bedeutet immer, dass minderwertige Kohlenhydrate stark reduziert werden und gegen wenige, hochwertige Kohlenhydrate mit vielen Ballaststoffen (Vollkorngetreide und -produkte, Hülsenfrüchte), viel hochwertiges Eiweiß (Eier, mageres Fleisch, Fisch, Milch und Milchprodukte, Hülsenfrüchte) und möglichst gesunde Fette ersetzt werden. Verzichten sollte man auf einfache Kohlenhydrate wie Zucker, Weißbrot, zuckerhaltige Getränke, Fertigprodukte, Gebäck, Pizza und Pasta.
Um langfristig mit Low Carb abzunehmen, muss man seine Ernährung dauerhaft umstellen und sich mit Ernährungswissen befassen: Welche Lebensmittel enthalten Kohlenhydrate und welche Arten davon?

Low-Carb-Lebensmittel sind:

- Fisch, Fleisch und Eier sind uneingeschränkt zu empfehlen, da sie kaum Kohlenhydrate enthalten. Ausnahmen bilden panierte Zubereitungsweisen.
- Milch und Milchprodukte wie Käse und Joghurt, denn: 100 Milliliter Milch haben nur 5 Gramm Kohlenhydrate. Aber aufgepasst: Mit einem Glas Milch kommen Sie bereits auf 200 Milliliter und dementsprechend auf 10 Gramm Kohlenhydrate. Bei Käse gilt: zuschla-

gen, solange es sich nicht um (panierten) Camembert oder Schei-
blettenkäse handelt.

- Kartoffeln und Hülsenfrüchte enthalten relativ viel Stärke und sind
in Maßen erlaubt.
- Nüsse, Samen und Saaten: Mandeln, Chiasamen, Sesamsamen und
Co. sind bei einer Portion von rund 40 Gramm uneingeschränkt zu
empfehlen, da sie viele gesunde Fette, Eiweiß, Vitamine und Mineralstoffe liefern.
- Fette und Öle sind ausdrücklich empfohlen, zum Beispiel aus Pflanzenölen, Nüssen und Avocados. Ausnahme: Mayonnaise und cremi-
ge Salatdressings

Fett ist ein wichtiger Bestandteil einer Low-Carb-Ernährungsweise, weshalb eine Ernährung nach diesem Prinzip oft auch Low Carb High Fat
(LCHF) genannt wird.

Die Rede ist dann von einer Low-Carb-Diät, wenn der Gehalt der
aufgenommenen Kohlenhydrate zwischen 100 und 120 Gramm pro Tag
liegt. Bei extremen Formen von Low Carb, wie etwa der Atkins-Diät (siehe auch Seite 171) nimmt man maximal 30 Gramm Kohlenhydrate pro
Tag zu sich.

BALLASTSTOFFE

Ballaststoffe entfalten eine direkte und indirekte Wirkung auf die Verdauung und den
Stoffwechsel des Menschen. Eine Vielzahl von wissenschaftlichen Untersuchungen
zeigt, dass Ballaststoffe nicht nur (Nahrungs-)Ballast darstellt, der zwangsläufig aufgenommen und ausgeschieden wird. Da Ballaststoffe früher in der Nahrung ein ständi-
ger Begleiter waren, sind Verdauung und Stoffwechsel auf ihre Zufuhr eingestellt und
benötigen sie zur Gesunderhaltung. Eine wichtige Rolle nehmen Ballaststoffe bei Verdauung und Transport von Nahrungsbestandteilen im Darm und bei ihrem Abtransport
(Darmmotilität) ein. Darüber hinaus sind Ballaststoffe wichtig als Nährstoffe für unsere
Darmflora (siehe Seite 45). So nützen die Darmbakterien bestimmte Ballaststoffe, um
daraus Energie herzustellen. Durch Vergärung dieser Bestandteile produzieren diese
Bakterien Endprodukte (zum Beispiel Milchsäure und Buttersäure), die den Darm und
damit unser Immunsystem schützen.

Bei den Ballaststoffen handelt es sich im Allgemeinen um Bestandteile aus pflanzlichen Lebensmitteln, die im Dünndarm als Quell- und Füllmaterial dienen. Unterschieden wird zwischen löslichen und unlöslichen Ballaststoffen. Lösliche, wie Guar, Pektine, Carrageen und Agar-Agar, stecken vor allem in Obst und Gemüse, aber auch in Getreide, wie etwa Weizen. Unlösliche Ballaststoffe wie Lignin, Zellulose und Hemizellulose stecken vor allem in den Randschichten von Getreidekörnern, also in Vollkorngetreide und Vollkornprodukten.

Während einer Low-Carb-Diät sollte man darauf achten, wie groß die Portionen sind, die man sich zubereitet. In der Umstellungsphase neigt man leichter dazu, zu größeren Portionen zu greifen, da die »Sättigungsbeilagen« fehlen. Am Abend sollte man weitgehend auf Kohlenhydrate verzichten, da sonst der Fettabbau in der Nacht blockiert wird.

Sieht man sich die aktuelle Studienlage an, kann man als gesunder Mensch mit einer Low-Carb-Diät in sechs Monaten offenbar schnell und viel Gewicht verlieren. Die kurzfristigen Erfolge solcher Diäten sind wissenschaftlich gut belegt. Dazu sollte man sich mit Ernährung beschäftigen und kein großer Fan von Kohlenhydraten sein. Denn permanent gegen seine Vorlieben anzuessen, geht auf Dauer schief. Eine Untersuchung langfristiger Auswirkungen extremer Low-Carb-Formen steht noch aus.

Was die Studienlage angeht, sind die Ergebnisse auf den ersten Blick erfreulich. Die meisten relevanten Ernährungsstudien vergleichen Low-Carb-Diäten und Low-Fat-Diäten. In einer 2009 veröffentlichten Untersuchung der Universität von Aberdeen nahmen die Teilnehmer mit Low Carb mehr ab als mit Low Fat.[68] Der Großteil der verlorenen Pfunde könnte auf das Konto von ausgeschiedenem Körperwasser gehen, da der Wasserverlust bei einer Low-Carb-Diät höher ist als bei anderen Diätformen.

Ernährt man sich im Rahmen einer Low-Carb-Diät von viel Gemüse und Hülsenfrüchten, Fisch, Eiern und Milchprodukten, ist die Ernährungsweise ausgewogen, da die biologische Wertigkeit des aufgenommenen Eiweißes hoch ist. Deshalb gelten Low-Carb-Ernährungsweisen wie LOGI (siehe Seite 175) oder South Beach (siehe Seite 197) als leicht umsetzbar und medizinisch sinnvolle Varianten des Low-Carb-Prinzips, dies vor allem für Menschen, deren Stoffwechsel bereits durch Übergewicht aus dem Lot geraten ist.

Vergleicht man aber alle Ernährungsstudien, so nehmen die Probanden zwar mehr und schneller ab, aber fast nie dauerhaft. Auch eine Über-
blicksstudie aus dem Jahr 2014 unter der Leitung von Antonio Paoli von
der Universität in Padua kommt zu dem Schluss, dass die Erfolge einer
Low-Carb-Ernährung nur kurzfristig anhalten. Stattdessen empfehlen die
Wissenschaftler, sich nur phasenweise ketogen zu ernähren.[69] Am besten
sollte man 20 Tage streng kohlenhydratarm essen, um die Ketogenese zu
erreichen. Die folgenden 20 Tage dienen zur Stabilisierung, jetzt werden
Kohlenhydrate verzehrt, aber der Stoffwechsel arbeitet nicht mehr in der
Ketogenese. Danach folgt man vier Monate der mediterranen Ernährungsweise, bis wieder 20 Tage lang eine Low-Carb-Diät ansteht. Auf diese Weise
könne man einen Jo-Jo-Effekt vermeiden. Allerdings sollten die Übergänge
zwischen den Diäten langsam und kontrolliert durchgeführt werden, am
besten unter ärztlicher Kontrolle.

Wer innerhalb einer Low-Carb-Diät nur Fleisch, Eier und Eiweiß-Shakes
zu sich nimmt, kann Herzprobleme entwickeln, wie eine Studie unter
der Leitung von Tanja Thorning an der Universität von Kopenhagen im
Jahr 2015 zeigte.[70] Insbesondere LDL-Cholesterin gilt als einer der größten
Risikofaktoren für Herzkrankheiten. Eine Metastudie aus dem Jahr 2006
zeigte gerade bei einer Low-Carb-Diät ein erhöhtes Risiko für den Anstieg
der LDL-Konzentration.[71] Auch eine im Jahr 2012 erschienene Langzeitstudie warnt vor den Risiken einer Low-Carb-Diät.[72] 15 Jahre lang wurden an der Universität von Uppsala Essverhalten und Erkrankungen von
43 396 Teilnehmerinnen dokumentiert. Die Autoren konnten eine direkte Verbindung zwischen Low-Carb-High-Protein-Diäten und Herz-Kreislauf-Erkrankungen feststellen.

Für eine 2018 veröffentlichte Studie werteten Forscher um Dr. Sara Seidelmann vom Brigham and Womens' Hospital in Boston Daten aus der
epidemiologischen ARIC-Studie (Atherosclerosis Risk in Communities)
zur Ernährung von über 15 000 Menschen zwischen 45 und 64 Jahren aus.
Die Zusammensetzung der täglichen Ernährung war zu Studienbeginn und
noch einmal sechs Jahre später abgefragt worden. In den folgenden 23 Jahren wurden dann die Sterberaten und Todesursachen aufgenommen. Das
Sterberisiko war bei Low-Carb-Ernährung im Vergleich erhöht, wenn die
Kohlenhydrate durch tierische Fette und Proteine ersetzt wurden, vor allem
mit viel Fleisch.[73] In einem Kommentar zu der Studie bewerten die Profes-

soren Andrew Mente und Salim Yusuf aus Hamilton in Kanada eine moderate Kohlenhydratzufuhr von etwa 50 Prozent des Energiebedarfs als gesundheitsförderlicher als eine sehr niedrige oder eine hohe Zufuhr.[74]

Kurzfristig kann eine Ernährung mit wenig Kohlenhydraten sinnvoll sein, um Gewicht zu verlieren, den Blutdruck zu senken und die Glukosekontrolle zu bessern. Das zeigte eine Studie von polnischen Forschern um Maciej Banach von der Universität in Lodz, die auf dem Europäischen Kardiologenkongress 2018 in München präsentiert wurde.[75] Nach einer langfristigen Low-Carb-Diät mit sehr wenigen Kohlenhydraten haben Menschen ein erhöhtes Risiko für einen vorzeitigen Tod, auch die Risiken für Herzerkrankungen, Schlaganfall und Krebs sind erhöht. Vermutlich spielt die niedrigere Einnahme von Ballaststoffen, bioaktiven Pflanzenstoffen sowie der erhöhte Konsum von tierischen Proteinen und gesättigten Fetten bei diesen Diäten eine Rolle.

Zu Beginn des 20. Jahrhunderts forderte der Mitbegründer des Johns Hopkins Hospitals Dr. William Osler in der damals führenden Ärztezeitschrift *Principles und Practice of Medicine* für Diabetiker eine zuckerarme Ernährung. Maximal 2 Prozent Kohlenhydrate sollten sie pro Tag aufnehmen. Dass sich Diabetes am besten durch eine reduzierte Kohlenhydratzufuhr heilen ließ, entsprang der Beobachtung eines genau hinsehenden Arztes, die erst heute Beachtung findet. Hintergrund war die Hypothese einer Kohlenhydratintoleranz – wir sprechen heute von einer Insulinintoleranz, da die Körperzellen bei entgleistem Stoffwechsel nicht mehr auf das blutzuckersenkende Hormon reagieren. Etwas früher hatte der Arzt Dr. William Banting in seinem Bestseller *Letter on Corpulence* beschrieben, welche Rolle Kohlenhydrate für die Fettleibigkeit spielten. Als der Kardiologe Dr. Robert **Atkins** 1972 seine Diätrevolution herausbrachte, die ebenfalls sofort ein Bestseller wurde, hatte er den Ansatz einer kohlenhydratarmen Ernährung an sich selbst ausprobiert. Dabei war er keineswegs der erste: Andere Kollegen von ihm hatten ebenfalls Bücher herausgebracht, in denen sie ihre Selbsterfahrungen beschrieben, wie sie mit einer kohlenhydratarmen und proteinreichen Kost abgenommen hatten. Dr. Irwin Stillmanns Buch *The Doctor's Quick Weight Loss Diet* verkaufte sich immerhin 2,5 Millionen Mal, da der Arzt mit der Abnehmmethode 22 Kilogramm abgespeckt hatte. Atkins erklärt in seinem Buch, dass die Einschränkung

der Kohlenhydrate für niedrige Insulinspiegel sorgen würde, was Hungergefühle dämpfe und zu guter Letzt dazu führe, dass man abnehmen würde. Das Prinzip war bis Mitte der 1980er-Jahre die Nummer 1 unter den
Diäten.

1973 griff das Lebensmittel- und Ernährungsgremium der American Medical Association Atkins und seine Theorien an. Beanstandet wurde der hohe Fettgehalt der Nahrung, der ihrer Ansicht nach Herzinfarkte und Schlaganfälle fördern würde. Trotzdem hatte Low Carb weiterhin
einen Lauf – und Atkins ebenso. 1992 und 1999 aktualisierte Atkins seinen Bestseller. Gleichzeitig erschien das Buch von Dr. Richard Bernstein,
der eine Klinik eröffnet hatte, in der Diabetiker kohlenhydratarme Kost erhielten. In der Wissenschaft hielt man die Ernährungsweise nach wie vor
für eine Mode. Die American Heart Association (AHA) propagierte eine
fettarme Ernährungsform, auch wenn diese wissenschaftlich nicht fundiert
war. Mitte der 2000er-Jahre erschienen dann neue Studien zu Low Carb, die
die Atkins-Diät dahingehend bestätigten, höhere kurzfristige Gewichtsverluste zu erzielen.

2007 erschien ein Vergleich von vier beliebten Diätmethoden (Atkins-
Diät – wenig Kohlenhydrate; Zone-Diät – ungesättigte Fettsäuren, komplexe Kohlenhydrate; Ornish-Diät – wenig Fett; LEARN-Diät – fettarm
und kohlenhydratreich). Dabei nahmen alle Teilnehmer im Laufe eines
Jahres mit Atkins am meisten ab (4,7 Kilogramm). Nach Atkins hingegen
stieg der HDL-Wert im Blut der Teilnehmer, dafür verbesserten sich die
Triglyzeride und der Blutdruck.[76] Die im Jahr 2008 in Israel konzipierte
DIRECT-Studie (Dietary Intervention Randomized Trial) bestätigte dies
beim Vergleich von Low Fat, Mittelmeer- und Atkins-Diät. Auch hier kam
heraus, dass Atkins anderen Methoden überlegen war, wenn man kurzfristig abnehmen wollte. Doch darin lag zugleich das Problem. Dr. Gary
Foster von der Temple University konnte nach zwei Jahren zeigen, dass
die Teilnehmer der DIRECT-Studie alle den Großteil der verlorenen Kilos wieder zugenommen hatten.[77] Die strengen Vorgaben der Atkins-Diät
führten dazu, dass 40 Prozent der Teilnehmer die Diät binnen eines Jahres
abbrachen. Trotzdem hat die Atkins-Diät nach wie vor ihre Fans. Eine im
Jahr 2014 veröffentlichte Metaanalyse verglich bekannte Diäten, darunter
auch wieder Atkins, die Weight Watchers, die South Beach-Diät und Ornish. Die Forscher der Stanford University stellten fest, dass man mit al-

len Diäten abnehmen könne. Für Abnehmwillige sei dies eine gute Nachricht, denn jeder könne sich aus der Vielzahl der Angebote genau die Diät herauspicken, die ihm am besten läge – womit man die größte Chance habe, sie auch durchzuhalten. Denn die beste Diät hilft nicht viel, wenn man nicht dranbleibt.[78] Laut einem Bericht der Zeitung *WELT* Anfang des Jahres 2018 folgt Atkins Instagram zufolge als zehntbeliebteste Diät ganz knapp dem Intervallfasten.

Ende der 1990er-Jahre entwickelten Kinderärzte der Medizinischen Fakultät der Harvard University (Boston, USA), der weltweit einflussreichsten Forschungsinstitution in Sachen Gesundheit, auf der Grundlage neuester wissenschaftlicher Erkenntnisse ein Ernährungskonzept zur Behandlung übergewichtiger Kinder mit Stoffwechselstörungen. Sie nannten es *Optimal Weight for Life Program (OWL)*. Damit sollten Kinder abnehmen, ohne zu hungern. Ihre Ernährungsempfehlungen setzten sie grafisch in einer Pyramide um.

In Deutschland wurde ein leicht modifiziertes Konzept vom Ökotrophologen Dr. Nicolai Worm in Absprache mit der Harvard University bekannt gemacht. Dr. Worm betrachtet diese Methode nicht nur als Diät, sondern als dauerhafte Ernährungsweise. Sie kann den meisten Menschen empfohlen werden; die größten positiven Effekte zeigte sie bei Übergewichtigen mit metabolischem Syndrom und/oder Typ-2-Diabetes sowie bei Übergewichtigen mit ungünstigem Blutfett- und/oder Blutzuckerprofil. Bei Gicht-Patienten wurde der Harnsäurespiegel stark gesenkt.

Im Jahr 2003 verfasste Dr. Worm einen Ratgeber zu seinen Ernährungsempfehlungen – die »LOGI-Methode« war geboren (»**Lo**w **G**lycemic and **I**nsulinemic Diet«, zu Deutsch: »eine Kost, die zu niedrigem Blutzucker- und Insulinspiegel führt«). Sie umfasste nun weit mehr als die Beachtung des glykämischen Index oder der glykämischen Last.

Wesentliche Aspekte und Ergebnisse der modernen Ernährungsforschung wie zu den Omega-3-Fettsäuren, dem Ballaststoffgehalt von Lebensmitteln, der Energie- und Nährstoffdichte, Hunger- und Sättigungsfaktoren und vieles mehr fanden darin Einzug. Damit stellte LOGI das komplexeste Ernährungskonzept für übergewichtige Menschen mit Stoffwechselstörungen dar, das jemals entwickelt wurde. Bis heute hat sich daran nichts geändert.

Charakteristisch für die Ernährung nach der LOGI-Methode ist eine niedrige Blutzuckerwirkung nach jeder Mahlzeit. Wer sich also nach dieser Methode ernährt, vermeidet starke Blutzuckerschwankungen und -spitzen, und auch der Insulinspiegel (siehe Seite 158) bleibt in der Folge relativ niedrig. Die Fettverbrennung läuft indessen auf Hochtouren.

Essen nach LOGI erinnert stark an die beliebte Mittelmeerkost: Auf dem Speiseplan stehen vor allem viel Gemüse, Salate, frische Früchte mit reichlich Ballaststoffen und gesunden Vitalstoffen sowie reichlich eiweißhaltige Nahrung wie Fleisch, Geflügel und Fisch, Milchprodukte und Nüsse sowie Hülsenfrüchte. Ebenfalls wichtig sind hochwertige Fette und Pflanzenöle. Dagegen werden Vollkornprodukte und Kartoffeln bewusst in kleinen Portionen empfohlen. Nicht verboten, aber keinesfalls empfohlen, sind Kohlenhydrate aus Getreideprodukten, wie etwa aus raffiniertem Mehl (Weißmehl) und Süßwaren (und zuckergesüßte Getränke). Auf diese Weise lernt man durch geschicktes Kombinieren und durch so wenig Verzicht wie möglich, gesund und genussreich zu essen.

Nach der Umstellung auf die kohlenhydratreduzierte LOGI-Ernährungsweise zeigen sich verbesserte Blutfettwerte. Eine Angst vor dem für so viele Diäten typischen Jo-Jo-Effekt ist unbegründet. Dem wird entgegengehalten, dass die Ernährungsweise den Bedürfnissen des Stoffwechsels und seinem biologischen Programm entgegenkommt. Mittlerweile empfehlen einige Diabetologen wie der ärztliche Leiter des medicums in Hamburg, Dr. Matthias Riedl, die LOGI-Methode. Ihm zufolge sei LOGI die ideale Ernährung für alle Menschen und besonders solche mit Prädiabetes (der Diabetes-Vorstufe), Typ-1- sowie Typ-2-Diabetes.

Unter dem Titel »**Flexi Carb**« modernisierte Dr. Nicolai Worm die LOGI-Methode nach dem aktuellen Forschungsstand zum Thema Low Carb High Fat. Herausgekommen ist eine mediterrane Ernährungsweise mit niedriger, an den persönlichen Bewegungslevel angepasster Kohlenhydratzufuhr bei gleichzeitiger Verbesserung der Kohlenhydratqualität. Das Flexi-Carb-Konzept berücksichtigt Stoffwechselgegebenheiten, den individuellen Lebensstil und vor allem die Bewegungsaktivität. Auch hier wird naturgemäß ohne Kalorienvorgaben gegessen.

2019 stand die **Flexitarier-Diät** im Ranking des Nachrichtenmagazins *U.S. News & World Report* auf dem dritten Platz nach der Mittelmeerdiät und

DASH. Für die Wortschöpfung wurden zwei Begriffe miteinander verbunden: flexibel und vegetarisch. Der Begriff wurde bereits vor zehn Jahren geprägt und entstammt dem Buchtitel *The Flexitarian Diet: The Mostly Vegetarian Way to Lose Weight, Be Healthier, Prevent Disease and Add Years to Your Life* der US-amerikanischen Ernährungsexpertin Dawn Jackson Blatner.

Das Prinzip der Diät, das sich auch als Ernährungsweise versteht, beruht darauf, dass man Fleisch nicht komplett von seinem Speiseplan streichen muss, um von den nachgewiesenen Gesundheitsbenefits einer vegetarischen Ernährungsweise zu profitieren. Indem man mehr pflanzliche Lebensmittel zu sich nimmt und weniger Fleisch, nimmt man nicht nur ab, sondern wird auch gesünder und minimiert das Risiko für Herzerkrankungen, Typ-2-Diabetes und Krebs.

Das entspricht den Ernährungsempfehlungen für US-Amerikaner, die 2010 veröffentlicht und seither immer wieder aktualisiert wurden. Sie beruhen auf der Studienlage zur mediterranen Ernährungsweise, federführend ist hier Linda van Horn, Professor für Präventivmedizin an der Northwestern University Feinberg School of Medicine und Vorstand des Beratungskommitees für die Ernährungsempfehlungen. Diese Richtlinien, die alle fünf Jahre von den U.S. Departments of Agriculture and Health and Human Services veröffentlicht werden, untersuchen auch immer die aktuellen Ernährungsgewohnheiten. Dabei zeigte sich beispielsweise, dass gesättigte Fette und Zucker dreimal so viel aufgenommen werden wie empfohlen; gleichzeitig werden nur 15 Prozent der empfohlenen Mengen an Ballaststoffen und 59 Prozent der empfohlenen Gemüsemenge aufgenommen, obwohl die Inhaltsstoffe für Stoffwechselprozesse benötigt werden. Es herrscht also gleichzeitig Überernährung bei Nährstoffunterversorgung.

In den zuletzt erschienenen Richtlinien ist daher als ausdrückliches Ziel formuliert, eine pflanzenbasierte Ernährungsweise zu fördern unter Betonung von Gemüse, Hülsenfrüchten, Obst, Getreide, Nüssen und Saaten, ergänzt durch Fisch und Meeresfrüchte sowie fettfreie und fettreduzierte Milchprodukte bei moderat verzehrten Mengen an magerem Fleisch, Geflügel und Eiern.[79]

Wer mehr Vollkornprodukte, Obst, Gemüse und Hülsenfrüchte isst, nimmt weniger zu als Menschen, die mehr tierische Produkte, Süßigkeiten, frittierte Lebensmittel und raffiniertes Getreide essen. Das ergab eine neue Untersuchung, die im Fachmagazin *American Journal of Clinical Nutrition* veröffentlicht wurde. Forscher aus Harvard untersuchten Daten aus drei großen Kohorten – Nurses' Health Study, Nurses' Health Study 2 und Health Professionals Follow-Up Study – mit insgesamt 126 982 erwachsenen Teilnehmern und einer Nachbeobachtungsdauer von mehr als 20 Jahren. Das Ergebnis: Die Teilnehmer, die mehr gesündere pflanzliche Lebensmittel aßen, nahmen im Laufe der Jahre weniger zu als diejenigen, die weniger gesunde Produkte und mehr tierische Produkte zu sich nahmen.[80]

Die Flexitarier-Diät hilft beim Abnehmen, indem man weniger Kalorien zu sich nimmt als Fleischesser. Man fühlt sich durch den Verzehr von Gemüse, Getreide, Hülsenfrüchten und Obst gut gesättigt. Mit diesem Kaloriendefizit und etwas Bewegung kann man abnehmen. Wie schnell das geht, ist individuell unterschiedlich.

Entwickelt wurde die Diät, deren Name aus der Abkürzung des glykämischen Index besteht, von der deutschen Ökotrophologin Marion Grillparzer. 2005 veröffentlichte sie dazu **Glyx-Diät**. Mit diesem Buch und zahlreichen weiteren Ratgebern erreichte sie 1,5 Millionen Leser im deutschsprachigen Raum. Bei der Diät, die eigentlich eine vollwertige Ernährungsweise ist, steht der Blutzuckerspiegel im Mittelpunkt, und die Kohlenhydrat-Insulin-Hypothese beschreibt, wie man dick wird. Nachweislich lassen Kohlenhydrate den Insulinspiegel stärker ansteigen als andere Nährstoffe, und am meisten tun dies kurzkettige Kohlenhydrate (raffinierter Zucker und Stärke). Das zeigte die INTERMAP-Beobachtungsstudie, die im Jahr 1995 startete. Sie vergleicht die Ernährungsgewohnheiten von Asiaten mit US-Amerikanern und Westeuropäern.[81] Es stellte sich heraus, dass die Menschen in China und Japan reichlich Kohlenhydrate konsumieren in Form von Reis. Doch trotz der hohen Kohlenhydratzufuhr blieb die Fettleibigkeitsrate in China und Japan bis vor Kurzem niedrig. Dies ändert sich momentan, da sich die Ernährung in Asien durch die Globalisierung der westlichen Lebensweise teilweise angleicht.

Als Problemfaktor wurde deshalb eine bestimmte Gruppe von Kohlenhydraten entlarvt: kurzkettige Zucker in Form von raffiniertem Zucker und Stärke aus Weizen. Bestätigt wurde dies durch Forschungen in Papua-Neuguinea, wo die Menschen vor allem von stärkereichem Gemüse leben, aber kaum übergewichtig werden. Auch auf Okinawa, eine der Langlebigkeitszonen der Erde, lebten die Menschen lange vor allem von unraffinierten Kohlenhydraten: Ihr Grundnahrungsmittel ist die Süßkartoffel. In beiden Populationen wurde allerdings deutlich weniger raffinierter Zucker verzehrt als in den USA und in Großbritannien.

Heute weiß man, dass die sogenannte Insulinresistenz die Folge eines jahrelangen zu hohen Zuckerkonsums ist. Sie unterstützt wiederum eine generelle Fettleibigkeit und befördert die Entstehung zahlreicher schwer behandelbarer Erkrankungen von Herz-Kreislauf-Beschwerden bis hin zu Krebs. Bei einem Dauerüberschuss an Zucker durch Essen und Trinken machen die Zellen irgendwann dicht, denn Insulin wirkt an den Zellen nach dem Schlüssel-Schloss-Prinzip (siehe Seite 24). Bei einem gesunden normalgewichtigen Menschen funktioniert das reibungslos. Insulin dockt an einem bestimmten Schloss an der Zelle (Rezeptor) an, schließt – vereinfacht gesagt – auf und sorgt dafür, dass die Nährstoffe in die Zelle wandern und hier zu Energie für alle Stoffwechselprozesse umgewandelt werden. Bei einer Überfütterung des Körpers mit Zucker machen die Zellen allerdings irgendwann dicht, da sie das zu hohe Glukoseaufkommen im Blut inklusive der Überproduktion an Insulin irgendwann nicht mehr bewältigen können. Diesen Zustand, eine Vorstufe für Typ-2-Diabetes und viele andere Krankheiten, nennt man Insulinresistenz. Ab jetzt ist der Fettabbau blockiert, da zu viel Insulin und Zucker im Blut fluten.

Um dies zu vermeiden und den Körper wieder ins Gleichgewicht zu bringen, isst man bei der Glyx-Diät vor allem Lebensmittel mit einem niedrigen glykämischen Index und vermeidet so Zucker- und Insulinüberladungen. Der Blutzucker steigt langsamer an, das hält länger satt und man kann automatisch längere Essenspausen einhalten. Wie viele Fette und Eiweiß in der Ernährung enthalten sind, ist zweitrangig. Auch bei der Glyx-Diät entfällt das Kalorienzählen.

Der glykämische Index klassifiziert kohlenhydrathaltige Lebensmittel nach ihrer blutzuckersteigernden Wirkung unter standardisierten Bedingungen bezogen auf die Zufuhr von 50 Gramm Kohlenhydraten. Das ist ein wissenschaftlicher Wert und für die Praxis kaum geeignet. Denn: 50 Gramm Glukose stecken zum Beispiel in 50 Gramm Traubenzucker. Das sind fünf Esslöffel Zucker – die Menge ist im Alltag schnell erreicht. Dies führt zu irritierenden Bewertungen von Lebensmitteln: 50 Gramm Glukose stecken in 960 Gramm Möhrenrohkost, in 950 Gramm Melone oder 600 Gramm Rote Bete. Diese Lebensmittel gelten also als Dickmacher. Nur: Wer kann schon so große Portionen verzehren? Andere Lebensmittel, die die Glyx-Diät als Schlankgaranten empfiehlt, werden in großen Portionen zum Dickmacher, zum Beispiel Vollkornbrot. Nach drei Scheiben Vollkornbrot strömt dreimal so viel Zucker ins Blut wie nach dem Verzehr einer Scheibe. Folgendes Prinzip steckt dahinter: Je rascher ein Zucker aufgenommen werden kann, desto höher ist der GI und desto höher fallen der Blutzucker- und der Insulinanstieg aus. Je langsamer ein Zucker verstoffwechselt wird, desto langsamer steigen der Blutzucker- und der Insulinspiegel an und desto länger hält auch das Sättigungsgefühl nach einer Mahlzeit an. Glukose wird am schnellsten vom Körper aufgenommen, also noch vor Fetten und Eiweiß, den anderen beiden Hauptnährstoffen. Sie erhöht den glykämischen Index rasch und führt zu einer starken Insulinreaktion. Der G-Index von Glukose ist deshalb gleich 100 gesetzt. Als ungünstig gilt ein GI von über 70, als mittelmäßig gelten GI-Werte zwischen 50 und 70, und als gut gilt ein GI von kleiner als 50.

Neuere Forschungsergebnisse zeigen allerdings, dass die GI-Werte bei einer Gewichtszu- und -abnahme eine geringere Rolle spielen als bisher angenommen. Denn entscheidend für den Blutzuckeranstieg nach dem Verzehr eines bestimmten Lebensmittels ist die Menge, die man pro Mahlzeit einnimmt. Je nach Zubereitung eines Lebensmittels kann sich auch der Glyx-Faktor stark verändern. So haben gekochte Möhren beispielsweise einen höheren GI als in roher Form. Zum anderen lässt sich der glykämische Index nur auf stark kohlenhydratbetonte Mahlzeiten anwenden. Werden gleichzeitig Fett und Eiweiß verzehrt, beispielsweise bei Schweinebraten mit Knödeln oder Nudeln mit Putengeschnetzeltem, verzögert sich der Stoffwechselprozess und damit auch der Zeitraum, wann eine Blutzuckerspitze nach dem Essen erreicht wird. Im Alltag ist der Glyx-Faktor daher wenig tauglich. Besser ist es, die glykämische Last zu beachten.

Es spricht nichts dagegen, eine halbe gebackene Kartoffel oder ein kleines Stück Baguette als Beilage zu einem Steak oder einem Fischfilet zu essen. Trotz hohem GI liefern sie nur wenige Kohlenhydrate. Wissenschaftler der Harvard University haben in den 1980er-Jahren ein nützlicheres Maß entwickelt: die glykämische Last (GL). Sie berücksichtigt neben dem glykämischen Index auch die Kohlenhydratmenge, dadurch lässt sie gefährliche Insulinlocker viel schneller erkennen. Sie wird auch nicht gemessen, sondern errechnet: Wenn der glykämische Index und der Kohlenhydratgehalt eines Lebensmittels bekannt sind, kann auch die glykämische Last berechnet werden.

SO BERECHNEN SIE DIE GLYKÄMISCHE LAST

$$\frac{(\text{Kohlenhydrate der Portion in Gramm x glykämischer Index})}{100}$$

Ein Beispiel: 100 Gramm Weißbrot (zwei Scheiben) enthalten 48 Gramm Kohlenhydrate. Der glykämische Index von Weißbrot ist 70. Daraus errechnet sich eine glykämische Last von 33,6 (48 x 70 geteilt durch 100) oder aufgerundet 34. Einen ähnlichen glykämischen Index hat die Wassermelone mit 72. Doch die Melone ist viel kohlenhydrat- und kalorienärmer als das Weißbrot. Deswegen ist ihre glykämische Last auch niedriger. Eine 150-Gramm-Portion enthält nur 7,5 Gramm Kohlenhydrate. Daraus ergibt sich eine glykämische Last von 5 (72 x 7,5 geteilt durch 100). Die Blutzucker- und Insulinwirkung von einer Portion Melone ist also nicht annähernd so hoch wie die Wirkung von zwei Scheiben Weißbrot. (Obwohl der glykämische Index der Melone sogar noch etwas höher ist!) Gleiches gilt für viele andere angebliche »Dickmacher«, zum Beispiel Möhren

Die Glyx-Diät zielt darauf ab, die Ernährung dauerhaft umzustellen. Die Studienlage hinsichtlich der Wirkung der Diät auf die Gesundheit ist nicht einheitlich. Während einige Untersuchungen zu dem Ergebnis kamen, dass sich Glukose- und Insulinstoffwechsel durch einen niedrigen GI/GL beeinflussen lassen, fanden andere Studien keinen derartigen positiven Effekt auf verschiedene Messgrößen im Stoffwechsel heraus.[82, 83]

Die **nordische Diät** ist eine einfache, aber effektive Kur, die auf eine geringe Reduktion des GI einiger Hauptnahrungsmittel in Kombination mit einer moderaten Steigerung des Eiweißverzehrs setzt. Sie erreichte im Ranking der *U.S. News 2019* Platz 3 bei den pflanzenbasierten Diäten nach der Mittelmeer- und der Flexitarier-Diät. Wie bei der Mittelmeerdiät (siehe Seite 104), mit der sie große Ähnlichkeiten hinsichtlich der Nährstoffzusammensetzung hat, ist keine Lebensmittelgruppe ausdrücklich verboten. Der Ernährungsplan der nordischen Diät ist eine vollwertige Reduktionsmethode mit einem allmählichen Gewichtsverlust von 0,9 bis 1,9 Kilogramm pro Woche je nach Ausgangsgewicht. Gleichzeitig schützt er wirksam vor einer Gewichtszunahme, die zum Beispiel auch mit einer hormonellen Umstellung beim Älterwerden einhergeht.

Auch bei der nordischen Diät hat Kochen und die Beschäftigung mit Lebensmitteln Priorität.

Eingeflossen in die nordische Diät sind die neuesten Erkenntnisse zum Thema Gewichtskontrolle. Für das Diät- und Langzeiternährungskonzept haben sich drei schwedische Wissenschaftler, alle Koryphäen in den Ernährungswissenschaften und Physiologie, zusammengetan: Jennie Brand-Miller von der Universität in Sydney gilt als GI-Expertin und forschte bezüglich der Wichtigkeit des GI für die Stabilisierung des Blutzuckerspiegels und die Förderung von Wohlbefinden und Gewichtsmanagement.

Arne Astrup von der Universität von Kopenhagen startete die bislang umfangreichste Studie zum glykämischen Index. In der DiOGenes-Studie (Kurz für engl.: *Diet, Obesity and Genes*)[84] wurden über sechs Monate hinweg mehr als 1000 übergewichtige Kinder und Erwachsene beobachtet. Sie zeigte, dass bereits eine geringe Reduktion des GI einiger Hauptnahrungsmittel in Kombination mit einer an das Körpergewicht angepassten Eiweißmenge eine Gewichtszunahme hemmen konnte.

Christian Bitz ist einer der führenden Gesundheitsberater Dänemarks. Bereits das erste Buch von Alstrup und Bitz zur DiOGenes-Studie inklusive zahlreicher Mahlzeitenpläne verkaufte sich im kleinen Dänemark über 250 000-mal.

Bei dieser Diät- und Ernährungsform nimmt man einen geringeren Anteil an Kohlenhydraten zu sich und einen mäßig erhöhten Eiweißanteil. Kohlenhydrate mit niedrigem GI werden ausdrücklich empfohlen. Es sei, so die Autoren, sogar besser, sie zu essen als sie zu streichen. Besonders wichtig ist die Reduktion von einfachem Zucker (fast alle verarbeiteten Fertigprodukte) und Stärke (Nudeln, Getreideprodukte, Reis, Kartoffeln). Erweitert wird bewusst um mehr Fett, da dieser Nährstoff für den Körper der gleichförmigste Energielieferant und Zellbaustoff ist. Eiweiß hingegen hat den stärksten Effekt auf bestimmte Sättigungshormone. In der DiOGenes-Studie, in der vier verschiedene Kostformen ausprobiert wurden, nahmen die Teilnehmer (Kinder wie Erwachsene) mit der Variante »viel Eiweiß/niedriger GI« am besten ab.

Eine allgemeingültige exakte Menge an Fett und Kohlenhydraten, die man bei der nordischen Diät täglich zu sich nehmen sollte, gibt es nicht. Lediglich eine einfache Formel zur Verteilung der Lebensmittel pro Mahlzeit wird empfohlen (Tellerprinzip).

Die nordische Diät orientiert sich bezüglich ihrer Lebensmittel an der Mittelmeerkost, ersetzt diese aber durch typische regionale Nahrungsmittel wie Fisch, Beeren, Äpfel, Birnen, Kohlgemüse, Wurzelgemüse, Kartoffeln und zum Beispiel Vollkorngetreide. Diese regional typischen Lebensmittel erleichtern es, die Ernährungsweise durchzuhalten, da man sich nicht an zu viele neue gewöhnen muss (siehe Mere-Exposure-Effect auf Seite 17). Wissenschaftliche Studien, die die gesundheitlichen Werte der nordischen Ernährung mit der mediterranen vergleichen, stehen aus.

DIE DEUTSCHE ALTERNATIVE ZUR MITTELMEERDIÄT

Der Gedanke einer regional angepassten Mittelmeerkost veranlasste Wissenschaftler am Institut für Ernährungspsychologie an der Universitätsmedizin Göttingen, nachzuforschen, ob sich der mediterrane Speiseplan auch an deutsche Verhältnisse anpassen lässt. Sie konzipierten einen 1300-Kilokalorien-Ernährungsplan für eine Abnehmgruppe und setzten statt Olivenöl Rapsöl ein. Mandeln, Haselnüsse und Pinienkerne wurden ersetzt durch Omega-3-reiche Walnüsse. Die Teilnehmer der eingedeutschten pflanzenbasierten Kost nahmen in zwölf Wochen rund 5 Kilogramm ab und zeigten verbesserte Blutfettwerte. Institutsleiter Thomas Ellrott vermutet daher, dass diese veränderte Mittelmeerkost die gesündere Alternative zur durchschnittlichen Normalkost sei.[85]

Auch jüngere Studien weisen darauf hin, dass das Prinzip geeignet ist, um langfristig abzunehmen und sein Gewicht zu halten: Finnische Forscher untersuchten in einer über sieben Jahre laufenden Studie mit über

5000 Teilnehmern, ob es sich günstig auf das Gewicht auswirkt, wenn sich Menschen nach der nordischen Diät ernähren. Bereits bekannt ist, dass die nordische Diät einen guten Einfluss auf die Herzgesundheit hat. Die 2018 veröffentlichte Studie konnte zudem belegen, dass diese Ernährungsform das Körpergewicht der Studienteilnehmer günstig beeinflusste. So nahmen Personen, die sich nach der nordischen Diät ernährten, langfristig ab; andere hielten ihr Gewicht.[86]

David Kirsch, Personal Trainer vieler Stars, Gründer des Madison Square Clubs und Autor des Buches *Die ultimative New-York-Diät* verspricht mit seiner Methode, dass bereits in den ersten zwei Wochen bis zu 6 Kilo abgenommen werden können.

Mit Fitnesstraining, Ernährungsprogramm und viel Motivation soll der Plan für ein ganz neues Lebensgefühl sorgen. Das Konzept stimmt er ganz auf das Hochleistungstempo des modernen Menschen ab: Rasche Erfolge sind gefragt, der Traumkörper soll am liebsten sofort sichtbar sein. Kirsch verspricht den Lohn immerhin in nur 14 Tagen. Das ist praktisch, wenn man für eine Victoria's-Secret-Show laufen muss, für ein Fotoshooting den perfekten After-Baby-Body braucht oder kurz vor dem Dreh eines potenziellen Blockbusters steht. Der **New York Body Plan** ist deshalb das Erfolgskonzept von Topmodels, Filmstars und solchen, die es ihnen gleichtun wollen.

Das Konzept basiert auf einem Drei-Phasen-Programm, das insgesamt acht Wochen andauert. Innerhalb dieser acht Wochen sollte man täglich fünf Mahlzeiten, bestehend aus drei Hauptmahlzeiten und zwei Snacks zu sich nehmen. Für den idealen Fettstoffwechsel sollten diese Mahlzeiten immer um 7, 10, 13, 16 und 19 Uhr stattfinden.

Die Ernährung selbst basiert auf den Grundsätzen von Low Carb, also einer extrem kohlenhydratreduzierten Ernährungsweise, kombiniert mit eiweißreichen Produkten und einem zusätzlichen weitgehenden Verzicht auf Fette. Der Kalorienverbrauch wird gesenkt, zwei Mahlzeiten werden durch Protein-Shakes ersetzt. Exakt zwei Wochen lang gibt es keine Brot- und Milchprodukte, keine Süßigkeiten, keinen Alkohol, keine Früchte und keine stärkehaltigen Lebensmittel.

Kombiniert wird die Diät mit einem fordernden Trainingsprogramm. Pro Tag stehen zwei Trainingseinheiten auf dem Programm. In zwei Wochen soll so eine Gewichtsabnahme von bis zu 6 Kilogramm Fettmasse möglich sein, bei bestmöglichem Aufbau und Erhalt der Muskelmasse.

Für die Zeit nach dem Zwei-Wochen-Plan bietet Kirsch eine gemäßigte Low-Carb-Diät an, die auch eine komplette Wunschmahlzeit pro Woche vorsieht – kleine Sünden inklusive.

Die aktuellste Form nennt Kirsch den »Ultimativen New York Body Plan«. Hier fließen medizinische Erkenntnisse ein über die Rolle von Kohlenhydraten und Insulin bei der Gewichtszu- und abnahme sowie die Funktion gesunder, ungesättigter Fette beim Abnehmen. Weiterhin wird auf die Rolle von Ballaststoffen (in Form von Gemüse und Hülsenfrüchten) und die richtige Darreichungsform von Proteinen in Form von fettarmem Fleisch (»alles, was fliegen oder schwimmen kann«) eingegangen. Proteine sind vor allem wichtig, da sie den Blutzuckerspiegel und die Insulinreaktion langsamer ansteigen und ausfallen lassen, weil Proteine Muskelzellen erhalten und länger sättigen als Kohlenhydrate.

Da die 14 Tage der ersten Diätphase eine harte Schule darstellen, bleibt man laut Kirsch motiviert, weiter an seinem Traumkörper zu arbeiten, da man den erreichten Erfolg nicht einfach verspielen will.

2019 bekam die **Ketogene Diät** beim Ranking des *U.S. News & World Report* den zweiten Platz bei den besten Diäten für einen schnellen Gewichtsverlust (Best Fast Weight Loss-Diets). Diese Form einer Low-Carb-Diät zeichnet sich durch eine extrem kohlenhydratarme und dafür sehr fettreiche Ernährungsweise aus. Sie ist also mehr No Carb als Low Carb und wird auch als Low-Carb-High-Fat-Diät bezeichnet (LCHF). Sie ist definiert mit weniger als 50 Gramm Kohlenhydraten pro Tag und gleichzeitig 70 bis 75 Prozent der insgesamt aufgenommenen Energie aus Fett. Beide Faktoren (die Kohlenhydratreduktion und die erhöhte Fettmenge) sind entscheidend, damit die Leber Ketonkörper als Ersatzenergiequelle für die reduzierte Kohlenhydrataufnahme bildet. Der Körper verbrennt dabei mehr Fett.

Die ketogene Diät wird seit etwa 100 Jahren zur Therapie von Epilepsie im Kindes- und Jugendalter eingesetzt. 1911 veröffentlichten die französischen Ärzte Guillaume Guelpa und Auguste Marie eine wissenschaftliche Arbeit über die Wirkung des Nahrungsverzichts, also des Fastens, bei

Epilepsie: »*La lutte contre l'épilepsie par la désintoxication et par la rééduca-tion alimentaire*« (zu Deutsch: »Der Kampf gegen die Epilepsie durch Ent-giftung/Entzug und Ernährungsumerziehung«). Da man nicht unendlich fasten kann und die Anfälle sich bei den Patienten wiederholten, sobald sie wieder aßen, suchte man nach einer Methode, mit der die biochemi-schen Effekte des Fastens nachgeahmt werden konnten, ohne komplett auf Nahrung verzichten zu müssen. 1921 führte der amerikanische Arzt Rus-sell Wilder an der Mayo-Klinik in Minnesota zum ersten Mal eine ketogene Diät an Patienten im Kindes- und Jugendalter durch. Er prägte den Begriff »Ketogene Diät« (engl. *ketogenic diet*). Diese Diät führte ebenso wie das Fasten zu einer Anfallsreduktion. Ihr Vorteil war, dass sie die Versorgung des Patienten mit Energie und Nährstoffen möglich machte. Mit der Ent-wicklung von Medikamenten gegen Epilepsie trat die ketogene Diät zuneh-mend in den Hintergrund.

Seit Mitte der 1990er-Jahre ist das Interesse an der Keto-Diät wieder ge-stiegen, wie die Vielzahl neuerer Studien seit der Jahrtausendwende zeigt. Denn mit einer ketogenen Ernährung kann man bis zu 3 Kilogramm pro Woche verlieren. Einige Studien konnten zeigen, dass die ketogene Diät einer fettarmen Diät deutlich überlegen ist ebenso wie einer reinen Low-Carb-Diät.[87] Zudem müssen bei dieser Diät keine Kalorien gezählt werden. Eine Untersuchung ergab, dass Studienteilnehmer mit einer ketogenen Er-nährungsweise mehr als doppelt so viel Gewicht verloren wie die Gruppe, die nach einem kalorienreduzierten Low-Fat-Prinzip aß.[88] Das hängt auch damit zusammen, dass der Körper stark entwässert: Denn der Körper baut dabei seine Glukosespeicher ab. Die Zuckerspeicher binden Körperwasser im Verhältnis von einem Teil Glykogen zu vier Teilen Wasser. Ein Erwach-sener hat beispielsweise etwa 400 Gramm Glykogen gespeichert – die baut er durch die ketogene Diät ab und verliert damit dieses Gewicht plus das des gebundenen Wassers, also rund 2 Kilogramm.

SO KOMMT DER KÖRPER IN DIE KETOSE

Hält man die Low-Carb-Zufuhr weiterhin einige Tage auf niedrigem Level, schaltet der Körper komplett in den Hungerstoffwechsel um: Jetzt stellt er Ketonkörper her, die von den Organen und insbesondere vom Gehirn als Energielieferant genutzt werden können – als Ersatzstoff für die fehlende Glukose. Der Körper befindet sich jetzt in der Ketogenese, landläufig Ketose. Ihr Vorteil besteht darin, dass »deutlich weniger Muskeln abgebaut werden als beim Abnehmen mit üblicher Stoffwechsellage«, betont Prof. Dr. Nicolai Worm, der Low Carb in Deutschland populär gemacht hat.

Dass dieser Prozess so reibungslos ablaufen kann, liegt daran, dass zwei Hormone hierbei eine zentrale Rolle spielen: Glukagon hilft bei der Auflösung des Fettgewebes. Das kann es allerdings nur, wenn der Insulinspiegel flach bleibt. Und das ist gewährleistet, wenn man kaum oder keinen Zucker in der Nahrung hat. Isst man hingegen etwas Zuckerhaltiges, so sorgt das Insulin dafür, dass die gewonnene Glukose schnell in die Körperzellen zur Energiegewinnung wandert oder in die Glykogen- oder Fettspeicher eingebaut wird. Hohe Insulinspiegel blockieren also den Fettabbau, niedrige fördern ihn indirekt, indem Glukagon wirken kann. Dieses hat zudem den Vorteil, dass es das Wachstumshormon Ghrelin hemmt, das normalerweise appetitanregend wirkt. Allerdings ist die Wirkung individuell unterschiedlich. Durch die Stoffwechselumstellung kann der Mangel an Kohlenhydraten nahezu völlig ausgeglichen werden.

Ein weiterer großer Vorteil dieser Ernährungsweise scheint das In-Schach-Halten des Jo-Jo-Effekts zu sein. Normalerweise sinkt der Grundumsatz nach einer Gewichtsabnahme, was den Jo-Jo-Effekt triggert. Unter Low Carb lässt sich dieser nachteilige Anpassungsvorgang des Stoffwechsels besser ausbremsen. Sollten Langzeitdaten bestätigen, dass infolgedessen eine Gewichtsreduktion dauerhaft stabil bliebe, wäre dies ein entscheidender Vorteil gegenüber den vielen Diäten, bei denen ein Jo-Jo-Effekt unausweichlich ist.

Als vorteilhaft hat sich die Keto-Diät als begleitende Maßnahme der klassischen Therapien bei einigen Krankheiten gezeigt. Verschiedene Studien zeigen, dass vor allem eine vegetarische ketogene Ernährungsweise etwa bei Alzheimer Abbauprozesse bremsen kann. Denn wer sich extrem kohlenhydratarm ernährt, könnte auf diese Weise Entzündungsreaktionen im Gehirn reduzieren.[89] Auch übergewichtige Typ-2-Diabetiker profitieren, da sie erfolgreich abnehmen, sich die Insulinempfindlichkeit verbessert und durch die Ernährungsweise keine extremen Blutzuckerspitzen erreicht werden.[90] Australische Forscher konnten in einer vor Kurzem erschienenen, kleinen Studie zudem zeigen, dass Patienten mit Typ-1-Diabetes, die nur sehr wenig Kohlenhydrate am Tag verzehrten, einen sehr gut eingestellten Langzeitblutzuckerwert aufwiesen.[91] Bis hierzu randomisierte klinische Studien vorliegen, sollten Ernährungsumstellungen laut den Autoren nur unter Aufsicht eines behandelnden Arztes geschehen.

Eiweiß spielt als Nährstoff bei der ketogenen Diät ebenfalls eine große Rolle. Die ketogene Ratio beträgt bezüglich des Verhältnisses von Fett und Proteinen zwischen 3:1 und 4:1 (70 bis 80 Prozent aus Fetten und rund 20 bis 30 Prozent aus Eiweiß). Zwar liefert jedes Gramm Eiweiß aus Hülsenfrüchten, Milchprodukten, Fleisch und Fisch genauso viele Kalorien wie Kohlenhydrate. Der Körper muss allerdings deutlich mehr Einsatz zeigen, um es zu verarbeiten. Dabei wird ein Teil der aufgenommenen Kalorien gleich wieder verbraucht. Regelmäßig Eiweiß auf dem Teller hilft also beim Kaloriensparen: Der Spareffekt kann bis zu 100 oder gar 200 Kilokalorien pro Tag je nach Körpermasse betragen. So lassen sich in einem halben Jahr etwa 2 bis 4 Kilogramm Fett einschmelzen.

Woran liegt das? Beim Ab- und Umbau von Eiweiß aus der Nahrung erwärmt sich der Körper. Die Wärme wird nach außen abgegeben und zieht nicht mehr in die Kalorienbilanz mit ein. Und: Ausreichend Eiweiß in der Nahrung hilft – neben regelmäßiger Bewegung –, beim Abnehmen die Muskulatur zu erhalten. Das ist wichtig. Denn die Muskeln sind die wichtigsten Verbündete beim Abnehmen. Jedes Pfund Muskulatur verbraucht rund um die Uhr zusätzliche Energie, selbst im Ruhezustand.

Doch Eiweiß kann noch viel mehr: Ebenso wie die Fette hat es im Körper eine Sonderfunktion: Eiweiß aus pflanzlichen Quellen (zum Beispiel aus Getreide, Soja und Hülsenfrüchten) oder tierischen Quellen (zum Beispiel aus Milchprodukten, Fleisch und Fisch) liefert Eiweißbausteine (Aminosäuren). Diese brauchen wir unbedingt, da nur unter ihrer Mitwirkung der Aufbau von körpereigenem Eiweiß (zum Beispiel Muskeln) möglich ist. Sie sind unentbehrlich als Bau- und Reparaturstoff der Körperzellen und an vielen Stoffwechselvorgängen beteiligt.

Außerdem besteht der menschliche Körper zu 15 bis 20 Prozent aus Eiweiß, das ständigen Ab- und Aufbauprozessen unterworfen ist. Denn Eiweiß ist nicht nur der Grundbaustoff für alle gesunden Zellen, sondern wird vor allem bei starken körperlichen wie auch geistig-seelischen Belastungen verbraucht.

Dabei hat es ähnlich wie die Fette diverse Sonderaufgaben im Programm: die Herstellung von verdauungsanregenden Enzymen, Hormonen (zum

Beispiel Glukagon und Insulin), Antikörpern für das Immunsystem, Blutkörperchen, Faktoren für die Blutgerinnung sowie Zellen, Muskeln, Haut und Haaren. Außerdem enthält Eiweiß lebensnotwendige Stickstoff- und Schwefelatome. Aus all diesen Gründen sollte Eiweiß also regelmäßig in der Nahrung vorkommen. Denn der Körper kann kaum Eiweiß speichern.

Der Eiweißbedarf eines gesunden Menschen liegt laut Empfehlungen von Ernährungsmedizinern wie Prof. Dr. Andreas Pfeiffer vom Deutschen Institut für Ernährungsforschung an der Berliner Charité bei rund 1 Gramm pro Kilogramm Körpergewicht. Die Tagesmenge verteilen wir auf drei Mahlzeiten. Somit ergibt sich beispielsweise für eine Frau mit einem Gewicht von 70 Kilogramm eine Eiweißration von 23 Gramm pro Mahlzeit. Wer viel (Kraft-)Sport macht, kann auch mehr zu sich nehmen. Aber Achtung: Zu viel Eiweiß macht dick, das entspricht bei Frauen im Schnitt etwa 120 Gramm und bei Männern 140 Gramm Eiweiß pro Tag. Zu viele zusätzliche Aminosäuren werden im Körper zu Glukose umgewandelt, erhöhen so den Insulinspiegel und senken somit die Ketose und unterdrücken die Fettverwertung.

Empfehlenswert ist eine gute Kombination an tierischen und pflanzlichen Eiweißen. Proteine aus Fleisch, Fisch, Milch und Milchprodukten besitzen eine höhere biologische Wertigkeit, da sie in ihrer Struktur sehr dem menschlichen Eiweiß ähneln. Bei pflanzlichen Eiweißlieferanten sind innerhalb der ketogenen Diät wie auch bei anderen Low-Carb-Diäten nur kleinere Mengen an grünen Bohnen und Erbsen erlaubt, da Hülsenfrüchte generell recht viele Kohlenhydrate im Gepäck haben.

Anstatt große Portionen an Fleisch oder anderen eiweißreichen Lebensmitteln zu konsumieren, sollten lieber kleine bis mittlere Portionen kombiniert mit großzügigen Portionen von Fett aus gesunden Quellen (zum Beispiel Olivenöl) gegessen werden. Zusätzlich sollte immer Gemüse verzehrt werden, vor allem Sorten wie Blattsalat, Gurke, Zucchini und Paprika. Guter Nebeneffekt: Die Mineralsalze und Ballaststoffe in Gemüse beugen einer Verstopfung vor.

Bei allen Diäten, die auf Low Carb und High Fat setzen, werden viele gesättigte und einfache ungesättigte Fettsäuren empfohlen (mehr zu Fetten, siehe Seite 113). Die stecken beispielsweise in Kokosöl, MCT-Öl, kaltgepresstem nativen Olivenöl und Butter. Vor allem mittelkettige Fettsäuren (MCT = medium chain glyzerides; Abkürzung für Fettsäuren von mittlerer Kettenlänge), die 10 Prozent weniger Kalorien haben als langkettige Fettsäuren und nicht in den Fettzellen gespeichert werden, erleben einen regelrechten Hype in Blogs und verschiedenen Medien.[92] Der Grund: Sie sollen den Energieverbrauch des Körpers erhöhen und werden nach der Aufnahme zügig abgebaut. Neben Kokosöl stecken sie in Butter und Palmöl.

In einigen Studien wurden auch günstige Effekte der MCTs auf Gewichtsverlust, Fettmasseanteil, Hunger oder auch die Bildung von Ketonkörpern beobachtet. Als Wundermittel zum Abnehmen scheinen mittelkettige Fettsäuren langfristig trotzdem nicht geeignet, bei einigen Krankheiten scheint ihr Einsatz allerdings gerechtfertigt zu sein.[93, 94]

Zwar wurde in Studien beobachtet, dass Versuchsgruppen mit MCTs bei energiereduzierter Kost mehr Gewicht verloren und länger satt waren. Andere Versuche bestätigten diese Ergebnisse wiederum nicht. Auch sparen 50 Gramm MCTs statt normaler Speisefette gerade mal 50 Kilokalorien ein. Inwieweit dies das Abnehmen erleichtert, bleibt fraglich. Die Fachgesellschaft für Ernährungstherapie und Prävention hält daher eine gezielte Zufuhr von MCTs bei Übergewicht und Adipositas nur für eingeschränkt bis nicht empfehlenswert.

Vor 15 Jahren entwickelte der US-amerikanische Herzspezialist Dr. Arthur Agatston eine Diät für seine Patienten zur Senkung ihrer Cholesterin- und Insulinwerte. Benannt wurde sie nach einem Stadtteil von Miami. Dabei stützte sich Agatston auf einen Kalzium-Score zur Risikoabschätzung von Herz-Kreislauf-Erkrankungen: In den Koronararterien wird der Verkalkungsgrad gemessen (Agatston-Score), um kardiovaskulären Beschwerden vorzubeugen. Basis war die Atkins-Diät, die er modifizierte und in seinem Buch *Die South Beach Diät* veröffentlichte. Aus medizinischer Sicht ist diese Form der Prävention zielführend. Vergleichende Untersuchungen an der Universität Toronto unternahm die Ernährungsforscherin Mahshid Dehghan vom Population Health Research Institute an der McMaster University. Sie wurden 2012 im Fachmagazin *Circulation* publiziert und zeigten deutlich, dass bei kardiovaskulären Erkrankungen eine herzgesunde Ernährungsweise eine Medikation übertrifft.[95] Das Konzept der **South-Beach-Diät** ist immer noch en vogue – denn der Ernährungsplan entspricht den aktuellen Diättrends. Die Idee dahinter ist – wie bei allen High-Protein-Low-Carb-Ernährungskonzepten (bei denen keine Kalorien gezählt werden): Der Blutzucker soll auf einem konstant stabilen Level gehalten werden, um die Insulinreaktion zu normalisieren – und so sollen Heißhungerattacken vermieden werden. Das funktioniert durch Lebensmittel mit einem niedrigen glykämischen Index, ähnlich wie bei der Glyx-Diät (siehe Seite 181).

Mit der South-Beach-Diät kann man seinen Stoffwechsel neu schulen, auf diese Weise die Fettverbrennung anregen und in 14 Tagen bis zu 4 Kilo abnehmen. Damit das funktioniert, ist die Diät in drei Phasen unterteilt, in denen man von einer fast kompletten Kohlenhydratereduktion zu Beginn gegen Ende wieder alle Lebensmittel zu sich nehmen darf. In Phase 1 wird der Blutzuckerspiegel entwöhnt und stabilisiert; in Phase 2 nimmt man langsam an Gewicht ab; und in Phase 3 hält man sein Gewicht. So kann sich der Körper an die neue Kostform gewöhnen. Denn Ziel ist eine komplette Ernährungsumstellung, die auf Zucker, ungünstige schnelle Kohlenhydrate und ungesunde Fette verzichtet. Nur so sinkt das Risiko für einen Jo-Jo-Effekt. Insgesamt dauert die Diät 21 Tage. So lange braucht das Gehirn laut Agatston, um sich an die neue Ernährungsweise zu gewöhnen.

Eine andere kalorienreduzierte Low-Carb-Low-Fat-Diät, bei der auch viel Eiweiß verzehrt wird, beruht auf einem Konzept des Kardiologen Dr. Herman Tarnower und wurde Ende der 1970er-Jahre entwickelt: die **Scarsdale-Diät**. In 14 Tagen soll man mit diesem Diät-Urgestein 20 Pfund abnehmen, so lautete der Untertitel der deutschen Ausgabe und das Versprechen des Autors. Tarnower war der Ansicht, dass eine Diät vor allem schnelle Erfolge erzielen müsste, um erfolgreich zu sein. Dazu bietet die Diät feste Essenspläne, damit man währenddessen nicht mehr ans Essen denkt als unbedingt notwendig. Kohlenhydrate und Fette werden zu diesem Zweck massiv reduziert. Außerdem sollte laut Tarnower eine Diät so gestaltet sein, dass die zugrunde liegende Ernährungsweise gesund und für die lebenslange Ernährung geeignet ist. Die richtige Zusammenstellung der Diät soll auch dafür sorgen, dass es keinen Jo-Jo-Effekt gibt. Der schnelle Gewichtsverlust ist für viele Menschen bis heute der entscheidende Anreiz bei dieser

Abnehmmethode – und das, obwohl man mittlerweile weiß, dass man nach einer solchen Gewichtsabnahme garantiert mit dem Jo-Jo-Effekt rechnen kann. Langzeiterfolge sind mit dieser Diätform kaum gegeben.

Anders verhält es sich zunächst mit einer an kurzkettigen Kohlenhydraten reduzierten Kost, der sogenannten **FODMAP-reduzierten Diät**. Mit ihr ließen sich in einer australischen Studie Symptome bei Reizdarmpatienten deutlich lindern. Die Diät wurde entworfen von einem Forscherteam um Emma P. Halmos an der Monash University in Australien.[96]

Hinter der Abkürzung FODMAP verbergen sich die Nährstoffe, die für die typischen Symptome eines Reizdarms sorgen: fermentierbare Oligo-, Di- und Monosaccharide sowie Polyole, zu Deutsch: vergärbare Kohlenhydrate und Zuckeralkohole. Dazu gehören Fruktose (Fruchtzucker), Fruktane (Weizen, Zwiebeln, Knoblauch), Laktose (Milchzucker), Galaktane (Bohnen, Linsen, Soja), die Zuckeraustauschstoffe Xylit, Sorbit und Maltit sowie Steinobst (wie Avocado, Aprikose, Kirsche, Nektarine, Pfirsich und Pflaume). Alle werden durch Darmbakterien schnell verwertet, da es sich hierbei in ihrer Grundstruktur um kurzkettige Kohlenhydrate handelt. Deshalb machen sich auch relativ schnell schmerzhafte Magen-Darm-Beschwerden, Völlegefühle und Blähungen bemerkbar.

Eine FODMAP-Reduktion hilft nicht nur nachweislich bei diversen Reizdarmproblemen, sondern auch bei chronisch-entzündlichen Darmerkrankungen, bei Sodbrennen, unterschiedlichen Formen der Weizenunverträglichkeit oder sogar Beschwerden bei einer laktose- oder fruktosearmen Ernährung (bei entsprechenden Intoleranzen).

Allerdings lässt sich mit einer FODMAP-Diät nicht nur der Darm sanieren, sondern man nimmt auch effektiv ab. Im Rahmen einer achtwöchigen Untersuchung nahmen alle Teilnehmer im Durchschnitt 4,3 Kilogramm ab.[97] Dazu muss man keine Kalorien zählen, sondern verzichtet einige Zeit auf FODMAP-haltige Nahrungsmittel. Doch auch, wenn sich die FODMAP-Diät zum Abnehmen eignet, da man unter anderem auf zuckerhaltige Lebensmittel und Alkohol verzichtet: In erster Linie dient diese Kur dazu, bei Darmproblemen zu helfen. Darüber hinaus lassen sich anhand der Diät oft bestimmte Nahrungsmittelunverträglichkeiten leichter feststellen. Ob die Gewichtsabnahme aufgrund des Austauschs FODMAP-reicher durch FODMAP-armer Lebensmittel erfolgt und ob allein die Reduktion der insbesondere (frucht)zuckerreichen Lebensmittel diesen Gewichtsverlust ermöglicht, bleibt zu untersuchen.

Eiweißdiäten, gleichermaßen bekannt als High-Protein-Diäten, gelten als besonders effektive Ernährungsweise, wenn man schnell abnehmen, dauerhaft schlank bleiben oder Muskeln aufbauen will. Bei der eiweißreichen Ernährung isst man vor allem proteinreiche Lebensmittel aus Pflanzen oder tierischer Herkunft, zugleich wird die Menge an Kohlenhydraten reduziert. Daher gehört jede sogenannte Eiweißdiät im weitesten Sinn auch zu den Low-Carb-Diäten. Auch Vegetarier oder Veganer können von High-Protein-Diäten profitieren. Eine reine Eiweißdiät sollte nicht über einen längeren Zeitraum durchgeführt werden. Als Dauerernährung ist sie nur geeignet, wenn auch Ballaststoffe und langsame Kohlenhydrate auf dem Speiseplan stehen.

Die folgenden Empfehlungen gelten für alle Eiweißdiäten:

- viel trinken, am besten Wasser und ungesüßte Kräutertees
- mageres Fleisch bevorzugen
- regelmäßig Fisch essen
- Eier essen – am besten ohne Eigelb wegen des Fettgehalts
- Milch und Milchprodukte konsumieren, wobei man fettarme Sorten wie 1,5-prozentigem Joghurt und Milch oder Magerquark den Vorzug geben sollte
- frisches Gemüse essen, roh oder bissfest gegart
- Hülsenfrüchte (vor allem Sojabohnen und Sojaprodukte wie Tofu sowie Lupinen) zu sich nehmen
- kleine Mengen an Getreide und Getreideprodukten essen, insbesondere Haferflocken, Roggen, Gerste und Reis
- Mahlzeiten gelegentlich durch Gemüse-Smoothies ersetzen
- Nüsse und Samen regelmäßig verzehren
- zuckerarme Obstsorten wie Beeren- und Kokosobst, Papaya, Aprikosen, Pfirsich, Mandarinen, Orangen, Erdbeeren bevorzugen
- mit Eiweiß-Shakes gelegentlich Mahlzeiten ersetzen (zum Beispiel abends oder nach dem Training)

Vermeiden sollte man dagegen folgende Nahrungsmittel:

- Alkohol
- fettiges Fleisch und vor allem Wurst und Aufschnitt
- Sahne, Milch, Joghurt und Käse mit hohem Fettanteil
- Weißmehlprodukte
- Zuckerquellen, wie raffinierter Haushaltszucker, Glukosesirup, Glukose-Fruktose-Sirup
- Softdrinks und Obstsäfte
- Fastfood und Fertiggerichte
- zuckerreiche Obstsorten wie Mangos, Kirschen, Äpfel, Weintrauben, Datteln

Das Hauptmerkmal der von dem französischen Ernährungsmediziner Pierre Dukan entwickelten Abnehmmethode ist also ein sehr hoher Anteil von eiweißreichen Lebensmitteln. Kohlenhydrate und Fette werden dagegen fast komplett eingespart. Sie hat durchaus Ähnlichkeiten mit der Atkins-Diät.

Ebenso wie die Fette hat das Eiweiß in unserem Stoffwechsel eine Sonderfunktion. Eiweiß aus pflanzlichen oder tierischen Quellen liefert essenzielle Eiweißbausteine (Aminosäuren) sowie nicht essenzielle Eiweißbausteine. Essenzielle Aminosäuren sind deshalb in unserer Nahrung unverzichtbar, da nur aus ihnen der Aufbau von körpereigenem Eiweiß möglich ist. Sie sind unentbehrlich als Bau- und Reparaturstoff der Körperzellen und auf verschiedene Art und Weise an zahlreichen Stoffwechselvorgängen beteiligt. Zudem sind sie unter anderem Bestandteile von Hormonen, Enzymen und Antikörpern. Die nicht essenziellen Aminosäuren kann unser Körper bei Bedarf selbst herstellen. Es gibt 20 Aminosäuren. Mehr als die Hälfte davon sind lebensnotwendig. Die elf essenziellen heißen: Leucin, Isoleucin, Lysin, Methionin, Phenylalanin, Threonin, Tryptophan, Tyrosin, Valin, Arginin, Histidin.

Das Eiweiß aus tierischen Lebensmitteln wie Fleisch, Fisch, Milch und Milchprodukten besitzt eine höhere biologische Wertigkeit. Diese Nahrungsmittel liefern die essenziellen Aminosäuren in einer günstigeren Zusammensetzung als die meisten pflanzlichen Eiweißbausteine. Eine Ausnahme sind Hanfsamen: Sie weisen nicht nur einen besonders hohen Anteil wertvoller essenzieller Fettsäuren, insbesondere der Omega-3-Fettsäuren auf, sondern haben zudem noch einen hohen Anteil an Eiweiß und essenziellen Aminosäuren.

Eiweiße sind nicht so energiereich wie etwa Fette. 1 Gramm Eiweiß schlägt gerade einmal mit 4 Kilokalorien zu Buche. Im Darm werden die mit der Nahrung aufgenommenen Eiweiße in ihre Bausteine zerlegt. Die daraus gewonnenen Aminosäuren werden als Baumaterial für Struktureiweiße verwendet oder bei ausreichend hohem Eiweißanteil in der Nahrung auch direkt als Energiequelle verwendet. Was die Energieversorgung anbelangt, bilden Eiweiße ein Sicherheitsreservoir. Erst wenn die Kohlenhydrate und Fette aus der Nahrung oder den Speichern verbraucht sind, macht sich der Körper an das gespeicherte Eiweiß. Bei einer Mangelversorgung mit Eiweiß, also ab einer Eiweißzufuhr von 0,4 bis 0,6 Gramm/Tag, lassen die körperliche und geistige Leistungsfähigkeit nach. Das Immunsystem wird beeinträchtigt. Die Folge ist eine erhöhte Infektanfälligkeit. Auch Alterungsprozesse werden durch Eiweißmangel beschleunigt. Empfohlen werden daher etwa 1 bis 1,2 Gramm Eiweiß pro Tag und Kilogramm Körpergewicht. Ältere Menschen, Kranke, Schwangere und Leistungssportler benötigen 1,2 bis 1,5 Gramm pro Tag und Kilogramm Körpergewicht.

Pflanzliche Eiweiße stecken vor allem in Kartoffeln, Getreide, Soja und Hülsenfrüchten, tierische in Eiern, Molkereiprodukten, Fleisch und Fisch. Den Bedarf an essenziellen Aminosäuren durch eine rein pflanzliche (vegane) Ernährung zu decken, setzt eine gewisse Disziplin voraus. Sehr viel einfacher gelingt dies den sogenannten Ovo-Lakto-Vegetariern, die auch Eier und Milchprodukte in ihren Speiseplan integrieren.

Dukan veröffentlichte im Jahr 2000 sein Buch *Je ne sais pas maigrir* (deutsch:»Ich kann einfach nicht abnehmen«), in dem er das Konzept vorstellte. Bis heute hat sich der Bestseller weltweit 11 Millionen Mal verkauft. Dukanianer (so nennen sich Anhänger des Diätkonzepts) durchlaufen bei der Abnehmmethode verschiedene Phasen (siehe Seite 203); allen Phasen gemein ist die tägliche Trinkeinheit von 2 Litern Wasser und die ebenfalls tägliche körperliche Aktivität.

Es bleibt jedem selbst überlassen, ob man das Diätkonzept phasenweise nutzt für einen schnellen Abnehmerfolg oder um das Wunschgewicht dauerhaft zu halten. Grundsätzlich ist die Dukan-Diät als Langzeiternährungsform konzipiert. Seit 2012 bietet Dukan online ein persönliches Coaching an.

Ein anderes Ernährungskonzept, das auf eine hohe Eiweißzufuhr und keine Kohlenhydrate in fester oder flüssiger Form setzt, wurde von dem deutschen Fitness-Coach und Moderator Detlef D! Soost nach eigenen Angaben zusammen mit Wissenschaftlern und Profisportlern entwickelt. **10 Weeks Body Change** (10wbc) beruht auf den drei Säulen Ernährungsumstellung, körperliches Training und Motivation. Angeblich kann man so in zehn Wochen bis zu 20 Kilogramm abnehmen. Dabei muss man keine Kalorien zählen und ist durch die BodyChange-Mahlzeiten durchgehend gut gesättigt. Bei der radikalen Low-Carb-Diät kommt der Körper in eine Ketose, wodurch der Stoffwechsel umlernen soll.

Bei BodyChange nimmt man auch Eiweiß-Shakes (sogenannte Slim Shakes) zu sich. Alle Formula-Diäten unterliegen EU-Richtlinien, die den Gehalt an Eiweiß, Kohlenhydraten, essenziellen Fettsäuren, Mineralstoffen, Spurenelementen und Vitaminen genau festlegen. So soll sichergestellt werden, dass es trotz der wenigen Kalorien nicht zu Mangelversorgung an lebenswichtigen Mikronährstoffen wie bei vielen Monodiäten kommt. Der hohe Eiweißanteil sorgt zudem dafür, dass beim Abnehmen weniger Muskelmasse abgebaut wird. Doch auch wenn sich die Präparate durch die einheitlichen Regularien sehr ähneln und Formula-Diäten auch frei verkäuflich zu Preisen zwischen 5 und 30 Euro in Drogeriemärkten, Apotheken und im Internet zu haben sind, raten Experten bei Formula-Diäten auf eigene Faust dringend zur Vorsicht. Wer wegen der sehr sättigenden Formula-Mahlzeiten zum Beispiel weniger als die vorgeschriebene Menge zu sich nimmt, riskiert die Bildung von Gallensteinen.

Die Wirksamkeit und Gefahren von Formula-Diäten wurden in vielen Studien untersucht. Dass diese so zahlreich sind, deutet darauf hin, dass es ein Problem ist, vor allem bei Adipositas einen dauerhaften Abnehmerfolg zu erzielen. Eine Studie aus Großbritannien hat gezeigt, dass Diäten, bei denen einzelne Mahlzeiten am Tag durch Formula-Produkte ersetzt wurden, besser abschnitten als Diäten ohne Mahlzeitenersatzstrategie.[98] Eine Formula-Diät kann Typ-2-Diabetikern demnach helfen, wieder ohne Medikamente auszukommen. In der englischen Studie gelang dies einer große Gruppe von Teilnehmern. Fast jeder zweite von ihnen erreichte nach der Diät wieder normale Laborwerte.[99]

Damit wird eine Leitlinie der Deutschen Adipositas-Gesellschaft bestätigt, in der angegeben wird, dass Mahlzeitenersatzstrategien mit Formula-Produkten geeignet sind, um die Kalorienzufuhr von adipösen Personen zu senken. Bei dem Mahlzeitenersatz durch Formula-Produkte werden meist bis zu zwei Mahlzeiten am Tag in Form von Shakes, Riegeln oder Suppen ersetzt. So werden auch bei Insulinresistenz Gewichtsabnahmen erreicht.

Doch auch wenn der Jo-Jo-Effekt bei eiweißreichen Ernährungsweisen, zu denen auch die Formula-Diäten gehören, geringer ist, nimmt man mit dem Pulver nur selten langfristig ab, wenn man seine Ernährungsgewohnheiten nicht ändert. Tatsächlich konnte bisher noch keine Studie zeigen – auch nicht die DiRECT-Studie –, dass die Effekte einer Formula-Diät über mindestens vier, fünf Jahre anhalten. Dennoch empfehlen Ernährungsexperten Formula-Diäten als Einstiegshilfe, da das Erfolgserlebnis der schnellen Gewichtsabnahme motiviert, weiterzumachen und sein Leben dauerhaft zu ändern bis hin zu einer an den eigenen Energiebedarf angepassten Energieaufnahme. Bei 10wbc werden zusätzlich zu den Formula-Mahlzeiten Rezeptideen geliefert. So lernt man, sich mit der Essenszubereitung auseinanderzusetzen. Das Sportprogramm ist gut machbar und ergänzt die Ernährungsumstellung zu einem ganzheitlich gesunden Lebensstil. Bis es so weit ist, braucht man allerdings Disziplin.

Ebenfalls eiweißlastig ist die **Strunz-Diät**. Der als »Fitnesspapst« und Bestsellerautor bekannte ehemalige Leistungssportler und Arzt Dr. Ulrich Strunz veröffentlichte im Jahr 2000 sein Buch *Forever Young*. Hier stellte er seine dreiphasige Diät vor, bei der Eiweiß und vor allem hochkonzentrierte Eiweißdrinks sowie die Erhöhung der Vitamin- und Mineralstoffzufuhr im Mittelpunkt stehen. Kohlenhydrate werden limitiert. Der Energiestoffwechsel soll so von der Zucker- auf die Fettverbrennung umgestellt werden. Kalorien und Fettmengen müssen dafür nicht gezählt werden. Ergänzend empfiehlt Strunz auch Vitamine und Mineralstoffpräparate sowie beispielsweise L-Carnitin, das eine essenzielle Rolle im Energiestoffwechsel spielt. Und er setzt auf Paläoernährung, auch Steinzeiternährung genannt. Dabei stehen täglich größere Portionen an Fleisch oder Fisch auf dem Speiseplan sowie sogenannte »Sammlerkost« wie Obst, Gemüse und Salat im Verhältnis 2:1 zu tierischen Produkten. Verboten sind bei den meisten Paläoformen feste und flüssige Kohlenhydrate, Milch- und Milchprodukte sowie Fertiggerichte. Die Begründung: Bei unseren steinzeitlichen Vorfahren, die an ihre Nahrung nur durch körperlich anstrengende Tätigkeiten wie Jagen, Herumlaufen und Sammeln herankamen, sei Übergewicht unbekannt gewesen. Erst mit der Umstellung auf die Landwirtschaft und damit kohlenhydrathaltige Getreidekost hätte der Mensch angefangen, mehr Energie aufzunehmen, als er verbrauchen würde.

Ein intensives Bewegungsprogramm, das vor allem aus Lauftraining besteht – Anfänger dürfen mit Nordic Walking beginnen –, steht täglich auf dem Programm. Wer schnell abnehmen will, kann dies mit einem eiweißbetonten Diätregime schaffen. Tatsächlich funktioniert auch die Steinzeitkost mit ihrer starken Betonung auf tierische Eiweißquellen, da diese in Kombination mit ausreichend Fett und etwas Obst gut sättigt und sich günstig auf den Blutzucker, den Fettstoffwechsel sowie den Insulinspiegel auswirkt. Ähnlich wie bei anderen Low-Carb-Diäten ist der Gewichtsverlust auch darauf zurückzuführen, dass die Energiezufuhr niedriger ist.[100] Wissenschaftlich umstritten ist die Begründung der Paläo-Diät und der Annahme, dass die genetische Ausstattung des Menschen unveränderlich sei. Auch könne sich der Mensch an unterschiedliche geografische Gegebenheiten und Klimata wie auch die entsprechenden Ernährungsformen anpassen. Nichtsdestotrotz lässt sich mit der Diät ein relativ starker Gewichtsverlust erzielen.[101] Langfristige Folgen einer Paläo-Diät sind bislang noch kaum einzuschätzen. Allerdings ergaben die Daten der Längsschnittstudie REGARDS, dass das Einhalten einer Paläo-Diät ähnliche gesundheitliche Vorteile bietet wie die Mittelmeerdiät (siehe Seite 104).[102]

Auf einen Blick

Atkins-Diät

Das verspricht sie:

Man darf ohne Einschränkung fett- und eiweißreiche Mahlzeiten essen, ist gut gesättigt und hat keine Heißhungerattacken. Die Kalorienmenge wird nicht reduziert. Da fast vollständig auf Kohlenhydrate verzichtet wird, steigt der Insulinspiegel nach dem Essen nur moderat an. Fettreserven können so abgebaut werden.

So funktioniert sie:

Kohlenhydrate werden fast komplett aus der Ernährung gestrichen, stattdessen wird auf Fett und Eiweiß gesetzt, so viel man möchte. Dadurch greift der Körper für die Energiegewinnung auf die Fettreserven zurück. Ziel ist es, dass Fette 40 bis 45 Prozent, Eiweiße rund 40 Prozent und Kohlenhydrate zwischen 15 und 20 Prozent der Gesamtkalorienzufuhr ausmachen. Das Ernährungskonzept fällt daher auch in den Bereich der Low-Carb-High-Fat-Diäten (LCHF). Die erhöhte Proteinzufuhr führt zu einem guten Sättigungsgefühl, wodurch insgesamt weniger Energie aufgenommen wird.

Die bevorzugten Nährstoffquellen sollen nur bis zum Erreichen des Sättigungsgrades verzehrt werden und nicht darüber hinaus.

Empfohlen wird die Atkins-Diät als lebenslanges Ernährungsprogramm, an das man sich in vier Phasen adaptiert. Für diesen Langzeitansatz fehlt es an wissenschaftlichen Daten.

Phase 1 – Einleitungsdiät:
Hier wird die Ketose eingeleitet. In dieser Phase sollten maximal 20 Gramm Kohlenhydrate pro Tag verzehrt werden. Als Grundnahrungsmittel stehen

für insgesamt 14 Tage Salat (volumenreich, energiearm), Eier und Fleisch auf dem Speiseplan. Zu trinken gibt es Wasser und ungesüßte Kräutertees.

Phase 2 – Reduktionsdiät:
In dieser Phase wird der Kohlenhydratanteil wöchentlich erhöht: jeden Tag um 5 Gramm, sodass man nach Phase 2 wieder 40 bis 60 Gramm Kohlenhydrate zu sich nehmen kann. Dazu darf man auch nach und nach Nüsse, Beeren und einige Sorten Bohnen in den Speiseplan aufnehmen.

Phase 3 – Vorerhaltungsdiät:
In der dritten Phase wird der Körper wieder an mehr Kohlenhydrate gewöhnt, bis man nicht mehr abnimmt, aber sein Zielgewicht erreicht hat.

Phase 4 – Lebenslange Erhaltungsdiät:
Die Diät ist beendet. Diese Phase soll möglichst ein Leben lang erhalten bleiben. Ab jetzt wird auf eine Art Low-Carb-Ernährung gesetzt, mit viel Gemüse, Obst, Fleisch und gesunden Fetten. Kohlenhydratquellen wie Brot, Nudeln oder Kartoffeln sollten in Maßen genossen werden.

Empfohlene Lebensmittel in der Atkins-Diät sind protein- und fettreich:

- Fleisch: Rindfleisch, Schweinefleisch, Lamm, Hähnchen, Bacon
- Fisch: vor allem fetthaltige Fische, wie Lachs, Forelle und Sardinen
- Eier
- kohlenhydratarmes Gemüse: Grünkohl, Spinat, Brokkoli, Spargel
- vollfette Milchprodukte: Butter, Käse, Sahne und Joghurt
- Nüsse und Samen: Mandeln, Macadamianüsse, Walnüsse, Sonnenblumenkerne etc.
- gesunde Fette: Olivenöl, Kokosöl, Avocados und Avocadoöl

Tabu sind:

- Zucker: Softdrinks, Fruchtsäfte, Kuchen, Weißmehlprodukte, Süßigkeiten, Eiscreme
- Getreide: Weizen, Dinkel, Roggen, Gerste und Reis
- Pflanzenöle: Sojaöl, Maisöl, Rapsöl

- Transfette: findet man in verarbeiteten Lebensmitteln und besonders in frittierten Produkten
- Diät und fettreduzierte Produkte: sind häufig sehr zuckerreich
- Gemüse mit vielen Kohlenhydraten: Wurzelgemüse wie Karotten, Pastinaken oder Kartoffeln und Süßkartoffeln
- süßes Obst: Bananen, Äpfel, Orange, Birnen und Trauben
- Hülsenfrüchte: Linsen, Bohnen und Kichererbsen

Das bringt sie wirklich:

Durch die reichlich fetthaltige Ernährung stellt sich beim Essen irgendwann ein Widerwillen ein: Man nimmt weniger zu sich. Durch die radikale Kürzung der Kohlenhydrate kommt der Körper zügig in die Ketose, den Hungerstoffwechsel.

Pro:

- Man nimmt schnell ab, muss nicht hungern und Kalorien zählen. Auch die Essenszubereitung ist vergleichsweise einfach, und die Zutaten sind überall erhältlich.
- Die Atkins-Methode wurde aktualisiert von den Ärzten Eric Westman, Stephen Phinney und Jeff Volek, nachzulesen in *Die aktuelle Atkins-Diät* (Goldmann 2011).

Kontra:

- Verschiedene Autoren betrachten aufgrund von Fallstudien die auf Dauer auf eine ketogene Stoffwechsellage ausgerichtete Atkins-Diät kritisch. Befürchtet werden Störungen der Nierenfunktion, Beeinträchtigungen des kardiovaskulären Systems und Störungen in der Knochenbildung und -gesundheit.

- Aufgrund der strengen Regeln der Atkins-Diät ist sie schwer durchzuhalten, vor allem für Liebhaber von kohlenhydratreichen Lebensmitteln.
- Bei Abbruch der Diät, vor allem während der ketogenen Phase kommt es zum Jo-Jo-Effekt.

Fazit:

Für gesunde Menschen jeden Alters und auch für Berufstätige ist die Diät absolut machbar. Allerdings sollte man sich gut vorbereiten, sich genau über den Ablauf der Diät informieren und einiges an Disziplin für Phase 1 und 2 mitbringen. Eine Metaanalyse aus dem Jahr 2016 von Forschern der Mayo-Klinik in Scotsdale hat gezeigt, dass Low-Carb-Diäten innerhalb kurzer Phasen keine nachteiligen Wirkungen auf das kardiovaskuläre System und den Stoffwechsel mit sich bringen.[103] Trotzdem: Sprechen Sie mit einem Arzt über Ihr Vorhaben. Lernen Sie anhand von Lebensmittellisten das Zählen von Kohlenhydraten, und setzen Sie sich ein realistisches Abnehmziel. Nicht geeignet ist die Diät für Menschen mit Gicht, Nieren- oder Leberproblemen sowie anderen Gesundheitsproblemen, bei Untergewicht und Essstörungen, bei regelmäßiger Medikamenteneinnahme (nur nach Rücksprache mit dem Arzt), für Kinder und Jugendliche im Wachstum, für Schwangere und Stillende. Für Vegetarier und Veganer ist die Diät schwer umsetzbar, und das Risiko für Mangelerscheinungen ist sehr hoch.

LOGI-Methode

Das verspricht sie:

Die Diät soll dabei helfen, sich an eine kohlenhydratarme Ernährungsweise zu gewöhnen. Mahlzeiten werden nach dem LOGI-Prinzip konzipiert, wodurch nur moderate Blutzuckeranstiege und ebensolche Insulinausschüttungen erreicht werden. Das schont die Bauchspeicheldrüse, hält länger satt und man ist vor Heißhungerattacken geschützt. Auf diese Weise ist es möglich, langsam überschüssige Fettreserven abzubauen, ohne das Muskelgewebe anzugreifen.

So funktioniert sie:

Die Grundlage aller Mahlzeiten besteht – genau wie in der mediterranen Küche – aus stärkefreiem und stärkearmem Gemüse und Obst. Diese Lebensmittel weisen eine geringe Energiedichte, dafür aber eine hohe Nährstoffdichte auf. Es gibt keinen strengen Ernährungsplan. Die Methode orientiert sich an einer Pyramide. Täglich verzehrt werden drei Hauptmahlzeiten und bei Bedarf zwei Zwischenmahlzeiten.

Die LOGI-Pyramide hat einen vierstufigen Aufbau:

1. Von Salaten und Gemüse kann man täglich reichlich essen – im Prinzip so viel man kann und will. Idealerweise legt man den Schwerpunkt auf die stärkearmen, ballaststoffreichen Vertreter aus dieser Lebensmittelgruppe (zum Beispiel Blattsalate, Spinat, Mangold, alle Sommergemüse wie Tomaten, Gurke, Paprikaschoten oder Wintergemüse wie Kohl). Sie sättigen am besten, sind volumenreich und haben eine geringe Energiedichte.
2. Eine 2018 veröffentlichte Vergleichsstudie australischer Wissenschaftler zeigte: Wer mehr Gemüse verzehrte, minderte sein Risiko für Übergewicht. So lautete das Ergebnis einer Durchsuchung medi-

zinisch-wissenschaftlicher Datenbanken nach Studien, die sich mit dem Zusammenhang von Gemüseverzehr und Gewicht beschäftigten.[104] Öle mit hohem Omega-3-Fettsäurengehalt (Raps-, Walnuss- oder Leinöl) ergänzen die Ernährungsbasis.

3. Auf der zweiten Stufe stehen eiweißreiche Lebensmittel wie Fleisch, Fisch oder Geflügel, Milchprodukte, Eier, Nüsse und Hülsenfrüchte. Sie sollten bei keiner Mahlzeit fehlen.

4. Die dritte Stufe besteht aus Vollkornprodukten, braunem Reis und Nudeln. Sie sollten seltener auf den Tisch kommen.

5. Die Spitze bilden Süßwaren, Weißmehlprodukte und Kartoffeln. Sie sind erlaubt, aber auch nur in Maßen.

Auch Obst kann man im Prinzip regelmäßig essen. Ideal sind vor allem die verschiedenen Beerensorten. Bei sehr süßen Früchten wie Weintrauben, Pfirsich oder Nektarinen wird zu maßvollem Konsum geraten. Denn je süßer die Frucht, desto größere Mengen Zucker können sie enthalten und so eine relativ hohe Blutzuckerwirkung ausüben. Für den Gemüse- und Obstkonsum gilt auch bei der LOGI-Methode die durch die DGE bekannte »Fünf am Tag«-Empfehlung. Immer sollte die Gewichtung auf mindestens drei Portionen Gemüse liegen, ergänzt durch zwei Portionen Obst pro Tag.

Bei einer Kombination der Lebensmittel nach LOGI kann eine Mischkost mit relativ hohem Fettanteil sogar eine niedrige Energiedichte aufweisen. Denn die Anteile schwerer und voluminöser, also wasser- und ballaststoffreicher Lebensmittel können mengenmäßig den überwiegenden Raum auf dem Teller einnehmen.

Zwischenmahlzeiten sind erlaubt: Dazu wird ein Notvorrat an gut sättigenden und wenig energiedichten Lebensmitteln empfohlen, bestehend aus hart gekochten Eiern, Gemüsesticks, eingelegtem Gemüse oder Oliven, Resten von kaltem Fleisch, Geflügel oder Fisch, gemischten Nüsse, dunkler Schokolade mit mindestens 70 Prozent Kakaoanteil.

Vier Grundbestandteile sollte jede Mahlzeit beinhalten: essenzielle Nährstoffe aus Gemüse, Obst, Fisch und Fleisch. Bei der Mahlzeitenzusammenstellung kann sich der Abnehmwillige an folgenden Regeln orientieren:

• viele Sattmacher essen: Eiweiß hält lange satt, denn der Körper braucht eine ganze Weile, um es verdaulich zu machen; die empfohlene Eiweißzufuhr pro Tag beträgt 1 bis 1,2 Gramm pro Kilogramm Körpergewicht. Weitere Sattmacher sind volumenreiche Lebensmittel und solche mit hohem Wasseranteil.

- wenige Hungermacher konsumieren: Hiermit sind Lebensmittel mit einer hohen glykämischen Last gemeint.
- viele Energie-Booster (»Energieverbrauchsankurbler«) verzehren: Dies sind Nahrungskomponenten, die den Energieumsatz durch den thermischen Effekt (TE) anheben. Dazu gehören: Eiweiß (aus Fisch, Fleisch, Geflügel, Eiern, Milch und Milchprodukten, Sojaprodukten oder Hülsenfrüchten) oder langkettige tierische Omega-3-Fettsäuren, Kalzium, Capsaicin aus Chilischoten und Koffein aus Kaffee oder Tee.
- Bestimmte Fettsäuren aktivieren bestimmte Gene im Körper, die für die Fettverbrennung zuständig sind. Das sind: Omega-3-Fettsäuren (zum Beispiel aus Wild, Lachs, Hering, Thunfisch, Makrele und anderen fetten Seefischen), alpha-Linolensäure (ALA; aus Pflanzenölen wie Lein-, Soja-, Raps- oder Hanföl, grünen Blattsalaten, Gemüse, Kräutern, Sprossen, Nüssen und Samen) und Ölsäure (aus Olivenöl)
- Weitere wichtige Nährstoffe sind Kalzium (aus Milch und Milchprodukten), Cayennepfeffer (in diesem steckt Capsaicin, das die Energie- und Wäremproduktion ankurbelt), Koffein (aus Tee und Kaffee).

Das bringt sie wirklich:

Aufgrund der relativ fett- und eiweißreichen Nährstoffkombination bei LOGI kommt es kaum zu Heißhungerattacken, und Teilnehmer haben nicht das Gefühl, auf etwas verzichten zu müssen. Da so auch längere Essenspausen zwischen den Mahlzeiten entstehen bei moderaten Insulinspiegeln, ist eine erhöhte Fettverbrennung wahrscheinlich. Aufgrund des hohen Anteils an volumenreichen Lebensmitteln (Gemüse, Salate) ist der Energiegehalt der Mahlzeiten relativ niedrig und die Energiebilanz zumeist negativ: Man nimmt ab.

Pro:

- Prinzipiell müssen keine Kalorien gezählt werden, da durch den Verzehr von reichlich Gemüse und Obst und die Beschränkung von Kohlenhydraten automatisch weniger Kalorien aufgenommen werden.
- Im Gegensatz zu anderen Diäten verliert man wenig Wasser, schont die Muskulatur (Körpereiweiß) und verliert überwiegend überflüssiges Körperfett – vor allem, wenn man begleitend körperlich aktiv ist und trainiert.
- Von Ernährungsexperten positiv bewertet wird die Empfehlung, Oliven- und Rapsöl sowie ballaststoffreiche Vollkornvarianten von Mehl und Teigwaren zu sich zu nehmen.
- Die Ernährungsweise ist leicht und ohne großen Aufwand zu erlernen.

Kontra:

- Bei Anhängern der klassischen Vollwerternährung ist LOGI umstritten. Vertreter der DGE und DDG (Deutsche Diabetes Gesellschaft) fordern vertiefte Studien, da sie in der relativ hohen Eiweiß- und Fettzufuhr Risiken vermuten, die noch zu wenig erforscht seien.
- Für Veganer und Vegetarier könnte die Diät eintönig werden und damit schwer umzusetzen sein.
- Nicht oder nur bedingt geeignet für Menschen mit eingeschränkter Nierenfunktion.
- Die Gewichtsabnahme geht im Vergleich zu kalorienreduzierten Diäten nicht schnell.

Fazit:

LOGI ist nahezu für jedermann geeignet. Auch Menschen mit Normalgewicht, die gesund und schlank bleiben wollen, profitieren von dieser Ernährungsform. Abnehmwillige mit mehr oder weniger stark ausgeprägtem

Übergewicht können mit dieser Diät überflüssige Pfunde langfristig reduzieren und wieder gesund werden. Allerdings muss der Wille da sein, die eigene Ernährung dauerhaft umzustellen, sich mit Lebensmitteln zu beschäftigen und auch selbst zu kochen.

Flexitarier-Diät

Das verspricht sie:

Da man vor allem pflanzliche Lebensmittel und weniger tierische Produkte wie Fleisch, Fisch und Milchprodukte zu sich nimmt, ernährt man sich langfristig gesund. Gleichzeitig kann man langsam abnehmen, ohne zu hungern.

So funktioniert sie:

Flexitarier wird man, indem man fünf Lebensmittelgruppen zu seiner Ernährung hinzufügt und nichts wegnimmt. Dazu gehören »new meat« (deutsch: neues Fleisch, bestehend aus Eiweißquellen wie Bohnen, Erbsen und Eiern), Früchte und Gemüse, Vollkornprodukte, Milchprodukte, Zucker und Gewürze.

Ein Fünf-Wochen-Plan besteht aus täglichen Frühstücks-, Mittagessen- und Abendessenrezepten sowie Snacks. Man kann dem beschriebenen Ernährungsplan folgen oder auch Rezepte austauschen mit denen aus anderen Wochen, falls einem diese besser schmecken. Oder man probiert nur eines der Rezepte pro Tag aus, je nachdem, wie viel Zeit man sich zum Abnehmen geben will.

Das Frühstück beinhaltet etwa 300 Kilokalorien, die Mittagessen 400 und die Abendessen 500. Zwischenmahlzeiten schlagen mit 150 Kilokalorien pro Portion zu Buche. Wenn man also drei Haupt- und zwei Zwischenmahlzeiten zu sich nimmt, kommt man auf etwa 1500 Kilokalorien pro Tag.

Je nach Aktivitätsgrad, Geschlecht, Größe und Gewicht kann man den Plan durch mehr oder weniger Kilokalorien modifizieren,
Dem Diätplan lässt sich relativ leicht folgen, da man die Diät nur einhalten und nicht akribisch befolgen muss. Man benötigt allerdings eine konkrete Anleitung. Die Rezepte sind mit maximal fünf Zutaten einfach und schnell zuzubereiten. Auswärts essen ist machbar, Alkohol ist erlaubt. Einkaufslisten erleichtern die Vorbereitung und sparen Vorbereitungszeit. Es gibt zusätzliche Informationen zu Abnehmbeschleunigern, Tipps gegen Heißhunger und zu Diäthürden wie Urlauben und Einladungen. Auf ihrer Website bietet Jackson Blatner weitere Rezepte an, Einkaufslisten, FAQs und alles, was man zu der Diät wissen muss. Idealerweise sollte man an fünf Tagen der Woche moderaten Ausdauersport betreiben (oder dreimal die Woche intensives Training für je 20 Minuten) in Kombination mit zweimaligem Krafttraining. Das wichtigste sei es jedoch, überhaupt etwas zu tun als gar nichts, so Jackson Blatner.

Das bringt sie wirklich:

Durch den hohen Ballaststoffanteil und langsame Kohlenhydrate werden hohe Blutzucker- und Insulinspitzen vermieden, man bleibt lange satt. Da reichlich volumenreiche Lebensmittel auf dem Speiseplan stehen, isst man kalorienreduziert und erreicht eine negative Energiebilanz.

Pro:

- Das Konzept ist sehr flexibel.
- Es gibt eine Menge köstlicher Rezepte zu dieser Ernährungsweise.

Kontra:

- Man benötigt eine genaue Anleitung, die strikt eingehalten werden sollte.
- Selbst kochen ist angesagt.

* Für Menschen, die kein Gemüse und Obst mögen, ist die Hürde hoch.

Fazit:

Mit der pflanzenbasierten Flexitarier-Diät können sich Erwachsene und Kinder mit mäßigem Übergewicht gesünder und bewusster ernähren. Kombiniert mit regelmäßigem Sport und Bewegung nimmt man automatisch und langfristig ab.

Glyx-Diät

Das verspricht sie:

Lebensmittel mit einem hohen glykämischen Index (GI) verursachen nach dem Essen hohe Blutzuckeranstiege und entsprechend hohe Insulinspitzen. So wird der Fettabbau blockiert, und es kommt schnell wieder zu Heißhungerattacken. Wer Mahlzeiten aus Zutaten mit niedrigem GI zu sich nimmt, vermeidet dies: Blutzucker und Insulinspiegel sind nur moderat erhöht, Heißhungerattacken bleiben aus, ein Fettabbau ist möglich.

So funktioniert sie:

Grundlage der Glyx-Diät ist der glykämische Index. Er zeigt immer an, wie schnell der Blutzuckerspiegel nach dem Verzehr eines Lebensmittels ansteigt. Nahrungsmittel mit einem niedrigen GI führen zu einem langsamen (moderaten) Anstieg des Blutzuckers, der nur eine maßvolle und stetige Insulinausschüttung über einen vergleichsweise längeren Zeitraum hinweg erfordert. Bei Lebensmitteln mit hohem GI hingegen geht der Blutzucker rasch nach oben, man denke an ein Stück Traubenzucker und seine energetisierende Wirkung. Kurz darauf steigt der Insulinspiegel entsprechend

rasch an und sackt, sobald der Zucker in den Muskel-, Leber- oder Fett-
zellen verstaut ist, ebenso rasch wieder ab. Solange Zucker und Insulin im
Blut kursieren, ist der Mensch satt und der Fettabbau gestoppt. Sobald der
Insulinspiegel abgeflacht ist, stellt sich ein starkes Heißhungergefühl ein.

Ballaststoffreiche Lebensmittel mit niedrigem GI hingegen sättigen besser: Die Kohlenhydrate in Vollkornbrot oder -reis werden langsam verdaut
und wandern nach und nach ins Blut. Der Blutzuckerspiegel steigt langsam
an, ebenso fällt die Insulinreaktion aus.

Auch Obst kann man im Prinzip regelmäßig essen. Ideal sind vor allem die verschiedenen Beerensorten. Bei sehr süßen Früchten wie Weintrauben, Pfirsich oder Nektarinen ist es allerdings geschickter, jeweils nur
zu kleinen Portionen zu greifen. Denn je süßer die Frucht, desto größere
Mengen Zucker beziehungsweise Kohlenhydrate können sie enthalten und
so eine relativ hohe Blutzuckerwirkung ausüben.

Insgesamt isst man drei Mahlzeiten am Tag und verzichtet auf Snacks.
Ungeeignete Lebensmittel bei der Glyx-Diät sind: Weißmehlprodukte, Cornflakes, Trauben- und Haushaltszucker, Honig, Marmelade und
stark zuckerreiche Früchte wie Rosinen und Ananas sowie reichlich Alkohol. Geeignete Lebensmittel sind Vollkornprodukte, Hülsenfrüchte, fast
alle Gemüse, Früchte kombiniert mit fettarmen Milchprodukten, Geflügel,
Fisch, mageres Fleisch und Eier. Für eine detailliertere Einteilung der einzelnen Lebensmittel nach dem GI siehe auch die Montignac-Methode auf
Seite 36. Einen genauen Überblick erhält man auf www.die-glyx-diaet.de.
Wichtig: Manche Lebensmittel verändern ihren GI durch die Hitzeeinwir-
kung beim Kochen.

Es wird empfohlen, auf eine ausreichende Flüssigkeitszufuhr zu achten.

BEISPIELTAG

- Frühstück: Vollkornbrot mit Magerquark, Käse und Buttermilch
- Mittagessen: Fisch oder Fleisch oder Hülsenfrüchte (zum Beispiel: Tofu), Gemüse,
  Vollkornnudeln
- Abendessen: Vollkornbrot mit Käse (vor allem eiweißreiche Kost bevorzugen)
- Zwischenmahlzeit bei Bedarf: frisches Obst

Auch Bewegung wird in den Diätplan integriert, zum Beispiel Jumping, also Trampolinspringen. Spaziergänge, Fahrradfahren oder eine generell aktive Freizeitgestaltung ergänzen die Lifestyle-Diät zur einer Glyx-Lebensweise. Die reine Diät dauert etwa vier Wochen.

Das bringt sie wirklich:

Da durch eine Ernährung mit Lebensmitteln mit niedrigem GI der Blutzuckerspiegel nur langsam nach dem Essen absinkt, bleibt man länger satt und hat auch keine Heißhungerattacken. So wird das Abnehmen durchaus gefördert.

Pro:

- Man lernt, sich mit den Inhaltsstoffen von Nahrungsmitteln auseinanderzusetzen und gesund zu kochen. So kann das Gewicht auch über einen längeren Zeitraum konstant reduziert und gehalten werden.
- Man muss keine Kalorien zählen.

Kontra:

- Eine differenzierte Betrachtung der Zusammensetzung von Mahlzeiten wird bei der Glyx-Diät nicht berücksichtigt. Der Anstieg des Blutzuckers ist immer nur auf ein Lebensmittel bezogen.
- Anfangs muss mit Listen gearbeitet werden.
- Der individuelle Stoffwechsel spielt eine nicht unerhebliche Rolle für den GI. Und: Es ist ein gewisser Informationsaufwand im Vorfeld nötig.

Fazit:

Geeignet für gesunde Kinder und Erwachsene, Vegetarier sowie Diabetiker, die sich langfristig gesund ernähren wollen und an einer längerfristigen Gewichtsabnahme interessiert sind. Auch für Berufstätige ist die Diät gut machbar. Da sehr viele Lebensmittel erlaubt sind und keine Kalorien gezählt werden, ist die Ernährungsweise alltagstauglich, um abzunehmen und gesund zu leben. Stiftung Warentest wie auch Ökotest bewerten die Diät als »gut«.

Nordische Diät

Das verspricht sie:

Sie wird als Alternative zur mediterranen Ernährung gepriesen, Im Gegensatz zur Mittelmeerküche kann man hier bei Gemüse & Co auf regionale Produkte zurückgreifen. Bei dem Ernährungsplan wird auf Lebensmittel mit hoher Nährstoffdichte gesetzt; dazu gehören ballaststoffreiches Gemüse, fetter Omega-3-reicher Seefisch und eiweißreiche fettarme Milchprodukte. Der Abnehmeffekt, der so erzielt werden soll, gründet auf der Einschränkung von Kohlenhydraten mit hohem glykämischen Index (GI).

So funktioniert sie:

In der nordischen Diät werden keine Lebensmittel verboten, Genuss statt Verzicht ist die Devise. Die Ernährungspläne können zum Abnehmen oder auch als langfristige Ernährungsweise eingesetzt werden. Essenziell ist es, sich auf drei Mahlzeiten am Tag zu beschränken – hier sollte man aber gesättigt und glücklich vom Tisch aufstehen.

Von weiteren Mahlzeiten wird abgeraten, da diese den Kalorienpegel nach oben treiben würden. Das funktioniert mit entsprechend zusammengesetzten Mahlzeiten und dem Tellerprinzip:

- Das A und O bei der Mahlzeitenzusammensetzung: Die Balance zwischen Eiweiß und Kohlenhydraten muss stimmen. Insgesamt sollte jede Mahlzeit ein Kohlenhydrate-Eiweiß-Verhältnis von 2:1 oder geringer erzielen, also zum Beispiel: 10 Gramm Kohlenhydrate mit niedrigem GI und 5 Gramm Eiweiß. Dies wird beispielsweise erreicht durch 120 Gramm Obst und 200 Gramm Skyr (= skandinavische Variante zu griechischem Joghurt) als Frühstück.

- Das Tellerprinzip für Mahlzeiten im Kohlenhydrate-Eiweiß-Verhältnis sieht Folgendes vor: ¼ Teller eiweißreiche Lebensmittel (pflanzliche und tierische Quellen; pflanzliches Eiweiß etwa aus Hülsenfrüchten ist in vielerlei Hinsicht am besten, da es wertvolle Ballaststoffe mitliefert); ¼ Teller Kohlenhydrate aus Lebensmitteln mit niedrigem GI (auch stärkehaltige Beilagen wie Reis, Pasta und Kartoffeln sind erlaubt; ihre Gesamtmenge sollte jedoch nur etwa zwei Drittel des Eiweißvolumens ausmachen); ½ Teller Gemüse, Salate, Beeren

Das Ernährungskonzept sieht vor, dass man sich nicht überisst, wie es bei Diäten mit einem offiziellen (Low-Carb-)Diätplan mitunter die Folge sein kann. Es wird der Austausch von Kohlenhydraten empfohlen: Alle Kohlenhydrate mit hohem GI und schneller Blutzuckerwirkung sollen gegen Kohlenhydrate mit niedrigem GI ausgetauscht werden, so etwa:

- Weißbrot (einschließlich Bagels und Burgerbrötchen) gegen Sauerteigbrote, Vollkornbrot oder Brote mit Vollkornanteil
- Cornflakes und Weizenflocken gegen haferbasierte Vollkorncerealien (zum Beispiel Overnight Oats) oder Produkte, die mit »niedrigem GI« gekennzeichnet sind
- Instant-Oatmeal wie Haferbrei oder Porridge gegen Hafergrütze
- Reis, einschließlich Langkorn-, Jasmin- und Sushi-Reis, gegen Basmatireis und Sorten mit niedrigem GI
- Gummibärchen gegen Nüsse
- Cracker gegen ungesüßte Vollkornhaferkekse

Essen sollte man vorzugsweise dreimal täglich. Bei Hungergefühlen in den Esspausen während der Umstellungszeit werden kalorienarme, eiweißreiche Snacks empfohlen:

EIN TAG KANN FOLGENDE MAHLZEITEN BEINHALTEN

- Frühstück: Scheibe Brot mit niedrigem GI mit Schinken und Spiegelei, dazu Milchkaffee oder Hafergrütze mit Apfel, dazu Smoothie aus fettreduziertem Naturjoghurt
- Vormittagssnack: eine kleine Handvoll Nüsse oder Gemüsesticks mit Hummus, Eiweißriegel
- Mittagessen: Sandwich mit Geflügelaufschnitt und grünen Blattsalaten oder Krautsalat mit Feta und Hähnchen
- Nachmittagssnack: Rohkoststicks mit Hüttenkäse oder Milchkaffee mit fettarmer Milch
- Abendessen: Putenpfanne mit Gemüse und Vollkornpasta, dazu Avocadosalat oder Fischfilet mit Rote-Bete-Salat

Empfohlene Lebensmittel sind konkret (alle mit niedrigem GI):

- Gemüse, das oberhalb der Erde wächst, zum Beispiel Tomaten, Spinat, Gurken, Paprika, Avocados
- Pilze
- alle Arten von Fleisch und Fisch (vor allem Seefisch und Meeresfrüchte, Hühner- und Schweinefleisch sowie Wild)
- Tofu und Hülsenfrüchte (Linsen, Erbsen, Bohnen)
- Nüsse und Kerne
- Eier
- Milchprodukte – grundsätzlich keine fettreduzierten Milchprodukte; die Autoren der nordischen Diät empfehlen jedoch fettreduzierte Milchprodukte, um besser mit dem Verhältnis von Eiweiß zu Kohlenhydraten jonglieren zu können und dennoch das Fettbudget einzuhalten
- Kräuter und Gewürze
- stärkereiches Gemüse, etwa Karotten, Rote Bete oder Sellerie
- zuckerarmes Obst beziehungsweise eine kleine Portion davon pro Tag, zum Beispiel Himbeeren, Erdbeeren, Wassermelone, Papaya, Birnen
- Zartbitterschokolade mit mindestens 70 Prozent Kakaoanteil
- Wasser und grüner Tee (ungesüßt)
- Alkohol (Wein oder Bier) in Maßen

Zu den Mahlzeiten sollte man bevorzugt Wasser trinken, keine anderen Getränke wie Wein, Bier oder Softdrinks.

Wichtig ist, dass bei den Mahlzeiten möglichst alle fünf Geschmackssinne zufriedengestellt werden (süß, salzig, sauer, umami, bitter). Denn nur durch den Gebrauch seiner Sinne beim Essen kann man sich satt und zufrieden fühlen. Das zeigten umfassende Analysen der Geschmackspräferenzen, die britische Wissenschaftler für die DiOGenes-Studie durchführten.

Bei der nordischen Ernährungsweise geht es einerseits um vollwertige, gut sättigende Lebensmittel in der passenden Kombination, ebenso aber auch um Genuss und um die Zeit mit Familie und Freunden, die man zusammen beim Essen und Genießen verbringt, auf gut dänisch: Es soll hyggelig zugehen. Auch hier gibt es Ähnlichkeiten zum soziokulturellen Kontext des Essens bei der Mittelmeerdiät.

Das bringt sie wirklich:

Die Kost sorgt für langanhaltende Sättigungsgefühle nach dem Essen. Der Blutzucker- und der Insulinspiegel steigen moderat und sinken auch langsam ab. Wer auf den richtigen Mix aus Eiweiß, Fetten und wenig Kohlenhydraten achtet, lebt leicht unterkalorisch und kann so langfristig abnehmen.

Pro:

- Die eiweiß- und fettreichen Lebensmittel sättigen gut. So wird der Muskelerhalt oder sogar -aufbau unterstützt, sofern man trainiert. Und man hat keine Heißhungerattacken zwischendurch. Kohlenhydrate sind ebenfalls erlaubt. Durch die vielseitigen Rezeptmöglichkeiten, keine Verbote und auch hin und wieder ein Stück dunkle Schokolade ist diese Diät relativ einfach durchzuhalten. Um sein Wunschgewicht zu erreichen, benötigt man aber auch hier einen langen Atem.
- Da Kohlenhydrate, die in vielen Lebensmitteln stecken und gerne gegessen werden, nicht grundsätzlich verboten sind, fällt es ebenfalls leichter, den Ernährungsplan zu befolgen und durchzuhalten.

- Ein weiterer Pluspunkt ist, dass alle Mahlzeiten gut sättigen, das heißt, sowohl der Appetit als auch der Hunger sind ausreichend befriedigt.
- Die Regionalität der Lebensmittel macht die Ernährungsweise bezahlbar, was ebenfalls das Durchhalten erleichtert.
- Beim Beibehalten der Kost hält man sein Zielgewicht. Der Jo-Jo-Effekt wird vermieden.
- Man kann sich mit Lebensmitteln befassen, mit Nährstoffkunde (was steckt wo drin) und mit der schönen Kulturtugend Kochen.

Kontra:

- Rezepte für die nordische Diät gibt es bislang nur in den Publikationen der Autoren.
- Bewegung ist nicht konkret in das Diätprogramm integriert.

Fazit:

Die nordische Diät ist für gesunde Kinder und Erwachsene mit mäßigem Übergewicht als Diätform geeignet. Sie liefert alle Nährstoffe und kann deshalb auch lebenslang beibehalten werden. Auch für Berufstätige und Vegetarier ist die Ernährungsform gut geeignet. Das Konzept ist unkompliziert, Testpersonen liebten den Geschmack des Essens.

New York Body Plan

Das verspricht er:

Schon nach zwei Wochen ist ein sichtbarer Abnehmerfolg zu sehen – bis zu 8 Kilogramm weniger werden versprochen. Die Kalorienzufuhr wird im Rahmen einer strengen fettarmen Low-Carb-High-Protein-Diät herabgesetzt, Protein-Shakes zum Erhalt der Muskulatur stehen ebenfalls auf dem Speiseplan. Zusätzlich stehen täglich zwei intensive Trainingseinheiten aus einem Kraft-Ausdauer-Programm auf dem Plan.

So funktioniert er:

Phase 1 – Woche 1 und 2:
Erlaubt ist Bio-Gemüse (vor allem Blumenkohl, Stangensellerie, Pilze, Spargel) und Bio-Salat mit geringem Stärkegehalt, Fisch (vor allem Wildlachs), helles Fleisch (Geflügel), Wasser, ungesüßter Tee. Der Gründer dieser Diät, David Kirsch, schwört auch auf grünes Gemüse (zum Beispiel Spinat oder Rosenkohl), die entsäuernd wirken sollen. Gesunde ungesättigte Fette aus Pflanzenölen und Nüssen sind in Maßen erlaubt (sieben bis zehn rohe Mandeln pro Tag).

Phase 2 – Woche 3 und 4:
Hier werden einige Einschränkungen aufgehoben, dennoch soll der Gewichtsverlust weiter vorangetrieben werden. Jetzt wird die Ernährung durch ballaststoffreiche und stärkearme Kohlenhydrate aufgestockt, etwa durch Bohnen, Quinoa, Linsen, Süßkartoffeln, Äpfel und Beeren. So darf täglich eine kleine Portion dieser Lebensmittel auf dem Teller landen.

Phase 3 – Woche 5 bis 8:
Kirsch nennt sie die »Rest-Ihres-Lebens-Phase«. Ab jetzt darf man auch wieder täglich als Vormittags- und Nachmittagssnack eine Kohlenhy-

dratquelle oder ein stärkehaltiges Lebensmittel zu sich nehmen. Auch eine »Schummelmahlzeit« pro Woche ist zulässig.

Auf dem Index stehen vor allem in der ersten Phase folgende Lebensmittel:

- Alkohol: Er regt den Appetit an und ist sehr energiereich.
- Brot/Weißbrot: Es treibt den Blutzucker schnell nach oben.
- stärkereiche Kohlenhydrate: Sie stecken in stark verarbeiteten Fertigmahlzeiten aus Weißmehl und Industriezucker.
- Kaffee: Kirsch empfiehlt stattdessen grünen Tee.
- Milchprodukte: Sie enthalten große Mengen an Milchzucker (Laktose). Erst ab Phase 2 und 3 sind sie erlaubt in Form von fettarmen oder fettfreien Bio-Varianten. Das zum Abnehmen wichtige Kalzium sollte man aus kalziumreichen Lebensmitteln wie Brokkoli oder Mandeln beziehen.
- Süßigkeiten und Süßspeisen: Ihr Genuss (ebenso wie der von Stärke) führt zu Appetit auf kohlenhydratreiche Speisen. Auch Zuckeraustauschstoffe sollte man laut Kirsch vermeiden.
- Früchte und die meisten Fette: Sie werden vermieden wegen des hohen Fruktosegehalts einerseits; bei Fetten sollte man gesättigte Fettsäuren meiden (zum Beispiel in Form von fettem roten Fleisch von Rind, Lamm oder Schwein).

Weitere Empfehlungen:
- Die richtigen Mahlzeiten sollen zur richtigen Zeit eingenommen werden: Der Körper kann laut Kirsch morgens am besten Kohlenhydrate verarbeiten, da jetzt die Insulinempfindlichkeit nach der Fastenphase in der Nacht am höchsten ist. Dieses Zeitfenster, in der die Zellen auf Energienachschub programmiert sind, schließt sich ab etwa 14 Uhr. Jetzt sinkt die Insulinempfindlichkeit, und die Zellen sprechen nicht mehr so gut auf dieses Schlüsselhormon an.
- Um den Blutzuckerspiegel stabil zu halten, gibt es pro Tag fünf Mahlzeiten und Snacks:
- Das Frühstück in Phase 1 besteht aus einem Protein-Shake oder einem Rührei ausschließlich aus Eiweiß, da das Eigelb zu fetthaltig ist. Das Frühstück darf man nicht ausfallen lassen.

- Der Vormittagssnack ist genauso wie der Nachmittagssnack fett- und kohlenhydratarm, dafür aber proteinreich (zum Beispiel: hart gekochtes Eiweiß, rohe Mandeln, Dosenthunfisch oder Lachs-Burger)
- Das Mittagessen besteht aus einer mageren Proteinquelle (170 Gramm Lachs, Hähnchen- oder Putenbrust) mit gedämpftem Gemüse oder Salat.
- Zum Abendessen gibt es einen Eiweiß-Shake oder die Mahlzeit wird genauso zusammengestellt wie das Mittagessen.

David Kirsch motiviert dazu, sämtliche Regeln nicht als Verbote einzuordnen, sondern die eigene Sichtweise zu ändern, da man seinem Körper ab jetzt nur noch Gutes und nichts Schädliches mehr zuführt.

Gewünschte Nahrungsmittelergänzungen zur Aufwertung des Protein-Shakes sind Leinöl, Grünteeextrakt oder Zimt, die alle positiv auf den Insulinausstoß und stoffwechselanregend wirken. Auch appetitzügelnde Substanzen in Form von Nahrungsergänzungsmitteln wie 5-HTP, Methylzellulose, Mariendistel oder Chrom sind erlaubt. An Vitalstoffen empfiehlt Kirsch Magnesium, Zink, Kalzium, Vitamin C, Vitamin E, Betakarotin oder Vitamin B12.

Zusätzlich zu den Mahlzeitenregelungen gibt es ein Bewegungsprogramm. Herzstück des Trainingsprogramms ist das Cardio Sculpting. Dabei führt man 35 zum Teil sehr anspruchsvolle Übungen in hoher Intensität aus. Man braucht einen Sitzball, zwei kleine Gewichte und einen Medizinball. An drei Tagen in der ersten und an vier Tagen in der zweiten Woche macht man 45 Minuten »Total-Body Blast«. An den anderen Wochentagen macht man 30 Minuten »Cardio Sculpting« (entweder in mehreren zehnminütigen Einheiten oder alle auf einmal). Täglich stehen 30 bis 45 Minuten Ausdauertraining nach Wahl (Laufen, Powerwalking, Radfahren, Rudern, Schwimmen) zusätzlich auf dem Programm. Alternativ kann man im Fitnessstudio ein komplettes Gerätetraining (wenig Gewicht und viele Wiederholungen) absolvieren. Das ein- bis eineinhalb Stunden dauernde tägliche Training darf man auf keinen Fall ausfallen lassen. Zusätzlich empfiehlt Kirsch, so viel Bewegung in seinen Alltag einzubauen wie möglich. Bei Mogelei oder Nachlässigkeit soll man sich mit 25 Liegestützen und 15 Ausfallschritten »bestrafen«.

Das bringt er wirklich:

Wer die Disziplin und die Zeit aufbringt, um dem Plan zu folgen, nimmt tatsächlich in kurzer Zeit ab. Die Lebensmittelauswahl ist gering, ein längeres Dranbleiben dürfte ohne Personalcoach erschwert sein.

Pro:

- Die Diät ist relativ gut machbar, da nur wenige Lebensmittel erlaubt sind und die Regeln sehr einfach nachvollziehbar sind.
- Man nimmt sehr schnell ab.

Kontra:

- Das Fitnessprogramm ist sehr fordernd. Muskelkater ist bei den meisten Klienten vorprogrammiert, da nicht Muskeln aufgebaut werden sollen, sondern vorhandenes Gewebe geformt wird. Ein intensives Trainingsprogramm trotz Muskelschmerzen widerspricht aber sportmedizinischen Erkenntnissen. Die Intensität eines Trainings sollte so gewählt sein, dass Muskelkater nach Möglichkeit nicht auftritt.
- Das Sportprogramm von Phase 1 ist nur für körperlich völlig gesunde Personen geeignet.
- Ein weiteres Problem des New York Body Plans stellt die Ausführung der Übungen dar. Ohne professionelle Anleitung werden diese schnell falsch durchgeführt und können zu Fehlbelastungen führen.
- Die Regenerationszeiten zwischen den Sporteinheiten sind extrem kurz.
- Der Jo-Jo-Effekt schlägt zu, sobald man wieder in alte Gewohnheiten zurückfällt, die Kohlenhydratportionen erhöht und das Training vernachlässigt.

Fazit:

Das Programm ist ideal für Menschen, die gesund, mäßig übergewichtig und anstrengungsbereit sind sowie über ein großes Maß an Selbstdisziplin verfügen. Nicht geeignet ist der Plan für Trainingsanfänger und Menschen mit wenig Zeit. Für Berufstätige ist die Diät nur sehr schwer umsetzbar, da man mit dem Fitnessprogramm und der Mahlzeitenzubereitung gut beschäftigt ist.

Keto-Diät

Das verspricht sie:

Die ketogene Diät verspricht schnelle Erfolge beim Abnehmen. Nicht zuletzt deshalb, weil sie eine Form der Low-Carb-Ernährung ist, in der man extrem wenig Kohlenhydrate zu sich nimmt. Die Energiegewinnung aus Glukose reicht so nicht mehr aus, weshalb der Körper als Alternative Fette verwendet. Durch die so entstehende Ketose soll eine effektive Fettabnahme möglich sein. Der Körper soll bei einem entsprechenden zusätzlichen Training dabei gleichzeitig Muskeln aufbauen.

So funktioniert sie:

Bei einer **ketogenen Diät** sollte der Energiebedarf wie folgt gedeckt werden:

- **Kohlenhydrate**: 5 Prozent
- **Proteine**: 35 Prozent
- **Fett**: 60 Prozent

Die wichtigsten Lebensmittel bei einer ketogenen Diät sind solche mit einem niedrigen glykämischen Index sowie fett- und proteinhaltige Lebensmittel.

Ballaststoffreiche und volumenhaltige Lebensmittel:

- stärkearmes Gemüse
- Beeren
- Limetten und Zitronen
- Erbsen, grüne Bohnen
- Kräuter und Gewürze

Gesunde Fette:

- Olivenöl, Kokosöl, Leinöl, Rapsöl
- Avocado
- Oliven
- Nussbutter und Nussdrinks
- vollfette Milchprodukte: Butter, Sahne, Käse (Cheddar, Ziegenkäse, Frischkäse, Mozzarella)
- Kokosnuss

Gesundes Eiweiß:

- Fleisch (rotes und weißes Fleisch, Schinken, Bacon)
- Fisch (Lachs, Forelle, Thunfisch, Makrele)
- Meeresfrüchte
- Nüsse und Samen
- Eier

Nicht geeignet sind alle kohlenhydrat- oder stärkehaltigen Lebensmittel:

- Getreide: Pasta, Reis, Müsli
- Hülsenfrüchte: Kichererbsen, Erbsen, Bohnen, Linsen
- Knollen-/Wurzelgemüse: Kartoffeln, Karotten, Pastinaken

- Zuckerhaltiges: Süßigkeiten, Softdrinks und zuckerhaltige Fruchtsaftgetränke, Kuchen
- Obst: alle Früchte, Ausnahmen sind kleine Portionen von Beeren
- ungesunde Fette: industriell verarbeitetes Pflanzenöl, industriell hergestellte Mayonnaise
- Fertiggerichte und Gewürzmischungen: enthalten häufig viel Zucker
- zuckerfreie Diätprodukte: enthalten häufig Zuckeralkohole, die der Ketose entgegenwirken können
- Alkohol
- fettarme Diätprodukte

Ausführliche Lebensmittellisten findet man im Internet. Nach den ersten zwei oder drei Monaten der Keto-Diät kann es förderlich sein, hin und wieder mehr Kalorien und mehr Kohlenhydrate zu sich zu nehmen. Das hält den Stoffwechsel auf Trab. Danach sollte die ketogene Diät jedoch wieder strikt eingehalten werden.

Sehr wichtig, ist es, bei einer Keto-Diät ausreichend energiearm zu trinken. Je nach Alter sollten Jugendliche und Erwachsene pro Tag zwischen 30 und 40 Milliliter Wasser pro Kilo Körpergewicht trinken. Erwachsene sollten eine Mindestmenge von 1,5 Liter Wasser pro Tag zu sich nehmen.

Um eine »Keto-Grippe« (Symptome: Schlappheit, Schlafprobleme, Kopfschmerzen, Übelkeit und Verdauungsprobleme) zu vermeiden, kann man als sanfteren Einstieg auch mit einer Low-Carb-Diät starten. Zudem sollte man darauf achten, dass man isst, bis man gut gesättigt ist. Eine Einschränkung der Kalorienaufnahme ist nicht nötig, da der Körper durch die Ketose automatisch Fett und Eiweiß verbrennen wird.

Bei gesundheitlichen Beschwerden sollte der Schritt zur ketogenen Ernährung immer in Absprache mit dem Arzt geschehen und nicht selbstständig. Aber auch, wenn es ums Abnehmen geht, sollte dies zunächst mit einem Arzt abgeklärt werden.

Denn eine nur fettreiche Ernährung kann zu Ablagerungen an den Gefäßen führen, was wiederum das Schlaganfall- und Herzinfarktrisiko erhöhen kann. Die Harnsäureproduktion steigt durch eine ketogene Diät, was wiederum das Risiko einer Gicht-Erkrankung steigert. Auch daher sollte der Arzt regelmäßig die Harnsäure kontrollieren.

Das bringt sie wirklich:

Wenn man über die eiserne Disziplin verfügt, die zum Einhalten dieser Ernährungsform unentbehrlich ist, kann man tatsächlich abnehmen, ohne
Muskeln abzubauen. Blutzucker- und Insulinwerte werden gleichzeitig aus-
balanciert. Die Ballaststoffmenge sollte dabei angepasst werden, und auch
das Risiko eines Mangels an Mikronährstoffen sollte man im Blick behalten.

Pro:

* Weil eine ketogene Diät die Art und Weise verändert, wie der Kör-
  per seine Energie bezieht, hat man nach der Umstellungsphase we-
  niger Hunger, was einem das Durchhalten erleichtert.
* Stärker Übergewichtige können diese Ernährung auch längere Zeit
  durchführen und sich damit nach und nach ihrem Normalgewicht
  nähern.
* Viele Kraftsportler setzen auf die Keto-Diät, weil sich durch den
  Fettabbau die Muskeln deutlicher unter der Haut abzeichnen. Die
  Muskelpartien sind dann klar definiert.
* Der Muskelabbau ist durch die proteinreiche Kost minimiert. Durch
  Krafttraining können zusätzlich Muskeln aufgebaut werden.

Kontra:

* Für Ausdauersportler eignet sich die kohlenhydratarme Diät kaum.
  Für die starke, anhaltende Belastung müssen die Glykogenspeicher
  in den Muskeln gut aufgefüllt sein. Das gelingt nur mit Kohlenhydraten.
* Es kann in den ersten drei bis fünf Tagen zu einer sogenannten Keto-Grippe kommen mit Symptomen wie Schlappheit, Schlafproble-
  men, Kopfschmerzen, Übelkeit und Verdauungsproblemen. Außerdem können sich ein allgemeiner Energiemangel und ein stärkeres
  Hungergefühl einstellen.

- Es kann zu starkem Mundgeruch kommen: In der Ketose scheidet der Körper vermehrt Ketonkörper über den Mund aus.
- Auch hier lauert die Jo-Jo-Falle, sobald die Diät beendet wird.

Fazit:

Eine Keto-Diät ist für gesunde Menschen, die abnehmen möchten, durchaus empfehlenswert. Isst man ausgewogen, also mäßig Eiweiß aus Fleisch und Fisch, dafür jedoch pflanzliche Fette und stärkearmes Gemüse, kann man die Diät sogar über einen längeren Zeitraum in seinen Ernährungsalltag integrieren.

Aus medizinischen Gründen eine Keto-Diät zu nutzen, etwa bei Krebs, Diabetes, Alzheimer und Epilepsie, sollte nur in Absprache mit einem Arzt geschehen. Bei Herzproblemen, Gallenbeschwerden oder erhöhten Blutfettwerten sollte man besser auf die Keto-Diät verzichten und sich im Zweifelsfall ernährungsmedizinisch beraten lassen, ob eine langsame Reduktion der Kohlenhydrate und eine moderate Zunahme von Pflanzenfetten trotzdem infrage kommt.

Wissenschaftliche Studien zu Schwangerschaft und ketogener Ernährung gibt es keine, doch grundsätzlich wird Schwangeren von Diäten abgeraten. Damit sich das Kind im Mutterleib normal entwickelt, ist eine ausgewogene Ernährungsweise wie etwa die mediterrane Kost empfehlenswerter.

South-Beach-Diät

Das verspricht sie:

Eine Gewichtsreduktion von bis zu 6 Kilogramm in zwei Wochen sollen möglich sein, wenn man Kohlenhydrate mit hoher Blutzuckerwirkung reduziert. Auch Heißhungerattacken sollen so vermieden werden. Die zweite

Phase der Diät erlaubt mehr Kohlenhydrate, sie soll bis zum Erreichen des Wunschgewichts fortgeführt werden.

So funktioniert sie:

Die South-Beach-Diät gliedert sich in drei Phasen:

Phase 1 – Entwöhnung und Stabilisierung des Blutzuckerspiegels:
In den ersten 14 Tagen werden so gut wie keine Kohlenhydrate zu sich genommen; dies dient der Entwöhnung. Man verzichtet auf Brot, Reis, Nudeln, Kartoffeln, Backwaren, Süßigkeiten aller Art und natürlich Zucker. Obst und Gemüse mit einem hohen Zuckeranteil sind ebenfalls verboten, ebenso wie Fruchtsäfte und Alkohol. Erlaubt sind Nahrungsmittel mit niedrigem glykämischem Index (Gemüse wie Spargel, Spinat oder Brokkoli sowie Geflügel, Fisch und Sojaprodukte).

Phase 2 – Langsame Gewichtsabnahme:
Jetzt fügt man der Ernährung wieder langsam Nahrungsmittel hinzu, in denen mehr Kohlenhydrate stecken. Grundsätzlich isst man weiter Nahrungsmittel mit niedrigem GI. Aber man darf zum Beispiel wieder Obst essen, Naturreis und Vollkornbrot. Außerdem kann beispielsweise eine Mahlzeit aus Phase 1 durch ein kohlenhydratreicheres Gericht ersetzt werden.

Phase 3 – Gewicht halten:
In der dritten Phase fährt man die Kohlenhydratzufuhr langsam wieder hoch. Sobald das Gewicht steigt, schränkt man die Zufuhr allerdings sofort wieder ein.

Pro Tag gibt es **sechs** Mahlzeiten (Frühstück, Mittagessen, Abendessen und kalorienarme Snacks). Zusätzlich soll man viel trinken. Erlaubt sind Wasser und Kräutertee, auf zuckerhaltige Getränke wird komplett verzichtet.

Nachdem Bewegung bei der South-Beach-Diät anfangs keine Rolle gespielt hat, wird heute Sport empfohlen, um den Stoffwechsel anzuregen und so Plateau-Phasen zu überwinden, an denen sich auf der Waage nichts tut.

Für das Programm kann man sich online anmelden und bekommt hier einen genauen Plan und Fitnesstipps, abgestimmt auf das persönliche Ausgangsgewicht, Größe und Geschlecht. In den USA können Einwohner für rund 300 Dollar auch auf die Diät abgestimmte Fertiggerichte und Snacks bestellen.

Das bringt sie wirklich:

Durch die Reduktion der Kohlenhydratzufuhr entsteht in aller Regel ein Energiedefizit, was zu einer Gewichtsabnahme führt. Wie viel man allerdings tatsächlich abnimmt, hängt wie immer von jedem selbst ab. Grundsätzlich wirken die nach dem Konzept zusammengestellten Mahlzeiten blutzucker- und insulinregulierend, man bleibt lange satt und hat kaum Heißhungeranfälle zu erwarten.

Pro:

- Auf Kalorienzählen wird verzichtet, und die Diät ist unkompliziert.
- Die ersten Abnehmerfolge stellen sich schnell ein, das hilft dabei, dranzubleiben.
- Die Mischkost mit pflanzlichem Fett sättigt gut. Positiv sind der hohe Obst- und Gemüseanteil sowie die Empfehlungen, viel Fisch zu verzehren. Phase 3 entspricht den gängigen Ernährungsempfehlungen und ist daher unbedenklich.

Kontra:

- In den ersten zwei Wochen ist die Gefahr von Heißhungerattacken auf Süßes und Fettes sehr groß.
- Durch den 14-tägigen Verzicht auf Vollkornprodukte und Hülsenfrüchte kann es zu Verdauungsstörungen kommen.
- Für Vegetarier ist die Diät weniger geeignet.
- Für die Planung und Zubereitung der neuen Mahlzeiten wird am Anfang einiges an Zeit benötigt.

- Bei Essgewohnheiten gehen Wissenschaftler davon aus, dass es mindestens drei Jahre dauert, bis das neue Verhalten stabil ist. 21 Tage sind hier viel zu kurz gegriffen. Die Gefahr eines Jo-Jo-Effekts mit Abbruch der Phase 3 ist groß.

Fazit:

Die Diät ist ideal für disziplinierte Erwachsenen, die gerne kochen und sich mit Lebensmitteln beschäftigen und eine schnelle Gewichtsabnahme erzielen wollen (»Bikini-Figur«). Für Berufstätige ist sie bedingt geeignet, da alle Mahlzeiten frisch zubereitet werden; das ist mit entsprechender Vorbereitung aber durchaus möglich. Bei gesundheitlichen Beschwerden, vor allem bei Nierenschwäche und Gicht, sollte vorher ein Arzt zu Rate gezogen werden.

FODMAP-Diät

Das verspricht sie:

Die Diät dient zur Linderung von Verdauungsbeschwerden. Nährstoffe, die für Probleme im Verdauungstrakt und Blähungen sorgen – fermentierbare Oligo- und Monosaccharide sowie Polyole – werden hier vier bis sechs Wochen lang weggelassen. Es müssen keine Kalorien gezählt werden. In acht Wochen sind aufgrund der Reduktion an kohlenhydrathaltigen und teilweise fettreichen Lebensmitteln etwa 4 Kilogramm Gewichtsverlust möglich.

So funktioniert sie:

In Phase 1 werden für vier bis sechs Wochen lang alle FODMAP-reichen Nahrungsmittel weggelassen. Austauschtabellen helfen dabei. Bei Unsicherheit sollte man den Arzt dazu konsultieren.

In Phase 2 kann man diese Lebensmittel in kleinen Mengen wieder einführen. So kann man für sich überprüfen, welche Lebensmittel man in welcher Menge gut verträgt. Dazu hilft ein Ernährungstagebuch.

Zu den Lebensmitteln mit hohem FODMAP-Gehalt zählen beispielweise:

- laktose- und glutenhaltige Lebensmittel
- Artischocken, Blumenkohl, Bohnen, Lauch, grüne Paprikaschoten, Pilze, Stangensellerie
- Steinobst, Äpfel, Aprikosen, Bananen, Brombeeren
- Amarant, Couscous, Weizen, Roggen
- alkoholische Getränke
- Fischkonserven, Wurst
- Honig, Agavensirup
- einige Hülsenfrüchte (Linsen, Sojabohnen, Kichererbsen)
- einige Nüsse (Cashews, Pistazien)
- alle künstlichen Zucker (Sorbit, Xylit, Isomalt)

Zu den Lebensmitteln mit niedrigem FODMAP-Gehalt zählen beispielsweise:

- Aubergine, Brokkoli, Chicorée, Fenchel, Kartoffeln, Kürbis, Tomaten
- Oliven, Radieschen
- Ananas, Blaubeeren, Erdbeeren, Cantaloup-Melone, Maracuja, Rhabarber, Zitrone
- Buchweizen, Dinkel, Hafer, Quinoa, Reis
- Butter, Hartkäse, Nussdrink, Sojamilch, Mozzarella, Sahne
- Haselnüsse, Walnüsse, Mandeln
- Eier, Fisch, Geflügel, Lamm, Rind, Schwein
- die meisten Gewürze und Kräuter

Eine ausführliche Liste FODMAP-haltiger und empfehlenswerter Lebensmittel finden Sie auf www.fodmaps.de. Wichtig ist es, während der Diät auf eine ausreichende Ballaststoff- und Kalziumversorgung zu achten.

Das bringt sie wirklich:

Da man sechs Wochen lang auf blähende Nahrungsmittel verzichtet, wirkt der Bauch danach deutlich flacher. Aufgrund des Verzichts auf Milchprodukte werden Fette reduziert und aufgrund des Weglassens von glutenhaltigen Lebensmitteln und Maissirup entfallen einige Kohlenhydratquellen. Dadurch kommt es zu einem Energiedefizit bei Mahlzeiten, die nach FODMAP-Kriterien zusammengestellt werden.

Pro:

Man lernt viel über gesunde Lebensmittel und kann unverträgliche Lebensmittel identifizieren.

Kontra:

- Viele FODMAPs stellen auch eine wichtige Nahrungsgrundlage für gesundheitsförderliche Darmbakterien oder Vitalstoffe dar. Daher sollte man sie nicht langfristig vom Speiseplan streichen.
- Eine besondere Herausforderung sind Restaurantbesuche. Diese bewältigt man am besten, wenn man sich im Voraus über die angebotenen Gerichte informiert.

Fazit:

Eine Ernährungsweise mit komplettem Verzicht auf FODMAP-haltige Nahrungsmittel eignet sich nur kurzzeitig. Sie dient vor allem der Bestimmung von verschiedenen Lebensmittelunverträglichkeiten (beispielsweise Fruktose- oder Laktoseintoleranz) und der Linderung von Verdauungsbeschwerden. Da eine FODMAP-reduzierte Diät die Lebensmittelauswahl stark einschränkt und enorme Auswirkungen auf die Darmflora hat, sollte sie nur unter Anleitung eines Ernährungsexperten erfolgen.

Dukan-Diät

Das verspricht sie:

Proteinreiche Mahlzeiten sättigen gut und unterstützen die Fettverbrennung, da die Blutzucker- und Insulinwerte nach dem Essen moderat an- und auch wieder absteigen. Die ersten zehn Tage bieten eine Crash-Diät, in der Phase danach soll ein Gewichtsverlust von 1 Kilogramm pro Woche drin sein. Die anschließenden Erhaltungsphasen dienen der Gewichtsstabilisierung.

So funktioniert sie:

Phase 1 – Die Angriffsphase:
Zu Beginn dieser einwöchigen Phase soll man sein Wunschgewicht definieren, um die überflüssigen Kilos durch diese radikale Ernährungsumstellung »anzugreifen«. Die Definition des Wunschgewichts soll dazu dienen, dass man sich keine allzu unrealistischen Ziele setzt.

Es gibt eine Liste von 72 erlaubten proteinreichen Lebensmitteln mit geringem Fettgehalt. Dazu gehören mageres Fleisch, Innereien, Fisch, Meeresfrüchte, Geflügel, Magermilchprodukte, Eier, aber auch pflanzliches Eiweiß aus Sojabohnen (zum Beispiel Tofu). Die wichtigste Proteinquelle ist jedoch Fleisch, da pflanzliches Eiweiß nie alle acht vom Körper benötigten Aminosäuren liefert. Süßstoff und Gewürze sowie entrahmte Milch sind ebenfalls erlaubt.

Von den erlaubten Lebensmitteln darf man so oft und so viel essen, wie man will. Dazu gibt es pro Tag 1,4 Esslöffel Haferkleie, um einer Verstopfung vorzubeugen, zu der es bei einer stark eiweißbetonten Kost kommen kann.

Da hauptsächlich gut sättigendes Eiweiß auf den Teller kommt, bleibt die Muskelmasse auch bei einer Kalorienreduktion erhalten. Der Körper bezieht seine Energie aus seinen Fettreserven. Dukan begründet das mit der These, dass der Organismus für die Verarbeitung von Eiweiß länger braucht als bei Kohlenhydraten. Zudem werden bei der Verstoffwechselung selbst ebenfalls Kalorien verbraucht. Laut Dukan sind das 30 Kilokalorien pro aufgenommenen 100 Kilokalorien.

Der Flüssigkeitsbedarf ist bei einer stark proteinreichen Kost erhöht: Bei der Eiweißverwertung fallen giftige Endprodukte wie Harnsäure an. Damit diese nicht eingelagert und über die Nieren ausgeschieden werden können, wird durch eine ausreichende Flüssigkeitszufuhr gegengesteuert. Deshalb soll man mindestens 2 Liter Wasser pro Tag trinken, alternativ auch ungesüßte Kräuter-, Grün- und Schwarztees. Sogar Softdrinks mit Süßstoff sind erlaubt.

Kohlenhydrathaltige Nahrungsmittel wie Brot, Reis oder Nudeln sind in Phase 1 tabu, ebenso wie Gemüse oder Obst sowie Alkohol, gezuckerte Softdrinks oder Kaffee.

Jeden Tag sollte man einen zwanzigminütigen Spaziergang unternehmen.

BEISPIELTAG

- Frühstück: Kaffee mit Süßstoff, 200 Gramm fettarmer Frischkäse und eine Scheibe magerer Rinderschinken
- Snack: ein fettarmer Joghurt oder eine Scheibe Putenschinken
- Mittagessen: vier Scheiben Bündnerfleisch, ½ Hähnchen und 200 Gramm Magerquark
- Abendessen: gebratene Geflügelleber, Kaninchen in Senfsoße und zwei Joghurts

Phase 2 – Die Stärkungsphase:
In der zweiten Phase, die immerhin ungefähr 100 Tage dauert, sollen so viele Fettreserven eingeschmolzen werden, bis das Wunschgewicht erreicht ist. Die Dauer dieser Phase wird letztlich von diesem Ziel bestimmt. Die Liste der eiweißreichen Nahrungsmittel gilt nach wie vor, wird jedoch um 28 zuckerarme Gemüse- und Obstsorten ergänzt (zum Beispiel Tomaten, Gurke, Spinat, Blattsalat). Stärkereiche Kohlenhydrate bleiben weiterhin verboten. Jetzt gibt es jeden Tag zwei Esslöffel Haferkleie. In Phase 2 wechseln sich Tage, an denen Gemüse und Obst erlaubt sind, mit reinen »Proteintagen« ab. Pro Tag stehen 30 Minuten Bewegung auf dem Plan.

Phase 3 – Die Stabilisationsphase:
Diese Phase dauert zehn Tage pro verlorenes Kilogramm Körpergewicht und dient der Stabilisierung und Vorbeugung eines Jo-Jo-Effekts. In diesen Tagen werden auch stärkehaltige Lebensmittel in Maßen integriert, in Form von ballaststoffreichen Vollkornprodukten, Obst (außer Banane, Trauben, Trockenobst, Kirschen und Nüssen) und Käse (40 Gramm Hartkäse). Schlemmermahlzeiten wie Schweinebraten mit Knödeln oder Schokokuchen sind in der ersten Hälfte der Stabilisierungsphase einmal, in der zweiten Hälfte zweimal pro Woche erlaubt. Ein »Proteintag«, an dem weiterhin ausschließlich eiweißreiche Lebensmittel auf den Tisch kommen, wird auch hier beibehalten, ebenso wie die zwei Esslöffel Haferkleie und die Flüssigkeitsmenge. Die neuen Ernährungsgewohnheiten sollen sich jetzt verfestigen, damit sie anschließend ein Leben lang beibehalten werden können. Die tägliche Bewegung gehört natürlich auch dazu.

Phase 4 – Die Erhaltungsphase:
Nach den ersten drei Diätphasen geht es um die Erhaltung des Wunschgewichts. Ab jetzt gibt es täglich drei Esslöffel Haferkleie. Neben dem »Proteintag« gehört auch die tägliche 20-minütige Bewegungseinheit zum Programm.

Das bringt sie wirklich:

Eine Gewichtsreduktion ist möglich, da aufgrund der Mahlzeitenzusammenstellung ein Energiedefizit entsteht. Nach Abschluss der vier Phasen und der Rückkehr zu alten Ernährungsgewohnheiten ist ein Jo-Jo-Effekt wahrscheinlich. Die Ernährungsform ist unausgewogen und auf lange Sicht aufgrund ihrer Strenge nur für sehr Disziplinierte durchzuhalten.

Pro:

- Es gibt Wochenpläne und Rezeptvorschläge, an die man sich halten kann.
- Man nimmt schnell ab, dennoch bleibt die Muskelmasse erhalten.

- Kalorien müssen nicht gezählt werden.
- Viel trinken und regelmäßige Bewegung unterstützen einen gesunden Lebensstil.

Kontra:

- Zu Beginn kann es zu Leistungsabfall und Schwäche, Kopfschmerzen und Übelkeit kommen.
- In der ersten Phase fehlen Vitamine aus Obst und Gemüse.
- »Erlaubte« Lebensmittel wie Milchprodukte oder Süßwaren sollen nur in Form von Light-Produkten verzehrt werden. Diese kalorienreduzierten Lebensmittel sind seit einigen Jahren äußerst umstritten.
- Die empfohlene Verwendung von Süßstoff wird aus wissenschaftlicher Sicht kritisch gesehen.
- Eine eiweißbasierte Kost weicht von unseren Essensgewohnheiten stark ab. Das macht es schwierig, diesen Ernährungsstil durchzuhalten.
- Für Vegetarier ist die Diät nur bedingt geeignet.
- Fleisch, Fisch und Krustentiere machen aus der Diät eine der teureren Abnehmmethoden.
- Die Kost kann Leber- und Nierenschäden verursachen und das Risiko für Osteoporose und Herz-Kreislauf-Erkrankungen erhöhen. Es kann zu einer Unterversorgung mit Vitamin C und Folat kommen.

Fazit:

Für gesunde Erwachsene mit mäßigem Übergewicht ist die Diät geeignet. Allerdings braucht man einen langen Atem. Die Diät ist alltagstauglich, leicht nachvollziehbar und selbst für Berufstätige geeignet. Auswärts essen stellt ebenfalls kein Problem dar.

10 Weeks Body Change (10wbc)

Das verspricht es:

Durch die extreme Keto-Diät kann man angeblich in zehn Wochen bis zu 6 Kilogramm abnehmen. Dabei muss man keine Kalorien zählen und ist durch die BodyChange-Mahlzeiten durchgehend gut gesättigt. Ein Teil der Gerichte wird durch Formula-Mahlzeiten ersetzt. Der Körper kommt durch die Ernährungsumstellung in eine Ketose, der Fettabbau wird gefördert. Durch das moderate Sportprogramm wird die Muskulatur erhalten. Das Online-Coaching hilft beim Dranbleiben.

So funktioniert es:

Man verzichtet auf Kohlenhydrate in fester und flüssiger Form, auf Milchprodukte und größtenteils auch auf Obst. Ausnahme: Nach dem Sport darf man Obst und Milchprodukte in kleinen Mengen zu sich nehmen.

Industriell produzierte Lebensmittel und Fertigprodukte sowie Nahrungsmittel mit künstlichen Inhaltsstoffen wie auch Süßstoffe sind verboten. Auf dem Speiseplan stehen natürliche Lebensmittel und vor allem sogenannte Abnehmbeschleuniger:

- Fisch: zum Beispiel Lachs, Seelachs, Zander, Kabeljau, Garnelen
- Fleisch und Geflügel: Rind, Schwein, Pute, Hähnchen, Ente, Gans, Lamm, Wild
- Wurst: zum Beispiel Kochschinken, Lachsschinken, Geflügelwurst, Serrano
- Gemüse: alle Sorten außer Kartoffeln
- Eier
- Hülsenfrüchte: zum Beispiel Kichererbsen, Kidneybohnen, Linsen, grüne Bohnen, Sojabohnen
- Nüsse und Saaten (maximal eine Hand voll pro Tag)
- Öle und Fette: Butter, Olivenöl, Rapsöl, Leinöl etc.

- Getränke: Wasser (nach Belieben mit Kräutern oder Ingwer oder Zitrone aromatisiert), ungesüßter Tee oder Kaffee
- Gewürze und Kräuter
- Und: Ein Glas trockener Rotwein oder eine Weißweinschorle ist zum Essen erlaubt.

Als Turbo-Abnehmbeschleuniger gelten: Ingwer, Senf, Zitrone, Chili, Meerrettich, grüner Tee, Koffein, Eigelb, Avocado, Zimt.

Man isst mindestens dreimal am Tag kalorienarme Mahlzeiten und jedes Mal, bis man gut gesättigt ist. Snacks in Form von Gemüsesticks, Nüssen und Saaten, Trockenfleisch oder einem BodyChange-Shake sind erlaubt.

Ablauf:
Zuerst erfolgt eine Bestandsaufnahme durch Wiegen und Messen (Taille, Hüften, Oberschenkel), die zu Beginn jeder Woche der Diät fortgesetzt wird. Die Daten werden notiert. Dann schließt man einen Vertrag mit sich selbst, der dabei helfen soll, sich an das Programm zu halten.

In der ersten Woche, in der es um die Gewichtsstabilisierung geht und die Gewöhnung des Körpers an die Ernährungsumstellung, ersetzt man eine Mahlzeit pro Tag durch einen Slim-Shake. Er besteht aus Erbsenprotein und enthält kaum Zucker. Man soll dabei immer auf eine ausreichende Flüssigkeitszufuhr achten. Für die »normalen« Mahlzeiten gibt es Rezeptempfehlungen.

Einmal pro Woche gibt es einen Cheat Day (oder Load Day), an dem alles erlaubt ist. Dann dürfen auch mal Pizza, Burger oder Schokolade auf den Tisch. Das soll motivierend wirken und dabei helfen, dass der Stoffwechsel den Ruheumsatz nicht noch weiter drosselt, um so einen Jo-Jo-Effekt zu vermeiden.

Ergänzt wird das Programm durch ein funktionelles Ganzkörpertraining und zweimal 20 Minuten Bewegung pro Woche. Das soll die Eiweißreserven in der Muskulatur schonen und ebenfalls dafür sorgen, dass der Ruheumsatz nicht zu weit heruntergefahren wird.

Motiviert wird man durch ein persönliches Online-Coaching mit wöchentlichen E-Mails und Videos, einer Online-Community, einem Erfolgstool und Motivationstipps zum Dranbleiben.

Entscheidet man sich für 10wbc und eine Online-Betreuung, wird je nach Dauer der Mitgliedschaft eine monatliche Gebühr fällig. Die tatsächlichen Kosten beim BodyChange hängen von dem jeweiligen Programm ab. Man kann zwischen drei Konzepten wählen:

- BodyChange Classic
- BodyChange Fit mit einem höheren Sportanteil
- BodyChange myShake für Bequeme

Je nachdem, für welche Diät man sich entscheidet, unterscheiden sich die Ernährungs- und Trainingspläne. Zuerst wird online ein persönlicher Abnehmbereich freigeschaltet, in den man seine Ausgangsmaße und sein Ausgangsgewicht eintragen soll. Am Morgen des Load- oder Cheat-Days muss man sich wiegen und messen und die aktuellen Daten eintragen. So wird von Woche zu Woche die Abnehmkurve bis hin zum Wunschgewicht angezeigt. Außerdem gibt es im Mitgliedsbereich Rezepte, Fitnessvideos und den Zugang zur 10-Weeks-BodyChange-Community.

Das bringt es wirklich:

Mit Disziplin und wenn man sich an die Vorschriften hält, kann man in zehn Wochen um die 6 Kilogramm oder auch mehr abnehmen. Fällt man danach in alte Gewohnheiten zurück, ist die Gefahr eines Jo-Jo-Effekts groß. Allerdings kann man seine Mitgliedschaft kostenpflichtig verlängern, um so seine neuen Gewohnheiten besser beibehalten zu können.

Pro:

- Man lernt gesunde Lebensmittel kennen und nimmt relativ schnell ab.
- Die Rezepte lassen sich einfach nachkochen.
- Die Übungen sind alle mit dem eigenen Gewicht machbar und ohne Zusatzequipment.
- Das Programm ist einfach nachvollziehbar, man kann sofort damit anfangen.

- Durch die recht aktive Community fällt einem das strenge Diätregime einigermaßen leicht.

Kontra:

- Heißhungerattacken auf alles, was verboten ist, und vor allem ein merklicher Energieabfall durch die fehlenden Kohlenhydrate in den ersten zwei Wochen machen vielen zu schaffen.
- Es kann zu Stimmungsschwankungen kommen.
- Schwierig fällt auch manchen, zum Frühstück nur Eier (mittlerweile gibt es auch Eiweißbrot) zu essen.
- Fällt man nach dem BodyChange-Programm in alte Gewohnten zurück und erhöht die Kohlenhydratzufuhr oder drosselt das Trainingspensum, droht die Gefahr eines Jo-Jo-Effekts.
- Das Programm ist vor allem für Singles ohne Kinder, die bereits kochen können, ausgerichtet, da es relativ zeitintensiv ist.
- Auswärts essen geht nur am Load-Day.
- Das Programm kostet Geld, auch einige der Zutaten sind relativ kostspielig (Fleisch und Fisch).

Fazit:

Das Konzept ist geeignet für mäßig und stärker übergewichtige gesunde Erwachsene, die bereit sind, sich mit Lebensmitteln auseinanderzusetzen, selbst zu kochen und die über ausreichend Selbstdisziplin verfügen, um die strenge Diät und das Fitnessprogramm durchzuhalten. Nicht geeignet ist sie für Schwangere und Stillende, Kinder und Patienten mit schweren akuten oder chronischen Erkrankungen, Typ-1-Diabetes oder Gicht. Die Gefahr eines Jo-Jo-Effekts nach Beendigung der Diät ist groß.

Strunz-Diät

Das verspricht sie:

Eiweiß hilft nicht nur beim Abnehmen, sondern verleiht auch Antrieb, hilft beim Muskelaufbau und wirkt entwässernd. Kalorien und Fettportionen müssen nicht gezählt werden, dafür wird an Kohlenhydraten gespart. Wer sich täglich zwischen 30 bis 90 Minuten gut gelaunt bewegt (wie ein Kind), schützt seine Muskulatur. Dazu dienen auch gezielte Muskelübungen und regelmäßiges Laufen. 10 Kilogramm Gewichtsverlust sind möglich.

So funktioniert sie:

Phase 1 – Vital-Fatburning:
In der ersten Woche verzichtet man weitgehend auf Kohlenhydrate. Auf dem Speiseplan stehen Proteine und große Mengen an ballaststoffreichem Gemüse, Salaten und Obst. Es gibt täglich vier Eiweiß-Shakes. Jeden Tag soll man zudem 30 Minuten Nordic Walking betreiben, die Vorbereitung für das bevorstehende Lauftraining. Eine niedrige Kalorienzufuhr ergibt sich durch die Ernährungsregeln. Wer durchhält, kann bis zu 1 Kilogramm pro Tag abnehmen.

Phase 2 – Intervall-Diät:
Jetzt wird zwei bis zehn Wochen, je nachdem, welches Zielgewicht man anpeilt, »genetisch richtig« gegessen, wie Strunz es nennt. Das heißt: Eiweiß, in Form von Fisch und Fleisch, Obst, Gemüse, Nüsse und Samen, steht auf dem Programm. In dieser Zeit werden die Energiekraftwerke in den Zellen, die Mitochondrien, aktiviert. Strunz bezeichnet sie als zusätzliche »Fettverbrennungsenzyme«, als Beschleuniger. Vital-Fatburning wird dabei täglich abgewechselt mit der Forever-Young-Ernährung, das heißt Mahlzeiten nach den Prinzipien der mediterranen Küche (siehe Seite 86). So soll einem Jo-Jo-Effekt vorgebeugt werden. Man beginnt zudem mit einem Kraft-

training, kombiniert mit einem Mentaltraining. Jetzt beträgt die Gewichtsabnahme ca. 0,5 Kilogramm pro Woche.

Phase 3 – Dauerernährung:
Vormittags gibt es immer noch einen Eiweiß-Shake, der bei Zeitmangel auch als Mahlzeitenersatz dienen kann. Nach etwa einem Monat sind kleine Mengen an stärkereichen Kohlenhydraten erlaubt (zum Beispiel aus Kartoffeln, Brot, Reis oder Nudeln). Jetzt sind die Muskeln dazu imstande, sie wieder zu verbrennen, ohne dass sie in Form zusätzlicher Pfunde angesetzt werden. Auf dem Speiseplan steht die Forever-Young-Ernährung. Es gibt also viel Gemüse und Früchte, aber auch gesunde Fette.

Weitere Regeln:
- Jeden Tag soll man 3 Liter Wasser, Tee oder Kaffee trinken. Softdrinks und Alkohol sind tabu.
- Täglich sollen zwischen 1 und 3 Kilogramm Gemüse und Obst verzehrt werden (mehr Gemüse als Obst).
- Jede Mahlzeit sollte Eiweiß (zum Beispiel aus Geflügel, Eiern, Milchprodukten, Hülsenfrüchten oder Eiweißdrinks) enthalten und möglichst fettarm sein. Einzige Ausnahme: Seefisch, der ist erlaubt.
- Täglich sollte man zwei bis sechs Esslöffel Pflanzenöle (zum Beispiel Oliven-, Raps-, Nuss- oder Leinöl) zu sich nehmen, sowie 20 bis 40 Gramm Nüsse und Samen.
- Stärkereiche Beilagen (Brot, Nudeln, Kartoffeln & Co.) sollten nur in kleinen Mengen verzehrt werden.
- Fertigprodukte sollten vermieden werden.

Weitere Hilfen:
- zu regelmäßigen Zeiten essen, um ein gesundes Hungergefühl zu entwickeln
- vor dem Essen ein Glas Wasser trinken, was sättigend wirkt
- von kleinen Tellern essen, um die Portionsmengen zu begrenzen
- von Lieblingslebensmitteln, die dick machen, nur kleine Portionen vorrätig haben
- mit jeder Mahlzeit alle Geschmacksrichtungen befriedigen
- langsam essen

Das bringt sie wirklich:

Die Ernährungsweise und das Sportprogramm sind so kombiniert, dass man vor allem zu Beginn durch das Energiedefizit in der Nahrung abspecken kann. Allerdings ist insbesondere das Bewegungsprogramm ambitioniert und zeitintensiv.

Pro:

- Man wird an gesunde Lebensmittel, vor allem Gemüse und Obst, herangeführt und fühlt sich gut motiviert zum Sport.
- Die Rezepte sind lecker, die allgemeinen Empfehlungen zum Essen (regelmäßiger Rhythmus, langsam essen) sind sinnvoll.

Kontra:

- Die Diät geht ins Geld, da Eiweiß-Shakes nicht billig sind.
- Man benötigt viel Disziplin und Zeit, vor allem zur Aufrechterhaltung des Sportprogramms.
- Einige Rezepte sind sehr aufwendig in der Zubereitung und kosten viel Zeit (bis zu 2,5 Stunden am Tag).
- Die Diät ist schwer umzusetzen im Berufsalltag und beim Auswärtsessen.
- Übergewichtige haben mit dem Trainingsprogramm Probleme, da es nicht auf Überlastungsprobleme eingeht.
- Der Fatburner-Effekt von L-Carnitin ist wissenschaftlich umstritten, ebenso wie die Empfehlung der Vitalstoffpräparate.

Fazit:

Eine ausgewogene Ernährung und Sport tun dem Körper gut und helfen beim Abnehmen. Für gesunde, mäßig übergewichtige Erwachsene, die über viel Freizeit verfügen, die gerne walken und laufen, gerne Eiweiß-Shakes trinken und dann auch noch gerne in der Küche stehen, ist das Programm geeignet. Kalorien werden nicht gezählt, die Diät ist einfach zu befolgen, erfordert aber einiges an Disziplin.

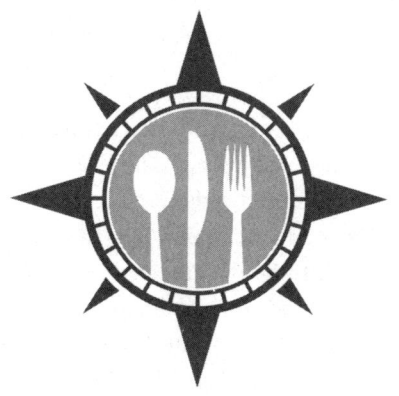

4. Abnehm-Superfoods

Radikal, effektiv, schnell: Monodiäten, die auf ein bestimmtes Lebensmittel setzen, lassen in kürzester Zeit die Pfunde schmelzen. Google kürt sie sogar zur meistgesuchten Diät seiner Suchmaschine – doch was steckt wirklich hinter dem strengen Abnehmprogramm? Und gibt es wirklich Superfoods, mit denen man seine Fettverbrennung ankurbeln, den Appetit hemmen und den Muskelabbau bremsen kann – und den Jo-Jo-Effekt gleich mit umgeht?

Das Wörtchen »Mono« stammt aus dem Griechischen und bedeutet so viel wie einzig oder allein. Gemünzt auf eine Diät erklärt es gleichzeitig die wichtigste Regel der Abnehmmethode: Sie basiert auf einem einzigen Lebensmittel. Ob Ei, Apfelessig oder Kohl, Ananas, Reis oder Kartoffel, Banane oder Spinat – man entscheidet sich für eine Frucht oder ein Gemüse oder eine Zubereitung daraus. Das bleibt dann wochenlang der Hauptmahlzeitenbestandteil oder steht zumindest regelmäßig auf dem Speiseplan, je nachdem, ob man eine strenge oder eine weniger strenge Monodiät gewählt hat. Andere Nahrungsmittel sind nicht oder nur begrenzt erlaubt. Dazu gibt es Wasser, schwarzen Kaffee und ungesüßten Tee. Bewegung, die dabei hilft, die Muskelmasse zu erhalten, gehört nicht explizit zum Diätprogramm. Auch wenn sie zu den beliebtesten Diäten gehören, zählen Monodiäten zu den ungeeigneten Diätformen und wurden in den meisten Fällen nicht wissenschaftlich evaluiert. Von Fachleuten werden diese Crashkuren, mit denen man schnell abnehmen kann, kritisch gesehen. Der Abnehmeffekt beruht in erster Linie auf dem Verlust an Körperwasser in der Anfangsphase. Wendet man die Diäten länger an, kann dies zu Nährstoffmängeln führen, und zwar vor allem von Eiweiß, Vitaminen, Mineralien und Spurenelementen.

Eine drastische und schnelle Gewichtsabnahme ist dank der radikalen Kalorienreduktion auf jeden Fall möglich: Maximal 1000 Kilokalorien gibt es pro Tag auf den Teller oder ins Glas. Die schnellen Erfolge und das einfache Konzept, das ohne Speiseplan funktioniert, machen diese Hungerkur zur beliebtesten Crash-Diät des Internets. Auch lässt sie sich in jeden Alltag integrieren, man spart Zeit, weil man bei einigen Formen nicht kochen muss, und wahrscheinlich auch Geld.

Kurzzeitig sind Extremdiäten für gesunde Erwachsene gesundheitlich unbedenklich. Nachteilig wirkt sich aber aus, dass die Ernährung bei allen Monodiäten nicht ausgewogen ist. Auf Dauer kann es aufgrund von Mangelerscheinungen zu Beschwerden oder sogar Stoffwechselstörungen kommen. Bricht man die Diät ab, hat man im Nu sein Ursprungsgewicht und unter Umständen ein paar Pfunde mehr auf den Hüften. Das verlorene Wasser lagert der Körper in Nullkommanichts wieder ein. Ein heruntergeregelter Ruheumsatz und weniger Muskelmasse machen es möglich. Hinzu kommen Heißhungerattacken aufgrund der eintönigen Ernährungsweise. Das frustriert, weil man genauso aussieht wie vor der Diät oder sogar noch etwas rundlicher – und man hat auch nichts gelernt: Weder etwas über das richtige Essen noch etwas über verschiedene Lebensmittel noch etwas über Essenszubereitung. Solche Crash-Diäten stellen bei längerer und häufigerer Anwendung den Einstieg in eine jahrelange Diätlaufbahn dar, denn ab jetzt kann man davon ausgehen, dass das Gewicht ständig starken Schwankungen unterliegt.

Zu den bekanntesten Varianten gehört die **Reisdiät**. Vollkornreis enthält viel Kalium und wirkt entwässernd. Bei dieser Monodiät darf man nicht mehr als 1000 Kilokalorien zu sich nehmen, weshalb man sich schon nach einem Tag dank des Wasserverlusts leichter fühlt. An den Fettreserven hat sich allerdings nichts geändert.

Auch die **Ananasdiät** bewirkt keine Wunder. Zwar soll das in der tropischen Frucht enthaltene Enzym Bromelain den Stoffwechsel ankurbeln und die Fettverbrennung anregen, doch auch hier geht in erster Linie Wasser verloren.

Die **Kartoffeldiät** wird ebenfalls zu den Monodiäten gezählt, solange man mehrere Tage am Stück etwa 1 Kilo Kartoffeln – über den Tag verteilt – isst und so schnell abnimmt. Die Kartoffeln sollten hierbei am besten ungeschält gegessen werden, da in der Schale Kalium und Mineralstoffe stecken. Kartoffeln sind in dieser Form reich an resistenter Stärke, die erst beim Erkalten entsteht. Diese resistente Stärke passiert den Dünndarm, ohne dass dieser sie verwerten kann. Ihr Energiewert reduziert sich dadurch erheblich. Zudem wird sie im Dickdarm abgebaut, dient hier als Nahrung für die Schleimhautzellen, beugt Entzündungen vor und fördert eine gesunde Darmflora. Der Eiweißgehalt der Knollen ist mit 2 Prozent nicht eben beträchtlich, dafür ist ihre Verwertbarkeit besonders hoch. Wer eine solche Rosskur durchhält, kann sich nach ein paar Tagen durchaus über ein paar Pfunde weniger auf der Waage freuen.

Ebenfalls eine der bekanntesten Monodiäten ist die **Eier-Diät (Mayo-Diät)**. Das Prinzip ist wie immer simpel: Es basiert auf dem Low-Carb-System, was bedeutet, dass man hauptsächlich Eiweiß und sehr wenige Kohlenhydrate zu sich nimmt. Dadurch steht dem Körper kein Zucker als Energielieferant zur Verfügung, weshalb er bei der Verbrennung auf die Fettreserven zurückgreift. Es greift im weitesten Sinn das Prinzip der Ketose (siehe Seite 158). Die Eiweißzufuhr verhindert zudem, dass beim Abnehmen Muskelmasse abgebaut wird.

Die Hauptzutat stellen Eier dar, die in allen Rezeptvariationen verspeist werden dürfen. Dazu trinkt man kalorienfreie Getränke wie Früchte- oder Kräutertee und Wasser. Als ideale Menge wird dabei empfohlen, 2 Liter Flüssigkeit, sechs bis acht Eier und 300 Gramm Salat oder einen Apfel pro Tag zu sich zu nehmen. Der hohe Eiweißanteil lässt trotz der Kalorienbeschränkung von unter 1500 Kilokalorien pro Tag keinen Hunger aufkommen.

Eier sind gesund, sie enthalten alle Vitamine außer Vitamin C, die Mineralstoffe Zink, Kalium, Kalzium und Selen sowie gesunde ungesättigte Fettsäuren. Zudem decken sie in Kombination mit den anderen Lebensmitteln vorübergehend den Bedarf an Nährstoffen. Diese Diät kann deshalb zwei Wochen durchgehalten werden; länger sollte sie aus ärztlicher Sicht nicht ausgeführt werden.

Ein anderer Monodiät-Klassiker setzt auf **Apfelessig**. Schon lange wird der als natürliches Heilmittel geschätzt. Die Ausgangssubstanz sind frische Äpfel, die nach einer bestimmten Rezeptur vergoren werden. Im Internet sind zahlreiche Rezepte zu finden. Apfelessig gewinnt durch den Fermentationsprozess wertvolle Inhaltsstoffe hinzu, wie Betacarotin, Folsäure, die Vitamine B1, B2, C, E und A, Mineralstoffe wie Kalzium, Magnesium, Eisen, Fluor und Natrium, Ballaststoffe und etwa 5 Prozent Essigsäure.

Im Zusammenspiel mit anderen Vitalstoffen wirken sie verdauungsfördernd. Außerdem wird Apfelessig eine blutzuckerregulierende Wirkung nachgesagt. Er soll die Verwertung von Stärke (Kohlenhydraten) dahingehend positiv beeinflussen, dass sie nicht so schnell abgebaut wird, was den Blutzuckeranstieg nach dem Essen dämpft. Das wiederum beugt Heißhungerattacken vor.[105] Dass Apfelessig beim Abnehmen helfen soll, geht auf eine im Jahr 2009 veröffentlichte Studie mit 155 übergewichtigen Japanern zurück, die nach zwölf Wochen täglichen Konsums von 0,5 Litern Apfelessig zwischen 1 und 2 Kilogramm abgenommen haben.[106] Bei einer Apfelessig-Diät werden in aller Regel drei Mahlzeiten pro Tag auf den Tisch gebracht. Um die Pausen zwischendurch leichter einzuhalten, hilft der Apfelessig, da er den Appetit und Hungergefühle mindern soll.

Als Hausmittel ist Apfelessig schon seit den Zeiten Sebastian Kneipps bekannt. Die Essigsäure regt die Speichelbildung an und fördert die Aktivität von Magen, Darm und Bauchspeicheldrüse. Eine sechs- bis achtwöchige

Kur reguliert angeblich die Darmflora. Auch der Säure-Basen-Haushalt des Körpers soll profitieren.

Abnehmen mit der »Magic Soup« ist eine der ältesten Crash-Kuren überhaupt. Die **Kohlsuppen-Diät** stammt aus den USA, wo sie sich auch heute noch großer Beliebtheit erfreut. Es gibt unzählige Rezeptvariationen: Grundlage ist aber immer Kohlgemüse, dem Fatburner-Qualitäten nachgesagt werden.

Das Konzept sieht vor, dass man bei der Abnehmkur nicht hungern muss, da man von der Suppe den ganzen Tag so viel essen kann, wie man will. Es heißt sogar: Je mehr Suppenportionen verzehrt werden, umso höher ist die Fettverbrennungsrate. Dass Kohl wie ein Fatburner wirkt, liegt daran, dass er so schwer verdaulich ist und der Körper somit deutlich mehr Energie aufbringen muss, um ihn zu verwerten. Laut Expertenmeinung kommt es zu der extremen Gewichtsabnahme jedoch aufgrund eines anderen Wirkmechanismus: Durch die extrem kalorienreduzierte Kost greift der Körper zunächst auf die Zuckerspeicher in Leber und Muskulatur zurück, was stark entwässernd wirkt. Daher ist es wichtig, bei dieser Diät ausreichend zu trinken. Da außerdem die Eiweißzufuhr drastisch reduziert ist, baut der Körper vergleichsweise schwere Muskelmasse ab.

Bewegung ist bei einigen Diätvarianten integriert. Abnehmen kann man mit der Methode auf diese Weise angeblich 5 bis 8 Kilogramm pro Woche.

Ein Superfood der besonderen Art, das das Fett zum Schmelzen bringen soll, haben die englischen Ernährungswissenschaftler Aidan Goggins und Glen Matten auf der Grundlage sirtuinhaltiger Lebensmittel ins Gespräch gebracht. Dazu gibt es auch ein Buch: *Die Sirtuin-Diät* (Originaltitel: *The Sirtfood Diet*). Die Autoren betonen darin, dass man mit der Sirtuin-Diät erfolgreich abnehmen, zugleich den Muskelaufbau fördern und das Immunsystem stärken könne.

Die Bezeichnung Sirt stammt aus den Forschungsarbeiten des Harvard-Professors für Biologie David Sinclair, der ein Gen in Hefepilzen entdeckte, welches bei Nahrungsknappheit den Stoffwechsel reguliert, um zu überleben. Das Sir2-Gen wurde schon kurze Zeit später in allen Lebewesen nachgewiesen und durch weitere Forschungsarbeiten als Enzymgruppe der Sirtuine bekannt.

Bestimmte Pflanzenstoffe können diese Sirtuine, sogenannte Überlebensgene, stimulieren. In Amerika haben sie auch den Beinamen »skinny Genes«, weil sie den Fettabbau anregen sollen. Bei den Substanzen, über die diese Nahrungsmittel ihre Wirkung entfalten, handelt es sich um chemische Kampfstoffe von Pflanzen, auch bekannt als sekundäre Pflanzenstoffe. Sie dienen zum Schutz der Pflanze und der Vernichtung von Fressfeinden. Wenn man diese Pflanzen in Form von bestimmten Gemüsesorten, Kräutern und Früchten isst – von denen einige aus der mediterranen Küche bekannt sind –, entfalten sie ihre Gesundheits- und Abnehmeffekte durch die Reaktion, die sie in unserem Körper auslösen. Als Antwort auf die Sirtfoods aktiviert der Körper Schutzmechanismen, leitet Reparaturprozesse ein, bereitet sich auf künftige Schädigungen vor und verbessert seine Fitness. Die Sirtuinaktivierung ist im Grunde nichts anderes als eine Stressantwort des Organismus.

Was Sirtuine zum Abnehmen interessant macht, ist ihre Wirkung auf den Insulinstoffwechsel. Sirtfoods stimulieren die Insulinsekretion und verbessern gleichzeitig die Empfindlichkeit der Zellen für die Wirkweise dieses Hormons.[107] Das verhindert eine Insulinresistenz, die Grundlage für das gefürchtete metabolische Syndrom.

Sirtuin führt auch zu einer vermehrten Sekretion von Schilddrüsenhormonen. Eine latente Unterfunktion der Schilddrüse ist vor allem bei Frauen weit verbreitet und begünstigt die Gewichtszunahme.

Weiterhin regen Sirtuine auch eine bestimmte Art von Körperfett an, nämlich das braune Fettgewebe (siehe auch Seite 54). Während weißes Fettgewebe Energie speichert, dient braunes Fettgewebe dazu, bei Kälte durch Verbrennung zusätzliche Energie und damit Wärme zu erzeugen. Viele Tiere sichern damit bei niedrigen Temperaturen ihr Überleben. Während neugeborene Babys noch viel braunes Fettgewebe besitzen, da sie durch ihre relativ große Körperoberfläche leicht auskühlen würden, ist bei Erwachsenen davon nur noch wenig vorhanden. Wir erzeugen bei Kälte die erforderliche zusätzliche Wärme hauptsächlich durch Muskelzittern. Die moderne Adipositasforschung arbeitet derzeit daran, braunes Fettgewebe im Körper zu vermehrtem Wachstum anzuregen. Als Folge des dadurch erzielten »thermogenetischen Effekts« ließe sich das Abnehmen von stark Übergewichtigen deutlich vereinfachen. Sirtuinaktivierung führt nun bereits dazu, dass der Körper mehr braunes Fett herstellt. Dabei wird auch weißes Fettgewebe vermehrt in braunes umgewandelt. Diesen Mechanismus nennt man »Browning-Effekt«.

Vorteilhaft ist zudem, dass bei einer Sirtfood-Diät die Muskelmasse erhalten bleibt und über die Aktivierung von Muskelstammzellen auch zum Aufbau aktiviert wird.

Zu den Sirtuinen gehört beispielsweise das in Knoblauch enthaltene Allicin, Anthocyan aus Blaubeeren, Himbeeren oder Auberginen, Capsaicin aus Chilis, Kaffeesäure, Protocatechusäure aus Olivenöl oder Resveratrol aus Himbeeren oder Traubenhaut. Letzteres dürfte vor allem Weinliebhaber freuen, da das Polyphenol Resveratrol auch hier – insbesondere im Spätburgunder – vorkommt. Ein gelegentliches Glas Wein ist also durchaus erlaubt. All diese Sirtuine wirken lebensverlängernd, krebshemmend, antidiabetisch und gelten als Fettkiller.

Weitere sirtuinhaltige Lebensmittel sind neben grünem Tee auch Äpfel, Grünkohl, Kapern und Zitrusfrüchte. Gleiches gilt für Kräuter und Gewürze wie Petersilie, Chili und Kurkuma. Bei Schokolade sollte man auf solche Sorten setzen, die einen Kakaoanteil von mindestens 85 Prozent haben. Auch Sojaprodukte in Form von Tofu oder als pflanzlicher Drink, Erdbeeren, Rucola, Walnüsse und Zwiebeln sind empfehlenswert. Gleiches gilt für Buchweizen und Garnelen. Trotzdem muss bei der Sirtuin-Diät zu Beginn verzichtet werden. Die Kalorienzufuhr wird zunächst auf etwa 1000 Kilokalorien pro Tag gedrosselt und danach vier Tage lang auf 1500 Kilokalorien hochgefahren. Im Anschluss daran darf man 1800 Kilokalorien zu sich nehmen. Es darf somit angenommen werden, dass der Gewichtsverlust in erster Linie auf dieser Art von Kalorienreduktion beruht.

Auf einen Blick

Eier-Diät

Das verspricht sie:

Bis zu 7 Kilogramm in zwei Wochen kann man mit dieser Monodiät abspecken. Der hohe Eiweißanteil sorgt für eine gute Sättigung bei extrem kalorienreduzierten Mahlzeiten. So soll auch der Abbau von Muskeleiweiß vermieden werden.

So funktioniert sie:

Vier Eier pro Tag sind die Regel, dazu gibt es vor allem fettarmes Fleisch, Fisch, Milchprodukte, Obst und Gemüse. Kohlenhydrathaltige Lebensmittel, wie Brot, Nudeln, Reis, Kartoffeln und Zucker werden auf ein Minimum reduziert. Kaffee darf man mit etwas Milch trinken, allerdings ohne Zucker. Außerdem verzichtet man bei der Diät auf Alkohol. Es soll reichlich Wasser und ungesüßte Tees getrunken werden, um die Nieren zu entlasten.

MÖGLICHER WOCHENPLAN

Das Frühstück ist jeden Tag identisch: 1–2 Eier, 1 Grapefruit, schwarzer Kaffee oder Tee.

Montag:
- Mittagessen: 2 Eier, 1 Grapefruit
- Abendessen: 2 Eier, Salat, 1 Scheibe Toastbrot, 1 Grapefruit, Wasser

Dienstag:
- Mittagessen: 2 Eier, Tomaten, Kaffee
- Abendessen: Steak, Tomaten, Gurke, Salat, Oliven, Wasser

Mittwoch:
- Mittagessen: 2 Eier, Spinat, Kaffee
- Abendessen: 2 Lammkoteletts, Sellerie, Gurke, Tomaten, Wasser

Donnerstag:
- Mittagessen: 2 Eier, Spinat, Kaffee
- Abendessen: 2 Eier, Hüttenkäse, 1 Scheibe Toastbrot, Kohl, Wasser

Freitag:
- Mittagessen 2 Eier, Spinat, Kaffee
- Abendessen: Fisch, Salat, 1 Scheibe Toastbrot, Grapefruit, Wasser

Samstag:
- Mittagessen: Obstsalat, so viel, man möchte
- Abendessen: Steak, Sellerie, Gurke, Tomaten, Wasser

Sonntag:
- Mittagessen: Hühnchen, Tomaten, Möhren, Kohl, 1 Grapefruit, Kaffee
- Abendessen: kaltes Hühnchen, Tomaten, 1 Grapefruit

Das bringt sie wirklich:

Eine kurzfristige Gewichtsreduktion ist aufgrund des fast vollständigen Verzichts auf Kohlenhydrate möglich. Eiweiß sättigt und auch der Abbau der Muskulatur wird vermieden. Eier sind nährstoffreich, trotzdem überfordert die Kur auf Dauer die Nieren. Auch wird der Bedarf an Mikronährstoffen nicht vollständig gedeckt.

Pro:

- Sie ist bedingt geeignet als Einstieg in eine Ernährungsumstellung, sofern man danach übt, gesund zu essen.
- Mit der Eierdiät nimmt man schnell ab.

Kontra:

- Da es an Kohlenhydraten mangelt und der Eiweißanteil in der Eier-Diät sehr hoch ist, verändert sich der Stoffwechsel. Eiweißabbauprodukte können sich ansammeln, sodass das Risiko von Nierenschäden und Gicht wächst.
- Ernährt man sich zu lange zu einseitig, droht Nährstoffmangel.
- Außerdem kann es zum Jo-Jo-Effekt kommen, wenn man sich danach wieder normal ernährt.

Fazit:

Die Regeln sind einfach und gut in den Alltag integrierbar. In Kombination mit Gemüse und Obst kann man die Eier-Diät bis zu zwei Wochen anwenden. Auch die Flüssigkeitszufuhr ist für den Erfolg der Diät entscheidend. Für den dauerhaften Einsatz ist sie ungeeignet.

Apfelessig-Diät

Das verspricht sie:

Rund 2 Kilo Gewichtsverlust pro Woche sind bei einer Kombination der Apfelessig-Diät mit einer fettarmen, vollwertigen Mischkost möglich. So wird sie in den meisten Ratgebern zu dem Thema angeboten.

So funktioniert sie:

Mageres Fleisch, Vollkornprodukte, frisches Obst und Gemüse sowie fettarme Milchprodukte stehen auf dem Speiseplan. Vor jeder der empfohlenen drei Hauptmahlzeiten wird ein Glas Apfelessig-Wasser getrunken: ein bis zwei Teelöffel Apfelessig auf 250 Milliliter lauwarmes Wasser geben und nach Belieben mit einem Teelöffel Honig süßen. Morgens soll man die Mischung gleich nach dem Aufstehen trinken und erst 15 Minuten später frühstücken. So soll der Stoffwechsel angeregt werden. Pro Tag kommt man mit kalorienreduzierten Mischkostmahlzeiten so auf 1200 Kilokalorien.

Das bringt sie wirklich:

Der relativ geringe Gewichtsverlust entsteht durch das Energiedefizit. Die Autoren der japanischen Studie schlussfolgern, dass die tägliche Einnahme von Essig zur Reduktion von Übergewicht sinnvoll sein könnte. Wie genau Essig dazu beiträgt, ist allerdings unklar.

Pro:

- Apfelessig ist besonders preiswert.
- Die Rezepte in den Ratgebern sind einfach und schnell nachzukochen.

Kontra:

- Sehr strenge Apfelessig-Diäten, bei denen man komplette Mahlzeiten durch Apfelessig ersetzt, können zu ernsten Mangelerscheinungen führen.
- Wer unter einem empfindlichen Magen leidet, wird den Essig nicht vertragen.
- In zu hohen Konzentrationen kann Apfelessig dem Zahnschmelz schaden.

Fazit:

Die Diät ist geeignet für gesunde, mäßig übergewichtige Erwachsene, die in kurzer Zeit abnehmen möchten.

Kohlsuppen-Diät

Das verspricht sie:

5 bis 8 Kilogramm soll man mit der Methode abnehmen können. Der Effekt verstärkt sich, je mehr Kohlsuppe man isst.

So funktioniert sie:

Einkauf und Zubereitung gehen schneller als bei vielen anderen Diäten. Die Zutaten bestehen in der Regel aus Weißkohl, Tomaten, Karotten, Paprika, Sellerie und Petersilie. Die Suppe darf nicht gesalzen werden. Rezeptvarianten gibt es zahlreiche. Weniger strenge Varianten der Kohlsuppen-Diät sehen vor, dass zusätzlich weitere Nahrungsmittel oder auch Eiweiß-Shakes verzehrt werden sollen.

BEISPIEL FÜR EINE WOCHE KOHLSUPPEN-DIÄT

1. Tag
- Kohlsuppe
- Obst nach Belieben (keine Banane)
- 250 ml Magermilch oder 250 g Naturjoghurt

2. Tag
- Kohlsuppe
- Gemüse nach Belieben
- gebackene Kartoffel mit 1 TL Butter

3. Tag
- Kohlsuppe
- Obst nach Belieben (keine Bananen)
- 250 ml Magermilch oder 250 g Naturjoghurt

4. Tag
- Kohlsuppe
- Bananen (drei bis sechs Stück)
- 250 g Naturjoghurt
- Magermilch

5. Tag
- Kohlsuppe
- Fisch- oder Hähnchenfilet, gegrillt, nach Belieben
- Tomaten
- 250 ml Magermilch oder 250 g Naturjoghurt

6. Tag
- Kohlsuppe
- Fisch- oder Hähnchenfilet, gegrillt, nach Belieben
- Gemüse nach Belieben
- 250 ml Magermilch oder 250 g Naturjoghurt

7. Tag
- Kohlsuppe
- Obst und Gemüse nach Belieben
- 250 ml Magermilch oder 250 g Naturjoghurt

Nach diesem siebentägigen Speiseplan können Abnehmwillige nach Wunsch wieder von vorne beginnen.

Das bringt sie wirklich:

Eine Steigerung der Fettverbrennung durch den Kohlverzehr ist wissenschaftlich nachgewiesen. Zu dem Abnehmeffekt kommt es allerdings durch die extreme Kalorienreduktion. Bei dem Konzept nimmt man zu wenig Eiweiß zu sich, der Körper baut dann Muskeln ab, was ebenfalls zu der starken Gewichtsabnahme führt.

Pro:

- Die Zubereitung ist einfach und am Anfang schmeckt die Kohlsuppe gut.
- Kleine Portionen können eingefroren oder in einer Thermoskanne transportiert werden.
- Drei oder vier Tage mit der Diät sind gesundheitlich unbedenklich.

Kontra:

- Der Speiseplan ist eintönig, Blähungen sind die Folge.
- Viele Abnehmwillige, die die Kohlsuppe zu Beginn noch mochten, ertrugen Geschmack und Geruch nach ein paar Tagen nicht mehr.
- An bestimmten Diättagen dürfen nicht einmal Gemüse oder Obst als Ergänzung verzehrt werden.
- Heißhunger auf Verbotenes steigt.
- Der Jo-Jo-Effekt ist vorprogrammiert.
- Auch wenn Kohl reich an Ballaststoffen, Vitaminen, Mineralstoffen und sekundären Pflanzenstoffen ist, kann es nach einigen Tagen zu Mangelerscheinungen kommen, da der Körper nicht ausreichend versorgt wird.

Fazit:

Bedingt geeignet für gesunde Erwachsene mit mäßigem Übergewicht mit starkem Durchhaltewillen. Ideal für Vegetarier und Veganer. Nicht geeignet zum Auswärtsessen. Menschen mit einer Stoffwechselerkrankung oder Kreislaufbeschwerden ist dringend davon abzuraten.

Sirtuin-Diät

Das verspricht sie:

Mit der Sirtuin-Diät soll man bis zu 3 Kilogramm pro Woche abnehmen können. Unterstützend wirken Sirtuine, die die Fettverbrennung und den Muskelaufbau unterstützen. Aktiviert werden diese Enzyme durch Kalorienrestriktion, Fastenphasen, körperliche Aktivität und Sport sowie durch sirtuinhaltige Lebensmittel.

So funktioniert sie:

Phase 1:
Die Empfehlung ist, an den ersten drei Tagen die Zufuhr auf 1000 Kilokalorien zu reduzieren. Die Phase dauert drei Tage, und der Speiseplan basiert idealerweise auf einer Sirtuin-Mahlzeit (Rezepte gibt es im Buch) und auf drei Drinks oder Smoothies. Letztere sollten – ganz nach Vorliebe – aus den empfohlenen Zutaten gemixt werden. Dadurch lassen sich vor allem grüne Smoothies aus Äpfeln, Orangen, Beeren, Rucola, Grünkohl und Petersilie zubereiten. Auf Wunsch kann den Drinks zusätzlich Matcha-Pulver zugefügt werden.

Phase 2:
Jetzt soll die Fettverbrennung weiter gepusht und gleichzeitig der Energieumsatz erhöht werden. 1500 Kilokalorien täglich sind in Form von zwei Sirtuin-Drinks und zwei Sirtuin-Mahlzeiten vorgesehen. Die Phase dauert so lange, bis das Wunschgewicht erreicht ist.

Phase 3:
Sie dient der Stabilisierung des erreichten Gewichts und sollte mindestens eine weitere Woche oder länger durchgezogen werden. Hier sind neben sirtuinhaltigen Lebensmiteln vermehrt auch Eiweißquellen sowie gesunde Fette erlaubt.

Zusätzlich sollte zu der Sirtuin-Diät ein Bewegungsprogramm absolviert werden.

Das bringt sie wirklich:

Die Wirkung von Sirtuinen auf eine Gewichtsabnahme ist wissenschaftlich nicht nachgewiesen. Zu dem relativ raschen Gewichtsverlust kommt es aufgrund des anfangs erheblichen Energiedefizits. Die Kost hat ein gutes Nährstoffprofil, die verwendeten Lebensmittel haben fast alle eine geringe Energiedichte.

Pro:

• Die Sirtuin-Diät ist einfach umzusetzen, und es werden keine exotischen oder überteuerten Lebensmittel benötigt.
• Man entwickelt ein Bewusstsein für eine gesunde Ernährungsweise und dank der empfohlenen Bewegung auch für einen gesunden Lebensstil.

Kontra:

• Der wissenschaftliche Beleg ist nicht erbracht.
• Die Lebensmittelauswahl ist eingeschränkt.

Fazit:

Die kalorienreduzierte ausgewogene Mischkostdiät ist geeignet für gesunde Erwachsene mit mäßigem Übergewicht. Gut zum Auswärtsessen, für Berufstätige, Vegetarier und Veganer. Auch wenn einige Aussagen nicht wissenschaftlich bewiesen sind, lassen sich aus den sirtuinhaltigen Lebensmitteln gesunde, ausgewogene Mahlzeiten zubereiten. Für den Dauereinsatz ist die Diät nicht geeignet.

5. Biotypisch essen

Die Grundidee der stoffwechselgerechten Diäten beruht darauf, die Verdauung anzukurbeln und die Fettverbrennung anzuregen. Es gibt verschiedene Formen: Diese teilen Personen in unterschiedliche Stoffwechsel- oder Genotypen ein und leiten dann daraus eine individuell passende, im besten Fall schlank machende Ernährungsweise ab. Denn es gibt nicht nur die eine Diät, die zu allen Menschen passt. Die Verschiedenheit soll entweder durch bestimmte physiologische Unterscheidungsmerkmale oder durch Blut- und Gentests entschlüsselt werden. Wie funktioniert das genau und wie sinnvoll ist die Herangehensweise?

Auf den individuellen Stoffwechsel angepasste Diätpläne sollen effizient den Abnehmprozess unterstützen. Weltweit gibt es verschiedene Varianten, durch die der Stoffwechsel entweder angeregt oder verändert werden soll. Andere beinhalten Ernährungspläne, die an den individuellen Stoffwechsel angepasst werden sollen. Anhaltspunkt geben bestimmte Stoffwechselparameter oder Blutwerte. Je nach Konzept werden unterschiedliche Lebensmittel als besonders geeignet oder nicht geeignet eingeordnet.

Der US-amerikanische naturheilkundlich arbeitende Internist Peter J. D'Adamo entwickelte ein sehr populäres Diätkonzept, das er 1996 in seinem Buch *Vier Blutgruppen – Vier Strategien für ein gesundes Leben* (Originaltitel: *Eat right 4 Your Type*) vorgestellt hat. Es wurde in 50 Sprachen übersetzt.

Die Blutgruppen werden dabei nach ihrem vermeintlichen Entstehungszeitraum eingeteilt. Allerdings geht man in der Wissenschaft davon aus, dass sich die verschiedenen Blutgruppen weit früher entwickelt haben als von D'Adamo angenommen. Die älteste Blutgruppe ist in seinem Konzept die 0, daraufhin folgen A und B und zum Schluss AB. Die Grundannahme besteht darin, dass die jeweilige Blutgruppe eines Menschen (A, B, AB, 0) vorgibt, auf welche Art er sich ernähren muss, um gesund zu bleiben – und um abzunehmen, falls man übergewichtig ist. Denn jeder Blutgruppentyp verträgt Lebensmittel unterschiedlich gut, reagiert anders auf Stress und ist anfällig für bestimmte Beschwerden.

Die vier Blutgruppen unterscheiden sich physiologisch dadurch, dass auf den roten Blutkörperchen unterschiedliche Antigene sitzen. Laut D'Adamo koppeln bestimmte Eiweißstoffe aus Lebensmitteln, sogenannte Lektine (Hämagglutinine) an unterschiedliche Antigene, wodurch das Blut »verklumpt«, sich der Stoffwechsel verlangsamt und man schneller an Gewicht zulegt. Übergewicht und Trägheit sind laut D'Adamo die häufigsten Symptome für eine nicht stoffwechselgerechte Ernährungsweise. Dadurch soll das Krankheitsrisiko steigen. Im Rahmen der Blutgruppendiät sollte man solche Lebensmittel meiden, deren Lektine sich an die Antigene im eigenen Blut koppeln. Auf diese Weise soll man gesünder und schlanker werden.

Jede Blutgruppe ist dabei einem bestimmten Stoffwechseltypus zuzuordnen, der sich im Lauf der Evolution herausgebildet haben soll.

- Jäger und Sammler: In dieser Menschheitsepoche entstand die Blutgruppe 0, die Fleisch besonders gut verträgt.
- Ackerbauern: Mit der Entwicklung der Sesshaftigkeit des Menschen entstand die Blutgruppe A, denen eine vegetarische Kost gut bekommt.
- Nomaden: In der Zeit der großen Wanderungen vor etwa 15.000 Jahren entstand die Blutgruppe B, deren Träger alles essen können.
- Ackerbauern & Nomaden: Aus der Vermischung beider Kulturen in den letzten 1000 Jahren entstand der Blutgruppentyp AB. Er verträgt gut viel Getreide und Milchprodukte, jedoch wenig Fleisch.

Hält man sich an die stoffwechselbedingten Ernährungsvorgaben, die alle auf eine eiweißreiche und pflanzenbasierte Kost setzen, wird man gesünder, beugt Erkrankungen vor und kann, so D'Adamo, auch Gewicht verlieren. Die Blutgruppendiät ist allerdings als eine lebenslange Ernährungsform anzusehen und nicht als reine Abnehmmethode. Der Gewichtsverlust ergibt sich daraus, dass man nur Lebensmittel verzehrt, die man gut verwerten kann. Es gibt daher keine Richtwerte, wie viel man abnehmen kann. Wissenschaftlich ist der Zusammenhang zwischen Blutgruppe und Ernährung nicht haltbar.[108, 109]

Zwar kam eine Studie aus dem Jahr 2012 zu dem Ergebnis, dass das Risiko, an bestimmten Krankheiten zu erkranken, von der Blutgruppe abhängt.[110] In einem Review, der neun Jahre zuvor publiziert wurde, zeigte sich zudem, dass die Gene eine Rolle dabei spielen, wie der Körper Nährstoffe verarbeitet. Trotzdem sind dies keine Belege dafür, dass es einen Zusammenhang zwischen Blutgruppe, Gesundheit und Ernährung gibt.

Ebenfalls nicht wissenschaftlich belegt ist, dass Nahrungslektine im Blut zu Verklumpungen (Agglutinationen) führen. Lediglich für einen kleinen Teil der Lektine aus Lebensmitteln konnte man nachweisen, dass sie in schwachen Konzentrationen aus dem Darm ins Blut übergehen, dort aber umgehend neutralisiert werden. Die meisten Lektine sind darüber hinaus nicht blutgruppenspezifisch und betreffen damit jeden. Lektine werden durch Erhitzen zerstört und kommen in vielen pflanzlichen Lebensmitteln vor. Insbesondere Kartoffeln und Hülsenfrüchte wie Bohnen oder Linsen gehören dazu, die alle nur gekocht genießbar sind.

Forscher an der Universität in Toronto fanden in einer im Jahr 2014 publizierten Übersichtsarbeit heraus, dass die Hypothese der Blutgruppendiät falsch sei.[111]

Die **Geno-Typ-Diät** geht davon aus, dass Abnehmen Typsache sei. Die einen nehmen schon zu, wenn sie Essen nur anschauen, die anderen können futtern, was sie wollen, und legen kaum oder gar nicht zu. Der Stoffwechsel ist schuld. Man geht davon aus, dass es verschiedene Metatypen gibt, die die Makronährstoffe Kohlenhydrate, Fette und Eiweiß unterschiedlich verarbeiten. Normalerweise werden die Gene dazu mittels Speicheltest in einem darauf spezialisierten Labor untersucht; die Beratung erfolgt anschließend durch den jeweiligen Anbieter. Der Biologe Dr. Hossein Askari hat dazu ein Buch geschrieben. Es heißt Die Gen-Diät: *Deinen Stoffwechsel-Typ erkennen und endlich schlank werden*. Der Autor ist Gründer und Geschäftsführer des Center of Genetic Analysis and Prognosis (Co-GAP) in Köln, dem führenden Anbieter genetischer Lifestyle-Analysen.

Die Genotypdiät besagt, dass man durch die Kenntnis seines Stoffwechseltypen herausfinden kann, durch welche Lebensmittel man eher zulegt und durch welche nicht. Eine Speichelprobe und die Auswertung des Genmaterials geben Aufschluss darüber, wie gut unser Körper Kohlenhydrate, Fette und Eiweiß verstoffwechseln kann und damit die Fettzellen be- oder entlädt. Wer ein schlechter Eiweißverwerter ist, aber gut Kohlenhydrate verträgt, darf sich dann nicht wundern, wenn eine Low-Carb-Diät bei ihm keine Wirkung zeigt. Der Gentest zeigt außerdem, welche Form von Bewegung für den eigenen Stoffwechsel ideal ist.

Zwar ist der Zusammenhang zwischen Erbgut und Körpergewicht wissenschaftlich noch nicht gesichert, trotzdem wirbt CoGAP damit, dass das firmeneigene Testverfahren die Genetik als »weiteren Baustein im Rahmen eines herkömmlichen Abnehmkonzeptes einbeziehe«. Eine 2015 in der Fachzeitschrift *Nature* veröffentlichte Studie hat gezeigt, dass 97 Gene sicher im Zusammenhang mit dem Body-Mass-Index stehen.[112] Sie bestimmen aber nur rund 2,5 Prozent des Körpergewichts. Es gibt also noch viel mehr Steuerungsgene, nur kennen wir diese noch gar nicht.

Laut Gentest gibt es vier Stoffwechseltypen. Die Metatypen »Alpha«, »Beta«, »Gamma« und »Delta« nehmen jeweils aus einem oder zwei der Makronährstoffe Kohlenhydrate, Fette oder Eiweiß mehr Energie auf. Die Grundannahmen dahinter beruhen auf der menschlichen Evolution. Der

Organismus ist darin geübt, Energie zu speichern, um mit wiederkehrenden Hungerperioden zurechtzukommen. Die Hauptenergiequelle unserer Vorfahren, so eine weitere Annahme, bestand zunächst hauptsächlich aus Fleisch. Daher kann der Körper Energie besonders gut aus Proteinen und Fetten gewinnen. Mit dem Ackerbau kamen mehr Kohlenhydrate in Form von Getreide auf den Speiseplan, woran sich der Stoffwechsel auch anpasste. Heute besitzt jeder Mensch eine einzigartige Kombination genetischer Variationen. Diese sind verantwortlich dafür, dass jeder Stoffwechsel Fett, Eiweiß und Kohlenhydrate anders verarbeitet.

Zwar geht die Ernährungswissenschaft davon aus, dass es individuelle Ernährungsmuster gibt, wodurch dem einen manche Lebensmittel besser bekommen und dem anderen weniger. Doch entsprechende Genanalysen und die daraus abgeleiteten individuellen Ernährungsweisen stecken noch in den Kinderschuhen. Kommerzielle Programme, die Gentests anbieten und daraus abgeleitete Einstufungen in Ernährungstypen vornehmen, kann man daher als nicht seriös betrachten. Bei CoGAP werden nur bestimmte Stoffwechselgene untersucht.

Bei der sogenannten **metabolen Diät** geht es um die Regulation starker Blutzucker- und Insulinschwankungen. Da diese die Entstehung von Übergewicht fördern, eignet sich eine daraufhin konzipierte Diät zum Abnehmen. Berücksichtigt wird dabei der individuelle Stoffwechsel. Das im Jahr 2002 erstmalig vorgestellte Konzept stammt von dem Ernährungsmediziner Dr. Wolf Funfack und der Ingenieurin für Lebensmitteltechnik Silvia Bürkle. Ziel ist es, anhand eines individuellen Ernährungsplans, der am besten ein Leben lang beibehalten werden sollte, die Stoffwechselleistung zu optimieren, sodass damit bei Bedarf auch abgenommen werden.

Auf Basis eines kleinen Blutbilds und bestimmter Parameter wie Größe, Körpergewicht, Körperumfang, Krankheiten wie Schilddrüsenerkrankung, Lebensmittelallergien/-unverträglichkeiten, vegetarischer/veganer Lebensstil, Verzicht/Abneigung bestimmter Lebensmittel und die Einnahme von Medikamenten wird ein Ernährungsplan erstellt. Ebenfalls abgefragt werden Ziele wie das Wunschgewicht, besserer Schlaf oder ein besseres Körpergefühl. Das soll motivieren, auch an der Diät dranzubleiben.

Mit dem Ernährungsplan, der auf einer Geheimformel basiert, die nur der Erfinder kennt, sollen Mängel behoben und dem Körper nur die Nährstoffe zugeführt werden, die er wirklich benötigt. Test und Ernährungsplan werden von zertifizierten Metabolic-Balance®-Betreuern ausgeführt. Man kann aber auch beim Hausarzt ein Blutbild erstellen lassen und sich telefonisch oder online von der Zentrale in Isen aus betreuen lassen. Der Berater steht einem bei allen Fragen zur Seite. Das ist wichtig, denn bei der anstehenden intensiven Auseinandersetzung mit der eigenen Ernährung kann einiges an Fragen zusammenkommen.

Im Mittelpunkt des Ernährungsprogramms von Metabolic Balance steht die glykämische Last (GL), mit der sich die Blutzuckerwirkung eines Nahrungsmittels beurteilen lässt. Sie wird aus dem glykämischen Index (GI) und dem Kohlenhydratanteil des Nahrungsmittels berechnet. In der strengen Diätphase des Programms sind daher kaum Kohlenhydrate erlaubt. Zudem setzt das vierphasige Diätkonzept auf Kontrolle, verbotene und erlaubte Nahrungsmittel und vorgeschriebene Mengen. Mit der kalorienreduzierten Mischkost mit erhöhtem Eiweiß- und reduziertem Kohlenhydratanteil der Metabolic Balance kann man sicher abnehmen. Die Frage ist jedoch, ob man solch eine strikte Ernährungsform tatsächlich sein ganzes Leben lang durchhält.

Bei der sogenannten Max-Planck-Diät handelt sich um einen strengen, nicht individualisierten Diätplan für eine Woche, der danach noch einmal wiederholt wird. Angeblich soll durch diese spezielle Ernährungsweise der Stoffwechsel langfristig so angekurbelt werden, dass der Körper mehr Kalorien verbrennt als je zuvor. In zwei Wochen soll man so bis zu 9 Kilogramm abnehmen. Durch die Stoffwechselumstellung soll außerdem eine erneute Gewichtszunahme für drei Jahre gestoppt werden.

Die sehr eiweißreiche, extrem fettarme und äußerst kohlenhydratarme Kost besteht vor allem aus gekochten Eiern, Steaks und gekochtem Schinken. Je nach Tag dürfen Spinat, grüner Salat und Sellerie, Salat generell und Tomaten, Möhren und Schweizer Käse, Tomaten oder Obst in beliebiger Menge gegessen werden. An vier von sieben Tagen ist morgens ein trockenes Brötchen erlaubt; die restlichen Frühstücke bestehen aus schwarzem Kaffee oder Tee mit Zitrone. An einem Abend darf beliebig viel Naturjoghurt mit Obst gegessen werden – das einzige Milchprodukt in der ganzen Woche. Verboten ist in der gesamten Zeit Alkohol.

Durch die extreme Kalorienbeschränkung auf 400 bis 800 Kilokalorien pro Tag verliert man kurzfristig stark an Gewicht. Sich länger als zwei Wochen auf diese Weise zu ernähren, die eher an eine Crash-Diät erinnert, birgt allerdings gesundheitliche Risiken.

Angeblich wurde diese seit Jahrzehnten kursierende extreme Low-Fat- und Low-Carb-Diät am Max-Planck-Institut für Ernährung entwickelt. Tatsächlich gibt es dieses aber gar nicht. Vor vielen Jahren gab es ein Institut für Ernährungsphysiologie, das heute Max-Planck-Institut für molekulare Physiologie heißt und seinen Sitz in Dortmund hat. Die Wissenschaftler dort distanzieren sich jedoch seit fast 20 Jahren von dem Diätplan. Wissenschaftlich ist nicht zu erklären, wie sich durch diese Kost der Stoffwechsel langfristig ändern soll.

Bei dieser Diät wird nicht gelernt, sich auf Dauer anders zu ernähren, insofern ist ein Jo-Jo-Effekt mehr als wahrscheinlich. Wer sich länger auf diese Weise ernährt, riskiert Mangelerscheinungen und gesundheitliche Schäden.

Auf einen Blick

Blutgruppen-Diät

Das verspricht sie:

Die medizinische Diät soll dabei helfen abzunehmen, indem das Verdauungssystem durch besondere, auf den jeweiligen Blutgruppenstoffwechsel angepasste Lebensmittel entlastet wird.

So funktioniert sie:

Alle Lebensmittel werden eingeteilt in die Kategorien »sehr bekömmlich«, »neutral« und »zu meiden«. Die Pläne der Stoffwechseldiäten sind alle strikt und schreiben genau vor, welche Lebensmittel man essen darf und was verboten ist. Der Plan besteht in der Regel aus drei Mahlzeiten am Tag.

Der 0-Typ
Günstig sind unter anderem:
- rotes und weißes Fleisch
- Seefisch
- Butter, Käse und Joghurt aus Schafs- und Ziegenmilch
- Hühner- und Enteneier
- Leinöl, Olivenöl, Rapsöl, Sesamöl, Nussöl
- Mandeln, Haselnüsse, Macadamianüsse, Sesamsamen, Walnüsse
- Buchweizen, Hirse, Haferflocken, Reis, Roggen, Dinkel

Ungünstig sind unter anderem:
- Tintenfisch, Seelachs
- Kuhmilchprodukte
- Wachtel- und Gänseeier
- Sonnenblumenöl

- Pistazien, Sonnenblumenkerne
- weiße Bohnen, Linsen
- Weizen, Gerste, Mais
- Kartoffeln, Champignons, Salatgurken, Blumenkohl

Der A-Typ
Günstig sind unter anderem:
- Huhn, Perlhuhn, Strauß, Pute
- Makrele, Seeteufel, Lachs, Forelle
- Leinöl, Olivenöl, Rapsöl, Walnussöl, Sonnenblumenöl, Weizenkeim-öl
- Erdnüsse, Walnüsse
- rote und grüne Linsen, Roggen, Buchweizen
- Brombeeren, Aprikosen, Ananas

Ungünstig sind unter anderem:
- Rind, Schwein, Ente, Lamm, Schaf, Hase, Kalb, Wild
- Heilbutt, Hering, Räucherlachs, Tintenfisch
- Maisöl, Erdnussöl
- Paranüsse, Cashewnüsse, Pistazien
- Kichererbsen, Kidneybohnen
- Banane, Melone, Mango, Papaya, Orangen
- Paprikaschote, Chilischoten, Kartoffeln

Der B-Typ
Günstig sind unter anderem:
- Rind, Lamm, Kalb, Pute, Wild
- Heilbutt, Makrele, Seezunge, Lachs
- Quark, Schafskäse, Kuhmilchjoghurt
- Leinöl, Olivenöl, Weizenkeimöl
- Hühnereier
- Mandeln, Paranüsse, Leinsamen, Macadamianüsse, Walnüsse
- Hirse, Haferflocken, Reis, Roggen, Dinkel
- Ananas, Bananen, Papaya,
- Auberginen, Blumenkohl, Brokkoli

Ungünstig sind unter anderem:
- Huhn, Schwein, Ente, Gans
- Wolfsbarsch, Aal, Tintenfisch
- Distelöl, Erdnussöl, Maisöl
- schwarze Bohnen, Kichererbsen, Linsen, Sojabohnen
- Buchweizen
- Haselnüsse, Erdnüsse, Cashewnüsse, Pinienkerne, Pistazien, Sonnenblumenkerne
- Mais, Artischocken, Oliven, Kürbis, Tomaten
- Avocado, Granatapfel, Feige

Der AB-Typ
Günstig sind unter anderem:
- Pute, Lamm, Schaf, Strauß, Hase
- Lachs, Thunfisch
- Ziegenmilchprodukte
- Leinöl, Olivenöl, Rapsöl, Erdnussöl, Sojaöl, Walnussöl
- Hühner- und Gänseeier
- Mandeln, Paranüsse, Cashewnüsse, Edelkastanien, Leinsamen, Erdnüsse, Pinienkerne
- Gerste, Hirse, Haferflocken, Reis, Roggen, Dinkel, Weizen
- Birnen, Feigen, Kirschen, Äpfel

Ungünstig sind unter anderem:
- Rind, Huhn, Kalb, Ente, Gans, Wild
- Heilbutt, Seezunge, Tintenfisch, Forelle
- Butter, Camembert, Kuhmilch
- Maisöl
- Haselnüsse, Sonnenblumenkerne
- Kichererbsen
- Avocado, Banane, Kokosnuss, Mango, Orange, Granatapfel
- Artischocken, Kapern, Chilischoten, Oliven. Paprikaschoten

Das bringt sie wirklich:

Der Gewichtsverlust, der sich bei der Blutgruppendiät einstellt, lässt sich auf ein Energiedefizit zurückführen. Das entsteht bestenfalls bereits durch drei Hauptmahlzeiten und mehrstündige Fastenpausen dazwischen. Nicht alle Blutgruppentypen ernähren sich ausgewogen und gesund. Das Konzept dient nicht dazu, sein Ernährungsverhalten sinnvoll zu ändern.

Pro:

• Man wird ermuntert, sich mit Lebensmitteln auseinanderzusetzen und selbst zu kochen.
• Man lernt, sich mit seiner Ernährungsweise auseinanderzusetzen und seine Ernährung dauerhaft umzustellen.
• Es lassen sich durch die Nahrungsmittelreduzierung gut Unverträglichkeiten feststellen.

Kontra:

• Es fehlen Belege dafür, dass sich die Blutgruppendiät positiv auf bestimmte Erkrankungen auswirkt.
• Bei den Blutgruppen 0 und A ist die Ernährung vermutlich zu einseitig. Sie müssen auch eine größere Disziplin aufbringen.
• Eine Analyse von belgischen Wissenschaftlern ergab keine wissenschaftliche Validität der Annahme, dass die Blutgruppendiät einen gesundheitlichen Nutzen hätte.

Fazit:

Die Diät ist einfach, man muss keine Kalorien zählen und sich lediglich an die Lebensmitteltabellen im Buch halten. Kochen in der Familie gestaltet sich schwierig, wenn mehrere Blutgruppen am Tisch sitzen. Die Blutgruppen B und AB haben einen sehr ausgewogenen Speiseplan. Auswärts essen ist gut möglich. Man kann langsam und sicher abnehmen.

Geno-Typ-Diät

Das verspricht sie:

Nach Angaben der Anbieter soll die Wahrscheinlichkeit für eine erfolgreiche Gewichtsreduktion um das 2,5-Fache im Vergleich zu herkömmlichen Diäten steigen, wenn die Metatypen-Empfehlungen konsequent eingehalten werden.

So funktioniert sie:

CoGAP bietet den DNA-Test »MetaCheck« für rund 330 Euro an. Krankenkassen übernehmen die Kosten nicht. Für den Test lässt man sich ein Kit zusenden, das Zubehör für einen Wangenabstrich enthält. Das DNA-Material schickt man dann direkt ins Labor. Alternativ sucht man auf der Website einen Partner von CoGAP, der den Test mit einem gemeinsam durchführt und danach die Beratung hinsichtlich Ernährung und Sport übernimmt. Das können Arztpraxen, Fitnesscenter, Ernährungsberater oder auch Apotheken sein.

Im Labor wird der individuelle Stoffwechseltyp bestimmt, und es wird eine ausführliche Analyse gemacht, anhand derer bestimmte Lebensmittel empfohlen und andere gestrichen werden. Ergänzt wird dies durch einen beispielhaften Ernährungsplan für vier Wochen sowie eine Empfehlung, ob eher Ausdauer- oder Krafttraining am besten zum eigenen Typ passt. Jedem Metatypen wird eine Sportvariante zugewiesen. Die Ausdauervariante mit Sportarten wie Joggen, Schwimmen oder Fahrradfahren ist durch einen hohen Kalorienverbrauch gekennzeichnet. Die Schnelligkeitsvariante zeigt einen höheren Kalorienverbrauch bei Body Pump®, Aerobic und

Krafttraining. Diese Einteilung soll typgerecht einen besonders effektiven Kalorienverbrauch beim Sport hervorrufen. Durch die Empfehlungen für eine ausgewogene Ernährungsweise und Sport lässt sich langfristig abnehmen.

Es gibt insgesamt vier Metatypen:

* Der Metatyp Alpha zeichnet sich durch eine bessere Verarbeitung von proteinreicher Nahrung aus. Zum Abnehmen sollte er kohlenhydratreiche und fetthaltige Nahrungsmittel reduzieren.
* Der Metatyp Beta wird von Kohlenhydraten schnell dick, verträgt dafür Proteine und Fette gut.
* Der Metatyp Gamma verträgt Kohlenhydrate gut und sollte stattdessen Lebensmittel mit hohem Fett- und Proteingehalt meiden.
* Der Metatyp Delta verstoffwechselt besonders gut Fette und Kohlenhydrate und sollte eher auf proteinreiche Nahrung verzichten, wenn er abnehmen möchte.

Das bringt sie wirklich:

Es gibt keinen wissenschaftlichen Beleg dafür, dass eine Diät, die an das genetisch vorgegebene Stoffwechselprofil angepasst ist, besser ist als eine andere. Außerdem ist die Auswertung auf einige wenige Gene beschränkt. Letztendlich ist immer ein Kaloriendefizit entscheidend für die Gewichtsabnahme.

Pro:

* Die Empfehlungen für eine ausgewogene Ernährung, wenig industriell verarbeitete Nahrung sowie Sport und langsames Essen haben sich auch bei anderen Ernährungsumstellungen bewährt.
* Man wird gecoacht, das hilft beim Dranbleiben.

Kontra:

- Die Kosten im Vorfeld sind relativ hoch.
- Laut der Verbraucherzentrale schätzt die Gesellschaft für Human-
  genetik (GfH) die möglichen Gefahren einer Fehl- oder Überinter-
  pretation derartiger Gentests für höher ein als den Nutzen, für den
  die Anbieter werben.

Fazit:

Geeignet für experimentierfreudige Erwachsene mit mäßigem Übergewicht. Wer einen solchen Gentest ausprobieren möchte, sollte auf jeden Fall
darauf achten, dass er von qualifiziertem Personal (Ernährungsmediziner
oder Ökotrophologen) beraten wird.

Metabole Diät – Metabolic Balance®

Das verspricht sie:

Es werden ein stabiles Wunschgewicht, Vitalität und Leistungsfähigkeit
versprochen. Der individuelle Ernährungsplan auf der Grundlage eines
Blutbilds soll den Stoffwechsel wieder ins Lot bringen. Einzelne Lebensmittel sollen dabei die Geschwindigkeit der Stoffwechselenzyme erhöhen.

So funktioniert sie:

Phase I – Die Entlastung:
In zwei Tagen wird der Körper wie vor einer Fastenkur entlastet und ge-
reinigt. Der Darm wird vollständig entleert. So sollen Heißhungerattacken ausgebremst werden. Es gibt nur leichte Kost (zum Beispiel ein klei-

nes Frühstück, mittags Gemüsesuppe und einen Apfel, abends Gemüse, roh oder gegart). Wahlweise kann man auch zu Monokost greifen wie nur Kartoffeln, Gemüse oder Reis. Die Phase legt man idealerweise auf ein Wochenende.

Phase II – Die strenge Umstellungsphase:
Mindestens zwei Wochen muss man sich an einen stark kalorienreduzierten Mahlzeitenplan halten. Auf den Tisch kommen täglich drei kohlenhydratarme, eiweißreiche Gerichte (Fisch, mageres Fleisch, Ei, Milchprodukte, dazu Gemüse). Die Mengen sind stark begrenzt.

Phase III – Die gelockerte Umstellungsphase:
Die Lebensmittelliste wird erweitert, die acht Regeln (siehe unten) gelten weiterhin. Essensportionen werden vergrößert, und es kommen sogenannte Schlemmermahlzeiten dazu (Cheat Day). Auch hochwertiges Öl darf jetzt wieder eingenommen werden.

Phase IV – Die Erhaltungsphase:
Es gelten weiterhin die acht Regeln. Man soll seine Lebensmittel weiterhin bewusst auswählen, auf die Portionsgrößen achten und nur so lange essen, bis man satt ist. So werden die neu erlernten Ernährungsgewohnheiten beibehalten.

Als Grundlagen für die vier Phasen gibt es Mahlzeitenpläne mit Rezepten für Frühstück, Mittag- und Abendessen. Zudem sollten immer folgende Regeln befolgt werden:

1. Am Tag sind drei Mahlzeiten erlaubt.
2. Zwischen ihnen liegen jeweils mindestens fünf Stunden Essenspause.
3. Eine Mahlzeit sollte 60 Minuten dauern.
4. Man beginnt jede Mahlzeit mit einem Bissen Eiweiß, damit zuerst die Verdauungsenzyme für diesen Nährstoff aktiviert werden und die Insulinreaktion sich verzögert.
5. Pro Mahlzeit soll eine andere Eiweißart gegessen werden.
6. Nach 21 Uhr gibt es nichts mehr zu essen.

7. Es muss ausreichend getrunken werden: über den Tag verteilt 35 Milliliter Wasser pro Kilogramm Körpergewicht. Tee und Kaffee gibt es nur zum oder kurz nach dem Essen.
8. Obst soll zum Essen verzehrt werden, nicht als Snack zwischendurch.

Ebenfalls wird empfohlen, auf Tiefkühlkost zurückzugreifen statt auf Konserven, keine Gewürzmischungen zu nehmen und wenig Kaffee zu trinken.

Mit der individuellen Lebensmittelliste kann man bei Bedarf jederzeit wieder mit dem Programm beginnen.

Die Blutuntersuchung und der Ernährungsplan kosten etwa 360 Euro. Je nachdem, welche Zusatzleistungen angeboten werden, kann der Preis variieren. Die Metabolic Balance GmbH bietet Schulungen an, um Interessenten für etwa 1000 Euro zu Betreuern auszubilden. Bei den Beratern handelt es sich somit nicht um Experten. Allerdings haben die meisten Interessenten persönliche Erfahrungen mit Metabolic Balance gemacht, die sie ins Coaching einbringen.

Das bringt sie wirklich:

Aufgrund der starken Kalorienbeschränkung kann man in relativ kurzer Zeit viel abnehmen. Mit den Blutparametern habe dies laut Ernährungsmediziner Volker Schusdziarra von der TU München allerdings nichts zu tun. Die Kost ist ausgewogen. Viele Menschen halten sich außerdem lieber an persönliche Empfehlungen als an allgemeine Ratschläge, das kann das Durchhaltevermögen verbessern.

Pro:

- Intervallfastenpausen zwischen den Mahlzeiten haben sich aus ernährungsmedizinischer Sicht als sinnvoll erwiesen, um den Insulinhaushalt zu regulieren und wieder ein normales Hunger- und Sättigungsgefühl zu entwickeln.
- Das Coaching hilft dabei, die strengen Regeln einzuhalten.

- Man lernt, sich intensiv mit Ernährung und gesunden Lebensmitteln auseinanderzusetzen.

Kontra:

- Die Kosten sind relativ hoch.
- Gemeinsam kochen ist in Phase 2 fast unmöglich. Restaurantbesuche gehen erst ab Phase 3 wieder.
- Es ist für viele Teilnehmer schwierig, zu Beginn die Essenspausen einzuhalten.
- Der Zeitaufwand für die Essenszubereitung ist vor allem in Phase 2 hoch, da gezielt eingekauft und grammgenau abgewogen werden muss.
- Die Theorien des Konzepts sind wissenschaftlich nicht begründet.
- Bei einem Rückfall in alte Gewohnheiten ist der Jo-Jo-Effekt vorprogrammiert.

Fazit:

Das Programm ist geeignet für mäßig übergewichtige, gesunde Erwachsene, die über viel Selbstdisziplin verfügen. Die Alltagstauglichkeit ist in den ersten beiden Phasen begrenzt. Für Berufstätige geeignet, ebenso wie für Vegetarier und Veganer.

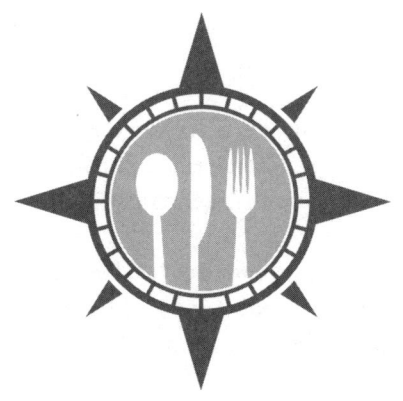

6. Psychologisch unterstützen

Wer sich gesünder ernähren oder abnehmen will, muss sich die eigene Psyche zur Verbündeten machen. Ohne sie läuft gar nichts. Um die Verbindungen zwischen Übergewicht und seelischer Befindlichkeit zu untersuchen, wurde vor einigen Jahren der Studiengang Ernährungspsychologie begründet. Hier wird mit Vorurteilen aufgeräumt, zum Beispiel, dass Übergewicht allein eine Frage von Disziplinlosigkeit ist. Das Thema Genuss wird intensiv beforscht, ebenso wie man Essverhalten noch besser versteht und Modelle für ein besseres Ernährungsverhalten entwickeln kann. Dabei werden auch Strategien erforscht, wie man sich seine Seelenkräfte und Emotionen zunutze macht, um sich wieder wohl in seinem Körper zu fühlen. Doch: Funktioniert das wirklich, um erfolgreich abzunehmen?

Zunehmen geht ganz einfach: Wer über längere Zeit mehr Kalorien zu sich nimmt, als er verbraucht, packt Kalorien auf die Seite – für Notzeiten, die es heute zumindest in den wohlhabenden Ländern dieser Welt nicht mehr gibt.

Wer abnehmen will, muss folglich die Kalorienzufuhr unter den Betrag senken, der nötig ist, um das Körpergewicht zu halten. Das kann für jeden Menschen je nach Voraussetzungen recht unterschiedlich funktionieren, aber alle stehen vor dem gleichen Problem: Wie schaffe ich es, mein Ziel – ein Wunschgewicht – nachhaltig zu erreichen und nicht nur kurzfristig einen Erfolg zu erzielen? Wie trickse ich den Jo-Jo-Effekt aus, der ständig droht, alles wieder zunichte zu machen? Was kann ich tun, um zu denen zu gehören, die nicht von einer Diät zur anderen hoppeln, sondern eine durchziehen und dieser ein Leben lang folgen und am Ende damit Erfolg haben?

Für eine absehbare Zeit schaffen es viele Menschen, ihre Essgewohnheiten, die sich bereits im Kleinkindalter und dann im Lauf der Jahre und Jahrzehnte gebildet haben, zu unterdrücken. Sie überwinden dann ihren inneren Schweinehund, regulieren ihren Hunger nicht mehr physiologisch, sondern mit dem Kopf. Doch diese kognitive Steuerung ist labil. Emotionen und äußere Einflüsse können sie leicht aus dem Lot bringen. Und schon läuft man Gefahr, in die alten Essgewohnheiten zurückzufallen oder einer Heißhungerattacke anheimzufallen. Denn beim Essen sind bei uns Menschen körperliche Bedürfnisse aufs Engste mit Stimmungen und Emotionen, Traditionen und Gewohnheiten verknüpft.

Um das menschliche Essverhalten noch besser zu verstehen, wird in der Ernährungspsychologie der Genuss beforscht. Denn oft verführt nicht physiologisch bedingter Hunger oder das Ernährungswissen zum Essen, sondern der zu erwartende Genuss. In diesem stecken viele als angenehm empfundene Aspekte: eine positive Stimmung, Ausgeglichenheit, Stressabbau und eine Verbesserung der Lebensqualität. Körperlich entsteht Genussempfinden über den Geschmacks- und Geruchssinn. In der Folge kann es zu einer vermehrten Ausschüttung des Stresshormons ACTH und des Glückshormons Dopamin (siehe auch Seite 82) sowie der Aktivierung des Belohnungszentrums im Gehirn kommen.[113] Psychologische Komponenten sind dann noch die Atmosphäre beim Essen oder das Miteinandersein, die Zeit, die man sich zum Essen und bewussten Genießen nimmt. Das Erlernen und Erleben von kulinarischem Genuss wird daher von Ernährungsfachgesellschaften als wichtiger Bestandteil einer gesunderhaltenden Ernährung empfohlen.[114]

Ein paar Tricks, bestimmte Strategien aus der Psychologie, können dabei helfen, die eigene Ernährungsweise so zu ändern, dass sie gesund ist und einem auch dabei hilft, im Zweifelsfall abzunehmen.

Sich realistische Ziele setzen und Geduld mitbringen: Das eine sind die Versprechungen. Manche Diäten suggerieren, man könnte ganz leicht zum Beispiel 3 oder 6 oder 15 Kilogramm in sechs Wochen abnehmen. Das mag bei einer Crash-Diät und mäßigem Übergewicht oder auch bei fettleibigen Männern in Einzelfällen und unter ärztliche Kontrolle, etwa in einer Fastenklinik, möglich sein. Von solchen Zielsetzungen sollte man sich allerdings nicht unbedingt verlocken lassen, vor allem, wenn man massive Gewichtsprobleme hat.»Unangemessene Ziele gehören zu den wichtigsten Gründen für frühzeitigen Abbruch«, sagte der Ernährungspsychologe Thomas Ellrott von der Georg-August-Universität in Göttingen in einem Gespräch mit *Geo Wissen*.[115] Er rät, sich nicht zu viel vorzunehmen. Für realistisch hält der Experte je nach Ausgangsgewicht 5 oder vielleicht 10 Kilo – aber in mindestens zwölf Monaten. Deshalb gilt es von Anfang an, Geduld mitzubringen und sich selbst nicht zu sehr unter Druck zu setzen. Das hilft, später nicht schnell enttäuscht zu werden.

Ganz konkret planen: Gerade wenn der Anfang schwerfällt, sollte man keine abstrakten, hochfliegenden Essenspläne schmieden, sondern klein anfangen und sich Ziele stecken, die auch wirklich zu schaffen sind. Dabei hilft, sich einen möglichst konkreten Plan zu machen. Wer morgens bei einem Freund zum Essen ist, kann sich vornehmen, lieber eine Scheibe vom Käse als von der Wurst zu nehmen. Oder wenn das nächste Essen in der Kantine ansteht, kann man planen, sich einfach mal mit dem Salatbuffet zufriedenzugeben. Ralf Schwarzer, Gesundheitspsychologe der Freien Universität Berlin, empfiehlt fünf kleine Pläne pro Tag – das ist nach seinen Erkenntnissen gut zu schaffen. Er rät, sich auch vorsorglich mögliche Schwierigkeiten vorzustellen und schon mal zu überlegen, wie man darauf sinnvoll reagieren könnte. Das hilft, die Pläne auch durchzuhalten.

Sich Spielräume geben: Sich nicht zu viel vornehmen, gnädig mit sich selbst sein, so lauten die Empfehlungen der Psychologen. So sollte man sich die Möglichkeit offenlassen, ab und zu etwas naschen zu können. Solange dies die Ausnahme bleibt, stellt man damit seine Abnehmstrategie nicht infrage. Einmal Schokolade essen oder Chips naschen gefährdet langfristig nicht den Gesamterfolg. Sich solche Spielräume offen zu lassen, trägt aber nicht nur dazu bei, die Laune zu verbessern. Hat man mal genascht, muss man sich auch nicht schuldig fühlen oder selbst anklagen und damit Energie verlieren. Und die braucht man, um erfolgreich abzunehmen.

Sich Gesellschaft suchen: Fasten oder die Ernährung umstellen, wenn andere fasten oder versuchen, sich gesünder zu ernähren. Das ist meist zwischen Aschermittwoch und Ostern der Fall, längst fasten in dieser Zeit nicht mehr nur Christen, sondern auch Millionen andere Menschen. Und in Gesellschaft tut man sich bekanntlich leichter, jahrelang liebgewonnene Gewohnheiten zu ändern. Die Gesellschaft ist in diesem Fall auch eine Art von sozialer Kontrolle. Das kann eine gute Freundin sein, die auf einen achtet – und man selbst achtet umgekehrt auf die Freundin. Das kann ein professioneller Therapeut sein. Das kann die Weight-Watchers-Gruppe sein oder eine andere therapeutische Gruppe in einem Online-Forum. »Wer Freunde hat, die viel und ungesund essen und körperlich eher passiv sind, passt sich in der Regel an«, sagt der Ernährungspsychologe Ellrott. Deshalb ist es empfehlenswerter, sich lieber einer Gruppe von Menschen anzuschließen, die idealerweise schlank sind, die schon erfolgreich abgenommen haben, die sportlich aktiv sind – dann fällt es einem leicht, die eigene Strategie durchzuhalten.

Die langfristig individuell richtige Strategie finden: Wer auf eine bestimmte Diät und eine für einen selbst passende Ernährungsform setzt, muss strategisch vorgehen. Selbst wenn am Anfang die Diäterfolge groß sind, heißt das noch nicht, dass man auf dem richtigen Weg ist. Entscheidend ist vielmehr, dass man eine Strategie wählt, mit der man auch langfristig, viele Jahre, womöglich ein Leben lang leben kann, auch wenn die Pfunde irgendwann nicht mehr purzeln müssen. Man muss also vorausdenken und sich überlegen, ob diese Form der Ernährung auch in Zukunft passt und man dazu vorbehaltlos Ja sagen kann. Schließlich haben sich im eigenen Gehirn über Jahrzehnte etablierte Verhaltensweisen gewissermaßen eingepflanzt. Eine

50-jährige Frau hat im Laufe ihres Lebens gut 50.000 Mahlzeiten zu sich genommen – Einkauf- und Essentscheidungen laufen nicht mehr bewusst ab.
Erst wenn der neue Standard zur Selbstverständlichkeit geworden ist und
man über die Essenswahl nicht mehr bewusst nachdenken muss, ist es voll-
bracht. »Wem das gelingt, der hat den Autopilot erfolgreich umprogram-
miert und es endgültig geschafft«, sagt Ernährungsexperte Ellrott.

Sich neu erfinden: Die Psychologin Jane Ogden von der University of Surrey
im Süden Englands machte eine Entdeckung. Sie befragte Menschen, die
sehr dick gewesen waren, die es aber geschafft hatten, schlank zu werden
und das auch auf Dauer zu bleiben. Was unterschied diese Menschen von
anderen mit Misserfolgen beim Abnehmen? Das Ergebnis: Viele, die erfolgreich ihre Ernährung umstellten, berichteten von einschneidenden Erleb-
nissen. Häufig war bei ihnen zum Beispiel eine Beziehung in die Brüche ge-
gangen. Oder sie wurden sich durch eine schwere Krankheit bewusst, dass
ihr Leben gefährdet ist, dass sie sterblich sind. Es konnten aber auch kleinere Geschehnisse sein, die sie zur Umkehr bewegten, wie etwa die Demü-
tigung, die eigenen Schuhe nicht mehr zubinden zu können. Sie alle teilen
dabei eine Erfahrung: Nach dem einschneidenden Erlebnis änderten sie ihr
Leben und sahen dies als ein lebenslanges Projekt an. »Sie haben sich quasi neu erfunden«, sagt Ogden in einem Interview mit *Spiegel online*. »Zuvor empfanden sie sich vielleicht als fett und langweilig, und auch wenn sie
einmal abgenommen hatten, saß ihnen dieses alte Ich immer noch auf der
Schulter. Doch nun haben sie eine neue Identität angenommen.«[116]
In der Psychologie nennt man dieses Phänomen »Selbstwirksamkeit«.[117]
Man glaubt von sich selbst, dass man es schafft, das eigene Verhalten zu
ändern. Und wenn erst einmal die ersten Kilos weg sind, wird dieses Ver-
trauen bestätigt, und man ist zusätzlich motiviert, auf diesem Weg weiterzumachen.

Seinen Alltag umstellen: Sind Sie ein Stressesser? Greifen Sie dann zu, wenn
Sie zeitlich unter Druck stehen, das Gefühl haben, gerade ganz schön viel
bewältigen zu müssen und das als Stress empfinden? Nicht nur der bekannte Lübecker Hirnforscher Achim Peters ist überzeugt, dass das Übergewicht
vor allem eine Folge von chronischem Stress ist.[118] Wer dick wird, schützt
sich demnach im Grunde selbst, Gehirn und Körper wehren sich so gegen

die selbst verschuldete ungesunde Dauerbelastung.[119] Die Konsequenz liegt auf der Hand: Gerade wenn man ein Stressesser ist, liegt es nahe, den Stress zu verringern, um Übergewicht zu verlieren. Oder anders gesagt: Man muss versuchen, mehr glückliche Lebensphasen zu bekommen, weil man in diesen Phasen unbewusst Kalorien einsparen kann.

Sich selbst überlisten: Man kann auch versuchen, sich selbst gut zuzureden. Beim Coaching von Menschen wird das »Als-ob-Prinzip« eingesetzt. Die Grundidee dabei ist: Man sagt sich, dass man die Person, die man werden will, bereits in sich trägt. Man muss sie nur zum Vorschein bringen. Man sagt sich also, man sei bereits schlank – und handelt auch so. Gewiss, das läuft auf Hochstapelei hinaus, kann aber wirksam sein. Wenn man stark übergewichtig ist und sich das ständig vergegenwärtigt, handelt man auch danach, glaubt, mehr essen zu müssen und sich weniger bewegen zu können. Wenn man sich einredet, bereits schlank zu sein, kommt man selbstbewusster rüber, traut sich mehr, umgibt sich mit anderen Schlanken, die als positives Beispiel dienen, und geht vielleicht in den Sportkurs.[120]

20:80 ist ein Ernährungsprogramm, das von dem Ernährungsmediziner Dr. Matthias Riedl auch nach ernährungspsychologischen Grundlagen entwickelt wurde, mit dem Ziel, ernährungsbedingte Krankheiten zu heilen und ihnen vorzubeugen. Zum »Abnehmen nach dem 20:80-Prinzip« hat der Arzt mehrere Bücher veröffentlicht.

Mit der **20:80-Diät**, die vom Ansatz her eine von der Mittelmeerkost und der LOGI-Ernährungsweise inspirierte Low-Carb-Diät ist, kann man sich laut Riedl nach und nach auf sein persönliches Wohlfühlgewicht einpendeln. Wichtig ist, dass man sich im Vorfeld innerlich darauf einstellt, dass man etwas Gutes für sich tun will. Da es sich bei der Diät um eine Langzeiternährungsform handelt, muss man nicht hungern, ist immer gut gesättigt und muss sich auch nichts verbieten. Die 20:80-Diät beruht auch auf Erkenntnissen aus der Ernährungspsychologie. In zahlreichen Studien wurde festgestellt, dass große Vorhaben (»Ich nehme bis zum Urlaub in vier Wochen 5 Kilo ab.«) eher zum Scheitern verurteilt sind als kleinere, machbare (»Ich esse ab jetzt nur noch zu den Hauptmahlzeiten.«). Es kann dann zwar sein, dass man bis zum Urlaub nur 2 Kilo abgenommen hat, der Rest dürfte sich allerdings ebenfalls bald verabschiedet haben, weil man beispielsweise die Gewohnheit, zwischendurch zu essen, losgelassen hat.

Wichtig ist die innere Einstellung, dass man etwas Wichtiges in seinem Leben verändern will – die eigenen Ernährungsgewohnheiten und damit einhergehend vielleicht auch die Bewegungsgewohnheiten und andere Routinen, die alle auf das individuelle Wohlbefinden und damit auch auf das Körpergewicht einwirken. Kleine Änderungen (20 Prozent) sollen dabei große Wirkung (80 Prozent) nach sich ziehen. Die wichtigsten Maßnahmen bei der Abnehmmethode sind:

- der Ernährungsselbstcheck
- die Bestimmung des persönlichen Esstyps und damit einhergehend kleinste Verhaltensänderungen
- das Anlegen eines Ernährungstagebuchs und daraus folgend ein individueller Aktionsplan
- die optimale Kombination der Hauptnährstoffe Eiweiß, Fette und Kohlenhydrate
- eine ausreichende Eiweißzufuhr, um sich immer gut gesättigt zu fühlen
- eine ausreichende Zufuhr von gesunden Kohlenhydraten und Ballaststoffen (Low Carb)
- das Einhalten eines festen Mahlzeitenrhythmus (morgens, mittags und abends) mit mehrstündigen Esspausen.

Dr. Michelle Hildebrandt, eine deutsche Fachärztin für Psychiatrie und Psychotherapie, hat eine Diät konzipiert, bei der sich alles um unser Gehirn dreht, denn hier hat das Essverhalten seinen Ursprung. Ein Buch dazu hat sie auch geschrieben, es heißt *Neurodiät*. Darin geht es zunächst um Ursachenforschung: Warum werden wir dick? Wenn diese Frage ausreichend beantwortet wird, lasse sich das Übergewichtsproblem lösen, so die Ärztin. Die Autorin ist überzeugt, dass das grundlegende Problem des Menschen heute nicht der Hunger, sondern der Appetit sei. Und der hängt mit vielen Faktoren zusammen. Zum Beispiel mit Gerüchen, mit Stress, mit Schlafmangel und vielem mehr. So können uns Stresssituationen dazu bringen, mehr zu essen, als wir eigentlich brauchen. Dadurch wird das Belohnungssystem aktiviert, das Stressgefühl verschwindet aber nicht. Das Gleiche gilt im Winter, wenn es draußen eiskalt ist: Man friert und isst im Verhältnis mehr, weil der Appetit steigt.

Während Hunger ein für den Menschen überlebenswichtiges Gefühl ist, bei dem dem Körper vermittelt wird, dass er neue Energie braucht, ist Appetit kein überlebenswichtiger Instinkt. Heißhunger wird laut Hildebrandt von äußeren Faktoren ausgelöst und führt dazu, dass wir über unseren Hunger essen und zu viel konsumieren.

Das Abnehmen mit der Neurodiät funktioniert also auf der Basis, den Appetit auf bestimmte Speisen umzuprogrammieren. Wichtig ist dazu im Vorfeld, die wichtigsten Einflussfaktoren auf den Appetit zu verstehen. Dazu gehören:

- Prägungen seit dem Kindesalter[121, 122]
- Verführungen durch die Nahrungsmittelindustrie und Fertignahrung, die Lust auf denaturierte Nahrung macht
- Umweltgifte aus Plastik und Kunststoffen (also Umverpackungen, beispielsweise von Fertigprodukten), die in den Hormonstoffwechsel eingreifen
- Klima und Jahreszeiten
- genetisch bedingte Erkrankungen
- Hormone
- bestimmte Medikamente
- Darmbakterien

Zunehmen geschieht folglich aufgrund von Frust- und Belohnungsessen oder aufgrund externer Einflüsse, die mit denaturierter, also Fertignahrung zu tun haben. Der Appetit wird im Wesentlichen im Gehirn reguliert. Dabei sind wir den unbewussten Vorgängen in unserer Steuerzentrale im Kopf nicht hilflos ausgeliefert. Denn auch wenn der Appetit zunächst unbewusst reguliert wird, nehmen wir bewusst wahr, ob wir satt oder hungrig sind. Und wenn wir achtsam sind, können wir unterscheiden, ob wir wirklich Hunger haben oder nur Appetit. Als Verbündeter steht uns der präfrontale Kortex zur Seite, der es uns ermöglicht, uns in bestimmten Situationen für oder gegen das Essen zu entscheiden, eine Ernährungsumstellung zu planen und durchzuhalten und Alternativen zum Frust- und Belohnungsessen zu finden.

Auf einen Blick

20:80-Prinzip

Das verspricht es:

Durch eine gezielte Kombination der Hauptnährstoffe in drei Mahlzeiten soll eine langsame, sichere und dauerhafte Gewichtsreduktion möglich sein. Die Empfehlungen richten sich nach fünf Esstypen. Hungern soll auf jeden Fall vermieden werden.

So funktioniert es:

Zuerst gilt es, eine Bestandaufnahme zu machen, um sich ein vernünftiges Gewichtsziel zu setzen. Dazu gibt es die beiden Messgrößen BMI (siehe Seite 58) und Bauchumfang. Anschließend plant man seinen individuellen Diätplan. Das geht in mehreren Schritten:

Schritt 1: Der Ernährungsselbstcheck
Damit man weiß, wie man seinen persönlichen 20:80-Aktionsplan gestaltet, um langfristig sein Wunschgewicht zu erreichen, sollte man für sich einige Fragen beantworten. So findet man heraus, welche Maßnahmen man ergreifen kann, um eventuelle Abnehmblockaden in den Griff zu bekommen. Jede Maßnahme ist positiv formuliert, damit sie sich leichter im Gehirn verankern kann, und wird anschließend in den persönlichen Aktionsplan integriert. Man kann dabei selbst entscheiden, was einem wichtiger ist und was weniger, was man sofort umsetzen will und was später. Für den eigenen Plan übernimmt man dann die jeweils empfohlene Maßnahme und arbeitet diese Woche für Woche ab.

Die zu beantwortenden Fragen beziehen sich auf Themen wie den Konsum gesüßter Getränke, die Häufigkeit von Heißhungerattacken, die Mahlzeitenhäufigkeit, Medikamenteneinnahme, den Energielevel, die Zahngesundheit oder Stress. Der Hintergrund: Diese Punkte hängen alle direkt oder indirekt mit dem Gewicht zusammen.

Anschießend überträgt man die Maßnahmen in den 20:80-Aktionsplan. Die Maßnahmen lauten dann beispielsweise:»Ich kann gut ohne Zucker (und auch Süßstoff) leben und lasse ihn, wo möglich, weg.« ODER: »Ich setze auf Wasser und Tees zum Durstlöschen.«

»Ich esse maximal dreimal täglich und halte zwischen den Mahlzeiten mindestens vier Stunden Essenspausen ein.«

»Ich sorge besser für mich und erlerne eine passende Antistressmaßnahme.«

Schritt 2: Bestimmung seines Esstyps
Riedl definiert fünf verschiedene Esstypen, da sich beim Essen bestimmte Verhaltensmuster immer wiederholen. Auch die Vorliebe für bestimmte Nahrungsmittel hängt mit Essprägungen zusammen, die von klein auf tief im Gehirn jedes Menschen verankert sind. Was und wann wir essen, läuft damit oft unterhalb unseres freien Willens ab. Das macht es einem manchmal noch schwerer, Veränderungen einzuleiten. Wenn man sich nun in einem der fünf Esstypen wiederfindet, kann man das 20:80-Programm noch passender für sich machen und weitere Abnehmblockaden aus dem Weg räumen. Dabei ist man unter Umständen nicht nur in einem Esstyp vertreten. Es gibt auch Mischtypen. Unterschieden wird zwischen Food-Ökonom, Feinschmecker, Natural Food Friend, Diätbewusstem und Verhaltenssüchtigem.

Schritt 3: Verinnerlichung einer gesunden Nährstoffkombination
Da bei der 20:80-Diät Eiweiß als Nährstoff zum Abnehmen an erster Stelle steht, wird man nun aufgefordert, seinen individuellen Eiweißbedarf auszurechnen, da die Proteinmenge darüber entscheidet, ob man nach jeder Mahlzeit gut gesättigt ist und die Pausen bis zum nächsten Essen durchhält.

Den persönlichen Eiweißbedarf ermittelt man wie folgt:

1. Zuerst berechnet man sein Normalgewicht:
Die eigene Körpergröße im Quadrat multipliziert mit 25 ergibt das sogenannte Normalgewicht.

Zum Beispiel: (1,68 x 1,68) x 25 = ca. 70 Kilogramm. 70 x 1,2 = ca. 80 Gramm Eiweiß pro Tag

2. Dann rechnet man die individuelle Eiweißration pro Mahlzeit (Frühstück, Mittagessen, Abendessen) aus:
80 Gramm : 3 = ca. 26 Gramm pro Mahlzeit

DAS KÖNNTE DANN SO AUSSEHEN

Frühstück:
1 Ei (6–8 g) + 250 ml Milch (8 g) + 10 g Käse (2–4 g) = ca. 20 g Eiweiß

Mittag- und Abendessen:
100 bis maximal 200 g Fleisch (26 g EW/100 g), Geflügel (11 g EW/100 g) Fisch (ca. 23 g/100 g) oder Käse oder hochwertiges pflanzliches Eiweiß aus Hülsenfrüchten (ca. 26 g/100 g; auch Tofu), das der Körper gut verwerten kann

---

Was den Hauptnährstoff Fett anbelangt, empfiehlt Riedl 60 Gramm Fett täglich für Frauen und 80 Gramm Fett täglich für Männer. Das entspricht 30 Prozent der gesamten Energiezufuhr. Als Fettquellen empfiehlt Riedl hochwertige Fette wie Rapsöl und Olivenöl, Lein- oder Nussöle. Auf Fertignahrungsmittel und die darin oft enthaltenen ungesunden Transfette sollte man verzichten. Falls man am Anfang noch Schwierigkeiten mit den Essenspausen haben sollte, kann man täglich 50 Gramm Nüsse verzehren (ungesalzen und unbehandelt).

Bei Kohlenhydraten rät Riedl zu allen Low-Carb-Quellen und zum Maßhalten bei stärkereichen Kohlenhydraten und Zucker.

Schritt 4: Ernährungstagebuch
Um Essmotive (Warum esse ich? Welche Gefühlslage bestimmt das Essen?) zu klären sowie den persönlichen Ernährungsrhythmus (Wann esse ich und wie oft?) und die Zusammenstellung der täglichen Mahlzeiten (Menge und Eiweißgehalt) zu erkennen, sollte man ein Ernährungstagebuch führen. In einer aktuellen im Fachmagazin *Obesity* erschienenen Studie wurde nachgewiesen, dass dies weniger mühsam ist, als viele befürchten.[123] Die

Wissenschaftler empfehlen dazu Ernährungs-Apps wie etwa die App »Was ich esse« vom Bundeszentrum für Ernährung. Man sollte jede Mahlzeit und kalorienhaltige Getränke aufschreiben und sofort vor und nach dem Essen alle abgefragten Daten eintragen. So lernt man viel über die eigene Ernährungsweise und was man besser machen kann.

Man nimmt in einem extra dafür angeschafften Notizbuch für jeden Tag eine Seite oder zwei Seiten und zum Eintragen Stifte in vier Farben, zum Beispiel rot (Kohlenhydrate), grün (Gemüse, Salat) und hellblau (Eiweiß), schwarz (Anmerkungen).

Nacheinander sollte Folgendes eingetragen werden:

- Uhrzeit
- Essen (Zutaten, Menge, Eiweiß- und Kohlenhydrategehalt)
- Trinken (Menge, Eiweiß- und Kohlenhydrategehalt)
- Wo und wie habe ich gegessen?
- Wie habe ich mich gefühlt?

Bei der Berechnung der Nährstoffmengen sollte man im Zweifelsfall die Mengen von Eiweiß und Kohlenhydraten runden. Dann addiert man den Eiweißgehalt der Hauptmahlzeiten und der Zwischenmahlzeiten und notiert sie. Anschließend analysiert man die gegessenen (und im Zweifelsfall getrunkenen) Kohlenhydratmengen.

Dazu sollte man immer aufschreiben, wie man sich vor dem Essen fühlt (gestresst, gelangweilt, gemütlich, allein).

Schritt 5: Der Aktionsplan
Jetzt gestaltet man aus allen bislang notierten Maßnahmen einen Aktionsplan. Als Erstes sollte man das ändern, was momentan den größten Effekt hat. Je kleiner die Schritte, desto größer die Wahrscheinlichkeit, den Plan erfolgreich umzusetzen, und desto größer der Abnehmerfolg. Dazu analysiert man schriftlich sein Ernährungstagebuch.

BESTANDSAUFNAHME UND ZIELE – BEISPIELE

Esse ich regelmäßig oder unregelmäßig?
Wenn Letzteres der Fall ist, könnte die 20:80-Maßnahme lauten: Ich esse dreimal täglich.

Esse ich oft am Schreibtisch und gucke parallel dazu auf den Computer?
Maßnahme: Ich nehme mir 15 Minuten Zeit, nur um zu essen. Wahrscheinlich war die Mahlzeit davor auch nicht sättigend genug. Zu wenig Eiweiß? Ich achte besser auf meine Eiweißmengen.

Esse ich oft im Restaurant oder in der Kantine?
Dann heißt es vielleicht: Ich bestelle Low-Carb-Portionen.

Die neu herausgefundenen Maßnahmen für den 80-Prozent-Erfolg werden zu den bisher herausgefundenen dazugeschrieben. Damit man dem 20-Prozent-Prinzip treu bleibt, nummeriert man sie nach Wichtigkeit und stellt pro Woche eine Maßnahme auf den Plan. Dazu sollte man die Maßnahmen nach Machbarkeit und nach dem größten Effekt sortieren.

BEISPIELE FÜR DIE PRIORISIERUNG DER MASSNAHMEN

- Ich esse drei Hauptmahlzeiten am Tag.
- Ich reduziere Zucker.
- Ich reduziere Alkohol.

Hat man eine Maßnahme durchgesetzt und sich zur Gewohnheit gemacht, geht es an die nächste. Es geht darum, dass das 20:80-Prinzip Ihren Ernährungsalltag durchdringt.

Weitere Empfehlungen zum Dranbleiben werden in Form von Motivationstipps, einem Vorschlag zur Vorratshaltung, zum Auswärtsessen, dem richtigen Umgang mit Rückfällen und zum besseren Stressmanagement gegeben.

Da starkes Übergewicht eine chronische Erkrankung ist und eine Daueraufgabe darstellen kann, sollte man sich bei Bedarf Hilfe bei Ökotrophologen, Diätassistenten oder in einer Schwerpunktpraxis für Ernährungsmedizin suchen.

Das bringt es wirklich:

Wenn man das aufwendige Procedere im Vorfeld überstanden hat, kann man durch kleine, individuelle und alltagstaugliche Veränderungen sicher, deutlich und langfristig abnehmen, bestimmte ernährungsbedingte Beschwerden lindern oder sogar heilen und/oder diesen vorbeugen.

Pro:

- Man lernt neue Lebensmittel kennen und beschäftigt sich mit Kochen.
- Es gibt keine Verbote und keinen hundertprozentigen, allgemeingültigen Ansatz.
- Der Jo-Jo-Effekt wird umgangen.

Kontra:

- Das Procedere im Vorfeld ist für einen allein sehr aufwendig, weshalb man eine starke Motivation haben sollte und genügend Selbstdisziplin für die Selbstanalyse und konzentrierte Erstellung des Aktionsplans.
- Man muss Zeit aufbringen für das Zubereiten der Gerichte, da es hier ums Selbstkochen geht.

Fazit:

Die 20:80-Methode hilft dabei, sicher und langfristig abzunehmen. Geeignet ist sie für Erwachsene mit mäßigem oder stärkerem Übergewicht. Die Ernährungsweise ist vollwertig und gesund und für die ganze Familie geeignet sowie für Berufstätige. Es ist auch ohne Weiteres möglich, auswärts zu essen und Einladungen zu folgen.

Neuro-Diät

Das verspricht sie:

Durch praktische Übungen soll es möglich sein, das Gehirn so umzuprogrammieren, dass der dickmachende Appetit gezügelt wird, da es sich hier nicht um physiologischen Hunger handelt. So gelangt man zu einem gesunden Essverhalten zurück. Da man gesund isst, gibt es auch keinen Jo-Jo-Effekt.

So funktioniert sie:

Stress ist prädestiniert dazu, Heißhunger auszulösen. In Belastungssituationen verlangt das Gehirn nach seiner Vorzugsnahrung Zucker (Glukose). Will man dem Heißhunger etwas entgegensetzen, muss man eine Alternative finden, die ähnlich stark wirkt. Eine Voraussetzung dafür ist ein gesunder Lebensstil, bei dem alle Grundbedürfnisse befriedigt sind. Das bedeutet neben einer ausgewogenen Ernährung, zum Beispiel genug Schlaf zu bekommen, Stress zu vermeiden und soziale Kontakte zu pflegen und eine erfüllte Sexualität zu haben.

Der Appetit auf bestimmte Nahrungsmittel in bestimmten Situationen ist auch erlernt. Wenn man eine Zeit lang zum Beispiel jeden Abend vor dem Fernseher Chips isst, dann hat sich die Situation Fernsehen mit Chipsessen verknüpft. Will man die Gewohnheit entkoppeln, so muss man Fernsehen und Essen trennen. Hildebrandt empfiehlt deshalb folgende Ansätze, um mit Heißhunger umzugehen:

Wellenreiten
Den Heißhunger annehmen und durchleben, bis er abebbt. Das sogenannte »urge-surfing« kommt in der Suchttherapie zum Einsatz. Um dem Suchtdruck zu begegnen, kommen die drei A zum Einsatz. Die stehen für:

* Annehmen
* Anfeuern
* Abreiten

Annehmen bedeutet, sich einzugestehen, dass der Drang da ist, etwas zu
essen. In einem zweiten Schritt folgt die bewusste Entscheidung, aktiv dagegen anzugehen.
   Anfeuern bedeutet, sich Mut zuzusprechen. Hilfreich sind Erinnerun-
gen an Situationen, in denen man dem Heißhunger widerstanden hat. Ein
weiterer ermutigender Gedanke kann lauten: »Ich gebe nicht nach, weil ich
es kann.« Das Überstehen einer Heißhungerattacke, in der man nicht nach-
gibt, dient wie im Sport dem Trainingseffekt. Je mehr man trainiert, desto
besser klappt es zukünftig.
   Beim Abreiten kann man sich Heißhunger wie eine Welle vorstellen.
Es ist tröstlich zu wissen, dass Heißhunger ähnlich wie eine Stressreaktion
nicht endlos andauert.

Ablenken durch Stresstoleranz-Skills: starke Sinnesreize einsetzen
Das Ziel besteht darin, durch starke sensorische Reize von der unangenehmen Emotion oder dem Suchtdruck abzulenken. Auch Schmerz lenkt übrigens von Anspannung ab. Das Kauen auf einer Chilischote oder das Lutschen
eines starken Pfefferminzbonbons löst einen Schmerzreiz aus, der zur Ausschüttung von Endorphinen führen kann, was einen beruhigenden Effekt hat.
Wenn man Heißhunger verspürt, soll man mal ein starkes Pfefferminzbon-
bon ausprobieren. Zusätzlich verändert Pfefferminz auch die Geschmacks-
wahrnehmung, was jeder, der mal nach dem Zähneputzen einen Schluck Rotwein probiert hat, bestätigen kann. Übrigens: Auch Zähneputzen hilft.

Alternativ handeln: das Belohnungssystem stärken
Heißhunger kann sich gut tarnen. Wir gehen zum Beispiel mit besten Vor-
sätzen einkaufen, haben vielleicht eine Einkaufsliste erstellt und uns vor-

genommen, nur das einzukaufen, was darauf steht. Und dann kommt das kleine Teufelchen um die Ecke und flüstert uns ein:»Ach, sieh mal, das ist im Angebot, das kriegst du so schnell nicht wieder zu diesem Preis.« Der »kluge Kopf« kennt die Gefahren und meidet sie. Wenn Einkaufen eine Gefahr darstellt, empfiehlt es sich, mit einer Einkaufsliste in ein Geschäft zu gehen, das wenig Auswahl an Lebensmitteln bietet.

Auslöser eindämmen I: Lebensführung
Will man dem Heißhunger begegnen, muss man die Auslöser identifizieren, die einen immer wieder in die Essfalle tappen lassen. Als hilfreich hat sich in der Ernährungsberatung das Führen eines Esstagebuchs erwiesen. Um wiederkehrende Auslöser zu identifizieren, empfiehlt sich solch ein Esstagebuch für mindestens eine Woche. Je gewissenhafter man das Ernährungstagebuch führt, desto mehr erfährt man über seine Auslöser.

Auslöser eindämmen II: Stimuluskontrolle
Es gibt Nahrungsmittel, die fast immer einen Kontrollverlust auslösen. Häufige Auslöser für Kontrollverlust sind Chips, Schokolade oder Eiscreme. Was nicht verfügbar ist, löst nicht so schnell Verlangen aus. Die anonymen Esssüchtigen haben eine Regel:»Nur für heute bleibe ich abstinent von dem Nahrungsmittel, das einen Kontrollverlust auslöst.« Die Vorstellung, nie wieder ein bestimmtes Lebensmittel essen zu dürfen, löst Unbehagen bis hin zu Panik aus und kann schließlich in einem Fressanfall münden. Mit der Regel »nur für heute« umgeht man das Verbot. Man setzt sich ein Zeitziel, indem man das Bedürfnis aufschiebt.

Sich die richtigen Freunde suchen
Es ist ein bekanntes Phänomen, dass wir uns beim gemeinsamen Essen an unseren Freunden oder Partnern orientieren. Sind wir unter Menschen, die dicker als wir selbst sind, essen wir unbewusst mehr, als würde uns unsere innere Stimme zuflüstern:»Ach, so schlimm ist das bei dir doch gar nicht, iss ruhig weiter.« Sind wir hingegen mit Menschen zusammen, die schlanker sind als wir, essen wir auch weniger, als würde uns unser Gewissen ermahnen, uns zu mäßigen. Interessanterweise ist uns das oft gar nicht bewusst. Wenn Sie abnehmen möchten, empfiehlt es sich daher, beim Essen

die Gesellschaft von Schlanken zu suchen. An ihnen können wir ein maß-
volles Essverhalten lernen.

So tun, als hätte man bereits sein Wunschgewicht
Beim Coaching außerhalb der Psychotherapie kommt das sogenannte Als-
ob-Prinzip zum Einsatz. Die Grundidee lautet, sich zu sagen: »Die Person,
die ich werden will, ist bereits in mir.« Sie müssen sie nur hervorlocken.
Das beeinflusst auch unser Handeln. Wenn Sie sich fett fühlen, handeln Sie
wie jemand, der stark übergewichtig ist. Sie vermeiden Bewegung, da Sie
sie als zu anstrengend empfinden, Sie essen ungesund, oft aus einer resig-
nativen Haltung heraus, und suchen die Schuld im Außen – weil die Arbeit
stresst, der Chef gemein war oder die beste Freundin ein Treffen abgesagt
hat.

Wenn Sie so tun, als ob sie schlank wären, geht es ihnen hingegen automatisch besser. Sie haben mehr Ausstrahlung. Es wird Ihnen leichter fallen,
mit Leuten ins Gespräch zu kommen, wenn Sie den Gedanken, Sie seien zu
fett, beiseiteschieben und stattdessen so denken und sich so verhalten, als
wenn Sie schlank wären. Sie können sich bei dieser Form der Autosugges-
tion auch schon im Voraus in bestimmte Situationen hineindenken: Überlegen Sie einfach nur kurz: »Wie würde mein schlankes Ich handeln?«

Selbstbelohnung
Auch bei der Neurodiät dürfen Sie sich selbst belohnen. Sie sollten dies
sogar! Gibt es Etappenziele zu feiern, sollten Sie sich dies nicht entgehen
lassen. Das können Sie zelebrieren, indem Sie ganz selbstbewusst ins Frei-
bad gehen und sich dort zeigen. Oder indem Sie sich ein schönes Klei-
dungsstück kaufen. Und nehmen Sie Rückschläge sportlich. Auch Schlanke
schlagen mal über die Stränge. Aber: Eine Ausnahme sollte eine Ausnahme bleiben.

Das bringt sie wirklich:

Die Neurodiät ist eine gute Methode, sein Gewicht zu halten. Das tägliche
Essverhalten zu dokumentieren, ist eine große Hilfe, um es zu verändern.
Außerdem ist eine gesunde Balance zwischen Stress und Entspannung sehr

wichtig, um ein gesundes Essverhalten einüben zu können. Lernt man, sich und sein Essmuster zu erkennen, ist es möglich, diese zu ändern und sich langfristig ausgewogen zu ernähren. Für Menschen mit schweren Gewichtsproblemen oder langjähriger Diäterfahrung empfiehlt es sich, einen Coach oder Therapeuten hinzuzuziehen. Mit dem Buch allein dürfte sich ein Umlernen schwierig gestalten.

Pro:

- Gut verständlich aufbereitetes Grundlagenwissen zu Aspekten der Ursachenforschung zum Zunehmen.
- Es finden sich zahlreiche bekannte ernährungspsychologische Ansätze, wie man umlernen kann.

Kontra:

- Es ist kein klassisches Diätprogramm. Man lernt nichts über gesunde Ernährung.
- Es fehlen konkrete Handlungsanweisungen und ein Plan, man muss Transferleistung erbringen, um die Empfehlungen im Alltag umzusetzen.

Fazit:

Geeignet für jeden Menschen, der sich reflektiert mit dem Thema Übergewicht auseinandersetzen oder abnehmen möchte und dazu erst einmal die psychologischen Voraussetzungen schaffen will. Die vorgestellten Methoden und Ansätze sind gut in den Alltag integrierbar und mit jeder Ernährungsform kombinierbar.

7. Pausen machen – Fasten

2017 wurde der Nobelpreis für die Erforschung der inneren Uhr verliehen. Dass diese auch unser Essverhalten steuert, wurde bereits in dem berühmt gewordenen Versuch der Bunkerexperimente in den 1960er-Jahren gezeigt. Hier stellte sich heraus, dass wir tagsüber nur etwa alle vier Stunden hungrig werden; dazwischen fastet der Körper. Für unseren Stoffwechsel sind Essenspausen also normal, außerdem ist der menschliche Organismus so gebaut, dass wir aus unseren körpereigenen Vorräten leben können. Dieses natürliche Programm macht man sich zunutze, wenn man sich für Fastenpausen zur Gewichtsregulation entscheidet. Intervallfasten ist der wichtigste neue Trend der Ernährungsmedizin. Die Methode kann dabei helfen, gesund abzunehmen und das Körpergewicht zu halten. Studien haben außerdem gezeigt, dass Intervallfasten zudem offenbar Typ-2-Diabetes vorbeugen kann; auch bei der Unterstützung der Krebstherapie wirken die Fastenpausen wahrscheinlich unterstützend.

Der freiwillige Verzicht auf feste Nahrung und/oder Genussmittel innerhalb eines begrenzten Zeitintervalls ist tief in unserer Kultur verankert und
hat eine jahrtausendealte Tradition. In den Religionen der Welt dient es der
Reinigung von Körper, Geist und Seele. Als Methode zur Selbstbehand-
lung setzen gesunde Menschen mehrtätige Fastenzeiten als Einstieg in eine
besondere Lebenszeit, aber auch zur Gewichtsabnahme ein. Will man Erkrankungen damit begleitend behandeln, sollte unbedingt ein Arzt befragt
werden.

Im 19. Jahrhundert wurde das Fasten durch den Schweizer Arzt Maxi-
milian Bircher-Benner, den Fuhrmann Johann Schroth sowie den Pries-
ter und Hydrotherapeuten Sebastian Kneipp neu belebt. Ihre Therapien
beeinflussen die Fastenlandschaft bis heute (Bircher-Müsli, Schroth-Kur,
Kneipp'sche Heilfastenkur und Wasseranwendungen). Die bekannten Fastenärzte im 20. Jahrhundert waren Otto Buchinger (1878–1966) und F.
X. Mayr (1875–1965). Diese Mediziner entwickelten ein ganzheitliches
Fasten, welches medizinische und naturheilkundliche, aber auch psychische und religiöse Aspekte vereinte. In den 1960er-Jahren, nach den »fetten« Jahren des Wirtschaftswunders, boten zahlreiche Kliniken Fastenkuren zur Gewichtsreduktion an. In den letzten Jahren entwickelte sich
der Trend immer mehr hin zu Fasten für Gesunde und dem sogenannten Anti-Aging-Fasten. Damit einher geht (wieder) eine ganzheitlichere
Sichtweise, die beim Fasten das Zusammenwirken von Körper, Geist und
Seele unter besonderer Berücksichtigung spiritueller Aspekte in Betracht
zieht.

Im Jahr 2002 wurden unter der Ägide der Fastenärztin Francoise Wilhel-
mi de Toledo erstmals Richtlinien zur Fastentherapie veröffentlicht. Eine
Expertengruppe überarbeitete und aktualisierte die Fassung dann im Jahr
2013.[124] Diese Richtlinien empfehlen das Heilfasten für Gesunde zur Prävention sowie bei rheumatoider Arthritis oder dem Metabolischen Syndrom. Vorläufig nachgewiesen mittels kleinerer Studien und Beobachtungsstudien sind die positiven Effekte des Heilfastens auf Bluthochdruck,
chronische Schmerzen des Bewegungsapparats (Fibromyalgie), Migräne
und psychisches Wohlbefinden. Zudem kann es bei einer Chemotherapie
unterstützend wirken und die Stimmung bessern. Mögliche Nebenwirkungen einer Fastenkur sind: leichte Kreislaufbeschwerden oder Unterzucke-

rung (Hypoglykämie), Störungen im Elektrolythaushalt, Kopfschmerzen, Rückenschmerzen, Muskelkrämpfe, vorübergehend beeinträchtigtes Sehvermögen sowie Veränderungen im Schlafverhalten.

Wie der Name schon sagt, setzt sich das Heilfasten zum Ziel, Erkrankungen und Beschwerden zu bessern, wenn nicht gar zu heilen. Außerdem kann diese von Otto Buchinger entwickelte Methode auch zur Vorbeugung und zum Gesundheitsschutz eingesetzt werden. Gesunde können beispielsweise präventiv heilfasten, um Gefäßerkrankungen, Schlaganfällen und Herzinfarkten vorzubeugen. Als Therapie wirkt die Methode besonders gut bei ernährungsbedingten Stoffwechselerkrankungen wie Diabetes oder Gicht, allergischen und rheumatischen Beschwerden, Hauterkrankungen und Atherosklerose. Außerdem lassen sich Bluthochdruck, Hepatitis und Migräne gut behandeln.

Während beim Fasten komplett auf Energiezufuhr verzichtet wird, nimmt der Heilfastende jeden Tag eine kleine Menge an Energie zu sich. Das zugrunde liegende Prinzip ist zutiefst natürlich, denn selbst Tiere ziehen sich zurück und verzichten auf Nahrung, wenn sie krank sind. Der Körper braucht dann Zeit und Ruhe. Seine Kraft verwendet er nur auf die Genesung, indem er Energie für die Verdauung spart. Beim Fasten werden Krankheits- und Giftstoffe ausgeschieden und die Selbstheilungskräfte gestärkt.

Dabei wirkt das Heilfasten laut Buchinger nicht nur im medizinischen Rahmen, sondern auch auf einer psychosozialen und spirituellen Ebene. Buchinger bezeichnete das Heilfasten daher auch als eine »Diät der Seele«. Der Fastende soll sich in der Zeit des nahezu kompletten Nahrungsverzichts lediglich der Musik, Büchern, der freien Natur und der Besinnung und Meditation widmen. Medienkonsum sowie Stress sollten gemieden werden.

Wer das Heilfasten zur Therapie einer Krankheit nutzen möchte, sollte dies nur in Absprache mit seinem Hausarzt tun oder sich in die Hände von erfahrenen Fastenärzten einer Fastenklinik begeben. Gesunde dürfen selbstständig zu Hause fasten. Man kann Heilfasten aber auch als Vorbeugung und zur Gewichtsabnahme nutzen. Geeignet ist es für alle, die schnell und effektiv ein paar Kilos loswerden möchten. Sie müssen dabei aber ein hohes Maß an Disziplin an den Tag legen. Empfehlenswert ist Fasten in guter Atmosphäre, in einer Gruppe und unter ärztlicher Aufsicht – darin sah der Begründer Dr. Otto Buchinger den »Königsweg der Heilkunst«. Buchinger-Fasten wird in Kliniken oder Fastengruppen angeboten.

Die bisher größte Studie über die positiven Wirkungen des Buchinger Heilfastens wurde Anfang des Jahres 2019 in der Peer-Review-Zeitschrift *PLOS ONE* veröffentlicht.[125] Zusammenfassend hat sich hier gezeigt, dass dieses spezielle Fastenprogramm ein sicherer und gut verträglicher Ansatz zur Prävention von alterungsbedingten Erkrankungen und zur Behandlung chronischer Stoffwechselstörungen einschließlich Gewichtsproblemen ist.

Auch das Fasten mit Obst und Gemüse gibt es seit Jahrhunderten. In Deutschland ist vor allem die sogenannte **Wacker-Methode®** bekannt. Sie wurde 1997 von der auf Entgiftungstherapien, Schüßler-Salze und Fasten spezialisierten Heilpraktikerin Sabine Wacker und dem Arzt Andreas Wacker begründet.

Ziel des Basenfastens ist neben einer Gewichtsabnahme vor allem eine Entsäuerung des Körpers. Die Grundannahme des Basenfastens beruht darauf, dass der Säure-Basen-Haushalt für die Gesundheit des Körpers eine große Bedeutung hat. Ist der Körper durch sogenannte »Zivilisationskost« – bestehend aus reichlich Eiweiß, Zucker, Kaffee und Weißmehl – übersäuert, kann sich dies in Form von Müdigkeit, Unwohlsein, Antriebslosigkeit, Verdauungsproblemen und einer geschwächten Immunabwehr zeigen. Weitere ungünstige Faktoren sind Stress, zu schnelles Essen und zu wenig körperliche Aktivität. Auch Krankheiten wie Gicht, Allergien oder Osteoporose werden mit einem gestörten Säure-Basen-Haushalt in Verbindung gebracht. Bei einer Basenfastenkur soll daher auf säurebildende Lebensmittel verzichtet werden. Dadurch sollen Säuren entzogen und sogenannte Schlacken ausgeleitet werden. Empfohlen werden dagegen basenbildende Lebensmittel wie Obst, Gemüse, Kräuter, Pilze und bestimmte Nüsse sowie Pflanzenöle. Zusätzlich wird darauf geachtet, dass genügend Flüssigkeit aufgenommen wird. Im Rahmen einer Basenfastenkur ernährt man sich pflanzenbetont und Low Carb (siehe Seite 139). Auch Fasten im Sinne von Hungern muss man beim Basenfasten also nicht, aber man sollte sehr darauf achten, was man isst.

So soll verhindert werden, dass Basen den Abtransport der Säuren übernehmen müssen und dadurch wichtige Mineralien im Körper abgebaut werden. Zudem soll das Entsäuern vor verschiedenen Krankheiten schützen oder diese lindern.

Abgewandelte Varianten des Basenfastens sind Fastenkuren mit dem Namen Detox (von: Detoxifikation, Entgiftung). Während einer **Detox-Kur** isst man ebenfalls hauptsächlich Basenbildner und meidet säurehaltige Lebensmittel. Für Detox-Tees und Nahrungsergänzungsmittel hat sich in den letzten Jahren ein großer Markt gebildet, wozu auch Detox-Körperpflegemittel, Bürsten und Fußpflaster zum gesamten Entgiftungsprogramm dazugehören. Wissenschaftlich belegt sind die Wirkungen von Detox-Kuren allerdings nicht.

Auch zum Thema Basenfasten liegen keine klinischen Studien am Menschen vor. Inwiefern Gesunde von alkalisch wirkenden Mineralsalzen in Form von Nahrungsergänzungsmitteln profitieren, wurde bislang nur anhand der Knochengesundheit untersucht. Auch hierfür fehlen wissenschaftliche Beweise. Das Thema Säure-Basen-Regulation ist vielschichtig, insbesondere im Hinblick auf den Mineralstoffhaushalt. Es gibt zwar einige Untersuchungen dazu, aber es herrscht keine Einigkeit über Auswirkungen und Mechanismen.

Durch eine Ernährung mit vielen Säurebildnern allein ist eine Übersäuerung aber offenbar kaum möglich, da ein gesunder Stoffwechsel solche Belastungen kurzfristig ausgleichen kann. Nur bei chronisch Kranken mit gestörtem Stoffwechsel (chronische Darm-, Nieren-, Lungen-, Bauchspeicheldrüsen-, oder Nebennierenerkrankungen) kann das passieren, wenn diese sich über lange Zeiträume extrem einseitig ernähren (etwa mit viel phosphatreicher Wurst und Fleisch) und wenn gleichzeitig ein Vitamin-D-Mangel vorliegt. Das liegt daran, dass der Körper immer versucht, alle Parameter gleich zu halten, so auch die Menge der Säuren und Basen. Bei Entgleisungen greift er zur Neutralisierung auf Basendepots zurück; das sind insbesondere Mineralien aus den Knochen (zum Beispiel Kalzium).

Säurelastige Ernährung über einen sehr langen Zeitraum kann allerdings über das Stresshormon Cortisol indirekt die Gesundheit auf Dauer schädigen. Der Ernährungswissenschaftler Prof. Dr. Thomas Remer forscht an der Universität Bonn über den Säure-Basen-Stoffwechsel und hat festgestellt, dass der Cortisol-Wert steigt, wenn der Körper ständig eine hohe Säurelast ausscheiden muss.[126] Viele Nahrungsmittel, die in der Theorie der basischen Ernährung als säurebildend eingestuft werden, sind im Übermaß tatsächlich meist ungesund, vor allem Zucker und Süßigkeiten. Kaffee, Tee und Nüsse hingegen haben nachweislich viele positive gesundheitliche Effekte. Und auch Hülsenfrüchte, Getreide, Käse und Fleisch enthalten viele wichtige Nährstoffe. Remer empfiehlt als Dauerernährung daher auch ein 80:20-Verhältnis von basenreichen Lebensmitteln und »Säurebildnern«.

Das intermittierende oder **Intervallfasten** (IF) ist seit wenigen Jahren der Abnehm- und Gesundheitstrend schlechthin. Das kurzfristig und (am besten) ständig wiederholte Fasten ist extrem einfach im Handling, verspricht eine erfolgreiche Gewichtsabnahme und kommt dennoch ohne Hunger und Jo-Jo-Effekt aus. Das Prinzip besteht darin, dass der Abnehmwillige zeitweise auf Nahrung verzichtet – je nach gewähltem Intervall 16 Stunden am Tag, und das in einem Zeitraum von zwei Tagen in der Woche. Diese Fastenform ist auch für viele durchführbar, ist der Verzicht doch begrenzt und lässt sich so tatsächlich leichter bewerkstelligen.

Während der Fastenphase nutzt der Körper seine Fettreserven und die Zuckerspeicher in Leber und Muskeln, um Energie zu gewinnen. Hierbei wird ein Teil unseres Erbes der Urmenschen aktiviert: Denn unsere Vorfahren kamen lange ohne Essen aus. Auf Phasen des Vielessens (wenn die Jagd oder das Sammeln erfolgreich war) folgten Hungerzeiten, die in kälteren Monaten auch sehr lange dauern konnten. Nachweislich kommt ein gesunder Mann mit einem Körpergewicht von 70 Kilogramm 40 Tage ohne Essen aus. Dieser Mechanismus war in Urzeiten unsere Lebensversicherung. Heute wird er von der Medizin wiederentdeckt, da das Fasten in Intervallen zahlreiche positive, gesundheitsfördernde Aspekte mit im Gepäck hat. Dazu gehören etwa der Schutz vor Diabetes, kardiovaskulären Erkrankungen, Alzheimer und sogar einigen Krebserkrankungen. Selbst lebensverlängernd soll das intermittierende Fasten wirken. Valter Longo, Biologe an der University of Southern California in Los Angeles, ist der Doyen der Fastenforschung und schätzt Fasten als eines »der stärksten Medikamente« ein, »die uns zur Verfügung stehen«.

Wissenschaftliche Evidenz dazu gibt es aus Tierversuchen. Humanstudien sind selten und derzeit noch eher klein. Prominente Verfechter der Methode sind Prof. Dr. Andreas Michalsen von der Charité-Universitätsklinik in Berlin, der Moderator und Autor Dr. Eckart von Hirschhausen oder der österreichische Seminarkabarettist Bernhard Ludwig. Das 14-stündige

Intervall wird seit 2018 von dem Molekularbiologen Francesco Madeo an der Universität in Graz beforscht – an Hefe, Fruchtfliegen und Menschen. Die Wirkungen des intermittierenden Fastens entsprechen denen einer Reduktionsdiät, wie sich anhand der am Deutschen Krebsforschungszentrum in Heidelberg durchgeführten HELENA-Studie zeigen ließ. Sowohl bei der Teilnehmergruppe, die intermittierend fastete, und der, die eine herkömmliche Reduktionsdiät durchführte, stellten sich ähnliche Werte ein; das betraf sowohl die Gewichtsabnahme wie auch die Stoffwechselwerte. Zwei weitere Studien aus Norwegen und Australien mit demselben Studienaufbau kamen zu gleichen Ergebnissen.

Für Prof. Dr. med. Andreas Michalsen, Chefarzt der Abteilung Naturheilkunde an der Charité, ist der entscheidende Aspekt, dass bei gleichen Effekten das Intervallfasten offenbar im Alltag leichter und länger durchgehalten wird als eine Reduktionsdiät. So habe es sich in Studien mittlerweile durchgesetzt, periodisches Heilfasten und Intervallfasten zu kombinieren, erklärt Michalsen.

Für Ärzte geht es darum, im Sinne von Prävention und Heilung von Beschwerden die beim Fasten nachgewiesenen Mechanismen im Körper auszulösen. Das betrifft den Fettabbau, die Produktion von Ketonkörpern (siehe Seite 158), die Autophagie oder die Wirkung auf das Mikrobiom im Darm. Dies kann durch Intervallfasten erreicht werden ebenso wie durch periodisches Fasten über mehrere Tage oder sogar Wochen.

Das Wort Autophagie stammt aus dem Griechischen: »auto« bedeutet »selbst« und »phagein« heißt »essen«. Im Wortsinn meint Autophagie also das Sich-selbst-Verspeisen. Es beschreibt einen lebenswichtigen Prozess im Körper, der eine Form von Zellreinigung meint, die der Gesunderhaltung des Körpers dient. Würde er nicht stattfinden oder sehr verlangsamt ablaufen, würde jede Menge Zellabfall im Körper verbleiben, wir würden schneller altern und krank werden.

Normalerweise werden beständig nicht mehr funktionsfähige Zellbausteine ausgemustert, dazu gehören zum Beispiel Organellen, Eiweißbausteine und Zellmembranen – alles, was verbraucht wurde und nicht mehr zur energetischen Verwertung dient, wird in einem Selbstreinigungsprozess ausgeschieden. Auch Bakterien und Viren werden so entsorgt. Mit der Ausmusterung beginnt die Zelle, sobald die zugeführten Inhaltstoffe nicht mehr ausreichend Energie abgeben. Altes, minderwertiges Zellmaterial wird im Zuge dessen markiert und zur Zerstörung freigegeben. Fastenpausen ziehen laut der mit dem Nobelpreis gekrönten Forschungsarbeit des japanischen Molekularbiologen Yoshinori Ohsumi den größtmöglichen bekannten Autophagieeffekt nach sich.

Wissenschaftlich überprüfte Sicherheit darüber, inwiefern Menschen wirklich von Fastenpausen oder periodischem Fasten profitieren, werden letztlich erst weitere und größere Humanstudien aufzeigen müssen. Sie laufen bereits oder starten zurzeit. Ergebnisse sind in etwa vier Jahren zu erwarten.

Seit Urzeiten ist der menschliche Stoffwechsel auf Fastenphasen eingestellt. Bis heute ist der menschliche Körper so gebaut, dass er längere Hungerperioden überstehen kann, indem er in verschiedenen Organen und Geweben Energiereserven speichert, die bei Bedarf abgerufen werden. Allerdings reduziert er in einem Zustand des Mangels (also in Zeiten einer geringen Kalorienzufuhr wie bei einer Reduktionsdiät) auch den Energieverbrauch. So beginnt er nach einigen Tagen, eingelagerte Reserven in den Muskeln abzubauen, um Energie zu sparen. Denn die Muskeln sind neben dem Gehirn die größten Energieverbraucher im Körper.

Und das ist dann auch der eigentliche Unterschied zu längeren Hungerphasen wie etwa beim mehrtägigen Heilfasten oder bei sogenannten Crash-Diäten, die stark kalorienreduziert sind. Der Stoffwechsel wird nicht heruntergefahren, die Muskelmasse bleibt erhalten, ein Jo-Jo-Effekt wird vermieden und stattdessen werden Speicherfett in den Depots am Bauch geleert. Denn dieses Fett wird leichter mobilisiert als das an Beinen und Po.

Beim Intervallfasten nimmt man nur energiefreie Getränke zu sich (Wasser, ungesüßte Tees, Gemüsebrühe oder Kaffee) und kann wählen zwischen

- täglichen Essenspausen,
- wöchentlichen Fastentagen,
- oder dem Modell: einen Tag essen, einen Tag fasten.

Wichtig: Bei Vorerkrankungen wie niedrigem Blutdruck, Stoffwechselbeschwerden, chronischen Erkrankungen oder einer Krebserkrankung bitte erst den Arzt konsultieren.

Und man sollte darauf achten, in den Essensphasen nicht kompensatorisch zu essen – man sollte also nicht mehr essen als sonst auch.

Im Gegensatz zu anderen Fastenformen kann und soll das Intervallfasten als Langzeiternährungsform angewendet werden. Die verschiedenen Arten des Intervallfastens unterscheiden sich hinsichtlich Dauer und Häufigkeit des Nahrungsverzichts.

Eine Art des Intervallfastens empfiehlt, zwischen den Mahlzeiten Pausen von mindestens vier bis fünf Stunden einzuhalten. Dieser Zeitraum entspricht unseren biologischen Stoffwechselbedürfnissen, wie Chronobiologen nachweisen konnten. Für die aktuellsten Forschungen zur inneren Uhr im Körper haben Jeffrey C. Hall, Michael Rosbash und Michael W. Young 2017 den Nobelpreis für Medizin und Physiologie erhalten. Ihre Entdeckungen erklären, wie Pflanzen, Tiere und Menschen ihre biologischen Rhythmen so anpassen, dass sie mit der Erdrotation übereinstimmen. Die biologische Uhr ist auf vielfältige Art und Weise in unsere komplexe Physiologie verwickelt; sie bestimmt den Takt unseres Lebens, und zwar jede Sekunde. Sie sagt an, wann wir müde oder hungrig sind, wann wir fit und leistungsfähig sind und die besten Entscheidungen treffen können. Gesteuert wird der Taktgeber durch Licht und Dunkelheit – aber nicht nur. Auch der Rhythmus der Mahlzeiten scheint den inneren Taktgeber zu beeinflussen. Dazu gehören eben mehrstündige Essenspausen zwischen größeren Mahlzeiten und die längere Fastenphase während des Nachtschlafs. Eine längere Fastenzeit zwischen den Mahlzeiten gibt dem Stoffwechsel Zeit, vom Speicher- in den Verarbeitungs- und Verbrennungsmodus umzuschalten. Das zeigte eine bereits im Jahr 2012 veröffentlichte Studie des Salk Institute for Biological Studies. Dadurch reduziert sich unter anderem die Produktion von Cholesterin und Glukose, gleichzeitig wird die Fettverbrennung hochgefahren. Das kommt nicht nur der Leber zugute und verringert die Gewichtszunahme, es sorgt auch dafür, dass Reparaturprozesse im Körper verstärkt durchgeführt werden. Auf die Weise hat der Körper ausreichend Zeit für den Verdauungs- und Verwertungsprozess. Die Blutzucker- und Insulinspiegel können vor der nächsten Mahlzeit komplett absinken, und es kommt zu einem gesunden Hungergefühl. Der Körper ist jetzt wieder bereit, frische Nährstoffe für die nächste Tageshälfte oder die ganze Nacht aufzunehmen. Wird hingegen zwischendurch gegessen, sorgen vor allem schnell verwertbare Kohlenhydrate für Heißhungerattacken.

Das sogenannte **Dinner Cancelling**, also der Verzicht auf das Abend-essen, ist auch eine Form des Intervallfastens. Hierbei wird an zwei bis drei Tagen in der Woche auf das Abendessen verzichtet. An diesen Tagen nimmt man nur Wasser, Tee oder andere kalorienfreie Getränke zu sich. Damit soll eine Essenspause von mindestens 14 Stunden bis zum Frühstück entstehen. Das Abendfasten soll die Bauchspeicheldrüse und den Insulin-spiegel entlasten und damit die Gewichtsabnahme fördern (ähnlich wie bei Schlank im Schlaf, siehe Seite 39) und die Schlafqualität verbessern. Angeb-liche positive Begleiterscheinung: Es soll auch den Alterungsprozess ver-langsamen. Die Studienlage kommt immer wieder zu widersprüchlichen Ergebnissen.

Die **2-Tage-Diät** geht auf Michelle Harvie, Ernährungsmedizinerin an der Universität Manchester, zurück. Zusammen mit dem Onkologen Prof. Tony Howell veröffentlichte sie das Buch *Die 2-Tage-Diät* (Originaltitel: *The 2 day diet*). Ausgehend von der Erkenntnis, dass Brustkrebs bei Frauen und Übergewicht zusammenhängen können, empfiehlt Harvie, sich an fünf Ta-gen in der Woche normal satt zu essen, ohne Kalorien zu zählen. An den beiden übrigen Tagen sollen die Fastenden nicht mehr als etwa 650 Kalo-rien (Frauen 500–800, Männer 600–850) zu sich nehmen und dabei mög-lichst auf Kohlenhydrate, also auf Nudeln, Kartoffeln, Brot oder Zucker, verzichten. Dafür sollte man auf ballaststoffreiches Gemüse und Getreide, Eiweißquellen (Hülsenfrüchte, Fleisch, Eier, Fisch) und maßvoll auf gesun-de Fette (Nüsse, Öle) setzen. Das entspricht der klassischen mediterranen Ernährungsweise (siehe Seite 86).

Harvie ist der Überzeugung, dass der Körper mit einer kurzen, ein- bis zweitägigen Fastenzeit besser zurechtkommt und eher Gewicht abbaut als mit einer täglichen Beschränkung.[127]

Es wird empfohlen, sich die Wochentage zum Fasten so auszusuchen, dass man wenig Stress und genug Zeit für Ruhephasen hat. Auch sollte man körperliche Belastung während des Fastens so lange vermeiden, bis man sich an den neuen Rhythmus gewöhnt hat.

Das ebenfalls 2013 veröffentlichte Ernährungskonzept von Dr. Michael Mosley basiert unter anderem auf den Ergebnissen von Dr. Harvie. Bei der **5:2-Diät** isst man an fünf Tagen in der Woche normal. Zur Auswahl oder Zubereitung der Lebensmittel gibt es keine besonderen Empfehlungen. Das soll die Motivation der Abnehmwilligen erhöhen und vor einem Abbruch durch zu strenge Regeln und Verbote schützen. An den beiden Fastentagen darf man etwa ein Viertel der sonst üblichen Energiezufuhr zu sich nehmen. Mosley empfiehlt dazu vor allem Gemüse und Vollkorngetreide wie etwa Naturreis oder Haferflocken sowie eiweißreiche Lebensmittel und reichlich Flüssigkeit in Form von Wasser oder Tees. Die Fastentage sollten einem festen Rhythmus folgen.

Dass die 5:2-Diät in Sachen Gewichtsabnahme genauso gut abschneidet wie eine kalorienreduzierte Diät, zeigte eine Ein-Jahres-Studie an der Universität von Oslo. Der einzige Unterschied, den die Wissenschaftler zwischen den beiden Gruppen feststellen konnten, war, dass die Teilnehmer aus der Intervallfasten-Gruppe zeitweise stärkere Hungergefühle entwickelten als bei einer reinen Kalorienspardiät.[128]

Bei **16:8** wird die Intervallzeit auf Stundenbasis ausgelegt: Man lässt entweder das Frühstück oder das Abendessen ausfallen, sodass über einen Zeitraum von 16 Stunden nichts gegessen und somit auf eine Energiezufuhr verzichtet wird. Auch gemäßigtere Formen wie 14:10 oder 15:9 sind in Ordnung.

Wenn man zum Beispiel nach 17 Uhr nichts mehr isst, kann am nächsten Tag um 9 Uhr wieder gefrühstückt werden. Ein angenehmer Nebeneffekt: Der Körper hat nachts weniger mit der Verdauung zu tun, man schläft besser und man verschläft die lange Hungerpause, die man tagsüber nicht so einfach ertragen würde.

In Deutschland ist derzeit die **16:8-Methode** sehr populär, eben weil ein großer Teil der täglichen Fastenzeit verschlafen wird. Die Verlängerung der nächtlichen Fastenzeit entspricht offenbar am ehesten dem biologischen Rhythmus des menschlichen Körpers. Es fällt uns leichter, die Nacht hindurch bis zum Morgen zu fasten und die erste Mahlzeit erst etwa zwei Stunden nach dem Aufstehen zu uns zu nehmen.

Auch chronobiologische Mechanismen, die eine wichtige Rolle für die positiven Effekte des Intervallfastens spielen, werden nur mit der 16:8-Methode bedient. Diese Fastenmethode wird häufig Sportlern empfohlen. Übrigens: Auch das Fasten während des Ramadans ist eine Form des Intervallfastens. Die wissenschaftliche Basis für das Intervallfasten stammt noch hauptsächlich aus Tierversuchen, aus dem religiösen Fasten sowie aus experimentellen Studien mit geringer Teilnehmerzahl.[129] Für den Tierversuch existieren zahlreiche Untersuchungen, die zeigen, dass Intervallfasten le-

bensverlängernd wirkt, die Gesundheit verbessert und vor einigen Erkrankungen, zum Beispiel auch bestimmten Krebsarten und neurologischen
Erkrankungen, schützen kann.[130] Noch fehlen umfangreiche langfristige,
kontrollierte Studien, bevor es zur Prävention metabolischer Erkrankungen eindeutig empfohlen werden könnte.[131]

Man kann auch im 24-Stunden-Wechsel fasten und essen. Hier gibt es
ebenfalls unterschiedliche Formen: Man kann zum Beispiel an einen Tag
nach Belieben essen, verzichtet aber jeden zweiten Tag auf Kalorien und
deckt dann lediglich seinen Bedarf an Flüssigkeit durch Wasser und ungesüßten Tee. Das ist beispielsweise das Prinzip der **10in2-Methode**, die der
Ernährungspsychologe Bernhard Ludwig propagiert. Die »1« steht hier für
einen Tag, an dem man essen kann, was man will. Darauf folgt ein »0er-
Tag«, sprich: Es wird gefastet und es gibt nur Wasser, Tee und Kaffee. Am
Abend ist auch ein kleines Glas Rotwein oder Bier erlaubt. Das »in2« bezieht sich auf die beiden aufeinanderfolgenden Tage, an denen gegessen
wird. Insgesamt fastet man während der beiden Tage 36 Stunden, darf aber
im Zeitraum von 12 Stunden essen.

Der Jo-Jo-Effekt, der sonst nach einer Diät auftritt, bleibt bei der 10in2-
Diät aus, da die Fastenperiode so kurz ist, dass der Körper noch nicht in
den Energiesparmodus wechselt.

Ludwig empfiehlt für die Essenstage drei Mahlzeiten, warnt aber davor,
die Verluste durch größere Essensmengen auszugleichen. Auch die üblichen
Ratschläge zu gesunder Ernährung und ausreichender Flüssigkeitsversor-
gung sowie körperlicher Aktivität gehören zum 10in2-Paket. Eine Studie
des Instituts für molekulare Biowissenschaften bestätigt die positiven Wirkungen des Konzepts für nichtadipöse Erwachsene. Eine Gewichtsreduktion von 3,5 Kilogramm nach vier Wochen sei demnach möglich neben
einer Verbesserung der Blutdruckwerte. Da sich bei den Teilnehmern ein
Anstieg der Ketonkörper auch über die Essphasen hinweg nachweisen ließ
sowie ein Absinken des Schilddrüsenhormons T3, gehen die Forscher davon aus, dass sich diese Form des Intervallfastens günstig auf Alterungsvor-
gänge auswirken kann.[132]

Die **UpDayDownDay-Diät** stammt aus den USA und wurde von Dr.
James Johnson erfunden. Um effektiv abzunehmen, isst man am Fastentag
kalorienreduziert und am nächsten Tag ganz normal. An den »Fastentagen« verzehrt man in etwa ein Fünftel der »normalen« Kalorienmenge, das

sind etwa 400 bis 600 Kalorien, bei Männern etwas mehr als bei Frauen. Infrage kommen dabei auch Shakes, die sich über den Tag verteilt trinken lassen, statt viele kleine Mahlzeiten zu sich zu nehmen. Johnson empfiehlt jedoch, die Shakes nur während der ersten zwei Fastenwochen zu trinken, danach rät er zu kalorienreduziertem Essen. Wer regelmäßig Sport treibt, sollte die Sporttage aber möglichst auf die Nichtfastentage legen.

Die Ernährungsmedizinerin Krista Varady hat das Prinzip »Fasten an jedem zweiten Tag« in ihrem Buch *The Every Other Day Diet* intensiv analysiert. Abnehmwillige nahmen dabei abwechselnd am Tag einmal nur 500 bis 600 Kilokalorien zu sich, am folgenden Tag aßen sie ganz nach Wunsch, ohne jede Beschränkung. Die Fastenmahlzeiten sollten die Teilnehmer dabei laut Varady mittags zu sich nehmen, mit langer Nahrungspause bis zum nächsten normalen Tag. Der Effekt war erheblich: Jeden zweiten Tag zu fasten, führt pro Woche zu einem Verzicht von bis zu 8000 Kilokalorien. Logisch, dass dabei die Pfunde purzeln. Die Wissenschaftlerin stellte Gewichtsabnahmen von 5 bis 15 Kilogramm in zwei Monaten fest. Außerdem verbesserten sich die Werte beim als ungünstig geltenden LDL-Cholesterin. Ein weiteres Ergebnis: Diejenigen, die an den Fastentagen mehr Fett essen durften, hielten besser durch, fühlten sich wohler und verloren mehr Gewicht. Allerdings ist es nicht so einfach, das Programm durchzuziehen: Jeder Zehnte schaffte es nicht einmal, zehn Tage durchzuhalten.

Die **Fasting Mimicking Diet (FMD)** (»Scheinfasten«-Diät) wurde von Valter Longo erfunden. Sie beinhaltet die positiven Effekte des Fastens, ohne dass wirklich gehungert werden muss. Bei der fünftägigen Kur darf man immerhin 750 bis 1100 Kilokalorien in Form von Gemüsesuppen, Nussriegeln, Oliven und Kräutertees zu sich nehmen. Eine Studie, die Longo gemeinsam mit Andreas Michalsen veröffentlicht hat, bestätigt die Vorteile der FMD. Wer sie ausprobieren will, kann eine Food-Kiste zum Preis von über 200 Euro pro Woche bestellen, mit der man angeblich 2 Kilogramm pro Woche abnehmen kann. Um sein Gewicht zu halten, wird im Anschluss eine Ernährungsweise empfohlen, die an die mediterrane Ernährungsweise (Hülsenfrüchte, Gemüse, Olivenöl, ab und zu Fleisch und Fisch) angelehnt ist.

Eine Studie kam zu dem Ergebnis, dass sich beim Menschen durch FMD Gewicht, Body-Mass-Index, Körperfett, Hüftumfang und der insulinähnliche Wachstumsfaktor IGF-1 verbessert hätten. Probanden hatten sich an jeweils fünf aufeinanderfolgenden Tagen pro Monat nach dem Schema der Diät ernährt – drei Monate lang.[133]

Intervallfasten, in welcher Form auch immer, ist einfach, alltagstauglich und kommt für alle Menschen infrage, die im Prinzip gesund sind, dauerhaft Kilos loswerden wollen und keine Lust haben, nach Diätplänen zu leben. Auch für Menschen, die etwas gegen Bluthochdruck und für ihren Cholesterinspiegel tun oder sich einfach besser fühlen wollen, ist diese Methode geeignet. Bestimmte Varianten (zum Beispiel 16:8) lassen sich gut und langfristig in den Alltag integrieren. Diabetiker sollten im Vorfeld diese Fastenform mit ihrem Arzt besprechen. Nicht geeignet ist die Methode bei einer Essstörung oder Adipositas.

Dank der eingehaltenen Fastenphasen ermöglicht diese Ernährungsumstellung eine Gewichtsabnahme, obgleich man alles essen darf. Damit die Diät langfristig auch wirklich erfolgreich bleibt, sollte in den Essphasen auf einen gesunden Mahlzeitenrhythmus und eine ausgewogene Ernährung geachtet werden. Eine Studie an diabetischen Mäusen belegt, dass sich mit der Diät die Betazellen der Bauchspeicheldrüse regenerieren können. Auch sollen sich die Blutzuckerwerte der Tiere gesenkt haben.[134]

Intervallfasten ist eine der Ernährungsmethoden, die aktuell am intensivsten beforscht werden. Bereits im Tierversuch konnten positive Stoffwechselparameter wie Gewichtsverlust und Verbesserung des Gesamtbefindens gemessen werden. Insbesondere die Blutfett- und Blutzuckerwerte besserten sich.[135, 136, 137]

Man muss beim intermittierenden Fasten keine unangenehmen Nebenwirkungen wie Erschöpfungsgefühle, Kopfschmerzen oder gar Depressionsattacken fürchten, da der Körper nicht so belastet wird wie etwa beim Heilfasten. Durch die unterschiedlich langen Intervalle beim Fasten kann man den Körper nach und nach an ein normales, erträgliches Hungergefühl gewöhnen.

Das Kurzzeitfasten ist kompatibel mit allen Ernährungsformen (von vegan bis Allesesser) und flexibel in der Handhabung. Man braucht sich an den Esstagen nichts zu verbieten. Die Methode spart Geld, da man weniger einkaufen muss.

Allerdings können die Hungergefühle an den Fastentagen anfangs heftig sein. Für »Zwischendurchesser« sind auch die stundenweisen Fastenpausen mühsam. Zu Beginn können, insbesondere bei längeren Fastenpausen, Stimmungsschwankungen und Kreislaufprobleme auftreten. Bei zu wenig körperlicher Aktivität und zu wenig Eiweißaufnahme an den Esstagen (1 bis 1,2 Gramm pro Kilogramm Körpergewicht) kann es zum Muskelabbau kommen.

Auf einen Blick

Buchinger Heilfasten

Das verspricht es:

Es kommt zu einer starken Gewichtsreduktion, ohne dass man sich um die Ernährung kümmern muss. Allerdings fastet man gewöhnlich, um sich etwas Gutes zu tun. Der Gewichtsverlust wird vielmehr als positiver Nebeneffekt betrachtet.

So funktioniert es:

Buchinger-Fasten beginnt einen Tag vor der Fastenkur mit einer Energiereduktion auf etwa 1000 Kilokalorien/Tag. Ab jetzt wird spätestens auf Koffein, Alkohol und Nikotin verzichtet. Mäßige bis normale körperliche Aktivität wird ebenso empfohlen wie eine emotionale Vorbereitung auf das Fasten (Stressvermeidung, Ruhe).

Am ersten Fastentag erfolgt die Darmreinigung mit der Einnahme von 1 Liter Wasser mit 30 bis 40 Gramm Glaubersalz innerhalb von 20 Minuten. Der Geschmack kann mit Zitronensaft verbessert werden. Nach 30 Minuten wird eine weitere Flüssigkeitsmenge von 0,5 bis 1 Liter (Wasser oder Tee) aufgenommen.

Während der Fastentage gibt es jeden Tag Folgendes:

- Gemüsebrühe (0,25 Liter),
- Obst- oder Gemüsesäfte (0,25 Liter) (möglichst frisch gepresst)
- Honig (30 Gramm)
- mindestens 2,5 Liter Flüssigkeit in Form von Kräutertee oder Wasser

Die maximal erlaubte Energiezufuhr liegt bei 250 bis 500 Kilokalorien/Tag. Für länger anhaltende Fastenkuren ist auch der Verzehr von Buttermilch erlaubt.

Die optimale Fastendauer beträgt nach Buchinger zwei bis vier Wochen unter Berücksichtigung individueller Aspekte. Längere Fastenperioden – bis zu sechs Wochen – können bei bestimmten Indikationen angebracht sein. Kürzere Fastenzeiten sind leichter zu bewerkstelligen. Vor allem Gesunde, die nicht aus medizinischen Gründen fasten, profitieren von den kürzeren Phasen.

Die Ärztegesellschaft für Heilfasten und Ernährung (ÄGHE) empfiehlt, für eine Heilfastenkur als Standarddauer sieben bis zehn Tage plus einen Vorbereitungstag und danach die Aufbautage zur Normalisierung des Essverhaltens einzuplanen. Das Fasten endet typischerweise mit dem Fastenbrechen. Dazu isst der Fastende einen rohen reifen oder gekochten Apfel. Abends gibt es eine Portion Kartoffelsuppe.

In den Aufbautagen besteht der Kostaufbau nach dem Fastenbrechen (refeeding) aus einer leichten ovo-lacto-vegetarischen Kost aus frischen Bio-Produkten mit ballaststoffreichen Lebensmitteln, vermehrt ungesättigten Fetten (kalt gepressten Pflanzenölen) und wenig gesättigten Fetten. Das Essen sollte langsam und bewusst gekaut werden. Am ersten Tag stehen 800 Kilokalorien auf dem Speiseplan, am zweiten etwa 1000 Kilokalorien, am dritten etwa 1200 Kilokalorien und am vierten etwa 1600 Kilokalorien. Zwischen den Mahlzeiten steht weiterhin viel Flüssigkeit (nicht gezuckert) auf dem Programm. Spontane Darmbewegungen und Stuhlgang sollten spätestens am vierten Tag auftreten.

Das bringt es wirklich:

Das Fastenprogramm kann einen sicheren und gut verträglichen Ansatz zur Lösung von Gewichtsproblemen sein, sofern man anschließend gesund und ausgewogen isst. Adipöse können mit dieser Form des Fastens bis zu 12 Kilogramm in vier Wochen abnehmen.

Pro:

- Für Menschen mit einer hohen Selbstmotivation und Durchhaltevermögen ist die Heilfastentherapie empfehlenswert. Entscheidend für den Erfolg ist vor allem die Unterstützung durch erfahrene Fastenärzte und geschulte Fastenleiter. Individuelle Bedürfnisse wie medikamentöse Anpassungen müssen immer mit berücksichtigt werden.
- Man lernt, sich neu auszurichten, auch was die Ernährung anbelangt.

Kontra:

- Zum Abnehmen ist das Heilfasten allerdings nur bedingt zu empfehlen. Es kann aber den Einstieg in eine Ernährungsumstellung erleichtern.
- Isst man nach der Fastenkur so wie zuvor, ist das Risiko des Jo-Jo-Effekts erhöht.

Fazit:

Medizinisches Fasten ist als Therapiemaßnahme in Fastenkliniken oder in klinischen Abteilungen für Naturheilmedizin ein fester Bestandteil. Empfehlenswert ist es als Vorbeugungsmaßnahme für Gesunde aber auch bei bestimmten Erkrankungen (zum Beispiel rheumatoide Arthritis oder metabolisches Syndrom). Entscheidend für den Erfolg einer Heilfastentherapie ist Selbstdisziplin vor allem in den ersten drei Tagen und eine Unterstützung durch Fastenärzte oder geschulte Fastenleiter. Für eine Gewichtsabnahme ist das Heilfasten nur bedingt zu empfehlen, kann aber einen Einstieg in eine Ernährungsumstellung bieten.

Basenfasten

Das verspricht es:

Genussreiches Abnehmen ohne Hungergefühl. Der Körper soll durch den ausschließlichen Verzehr von basenhaltigen Lebensmitteln entsäuert werden, was vor verschiedenen Krankheiten schützen soll. Durch die Ernährungsumstellung verliert man auch einige Kilo an Gewicht.

So funktioniert es:

Im Rahmen einer Basenfastenkur wird morgens nur Obst, mittags Salat und abends Gemüse gegessen. Beim Basenfasten in einem Kuraufenthalt zur Gewichtsabnahme können die Fastenden die Mahlzeiten auch in zwei Gängen verzehren (zum Beispiel mittags einen Beilagensalat und ein warmes Gericht, abends neben einer klaren Gemüsebrühe noch ein Gemüsegericht). Zwischenmahlzeiten sind nur für Diabetiker vorgesehen. Zusätzlich wird empfohlen, sogenannte »Basenpulver« in Form von Nahrungsergänzungsmitteln einzunehmen. Dabei handelt es sich um die Kombination bestimmter Mineralsalze.

Die Einteilung der Lebensmittel in basisch oder sauer erfolgt nach ihrem pH-Wert (pH > 7 = basisch, pH < 7 = sauer).

Basenbildner sind Obst, Gemüse, Kräuter, Keimlinge, einige Nüsse (Mandeln, Walnüsse, Paranüsse, Macadamianüsse und Pistazien sowie Kokosflocken) sowie »hochwertiges« Öl (Lein-, Oliven- oder Rapsöl).

Säurebildner sind tierisches Eiweiß (Fleisch, Wurst, Milchprodukte, Eier), Getreide (Weißmehl, Vollkornprodukte, Nudeln, Reis, Gebäck), Kaffee, Süßigkeiten, Zucker und Alkohol.

Die Flüssigkeitszufuhr erfolgt in Form von reinem Quellwasser und verdünntem Kräutertee und liegt bei 2,5 bis 3 Litern täglich. Drei Tage vor Beginn des ersten Basenfastentags sollte man auf Koffein verzichten, um eventuelle Entzugserscheinungen während der Fastentage zu vermeiden.

Für Normalgewichtige wird eine Kur von maximal zehn Tagen empfohlen. Bei Übergewicht kann die Kur zwei bis drei Wochen dauern. Für eine dauerhafte Ernährung im Anschluss an die Kur wird dazu geraten, täglich 80 Prozent Basenbildner und 20 Prozent Säurebildner aufzunehmen. Das entspricht einer mediterranen Ernährungsweise. Die folgenden Regeln sind, auch wenn es verschiedene Varianten der Kur gibt, typisch für diese Diät:

- Vorsicht bei Rohkost: Bei Darmempfindlichkeit wird gegartes Gemüse besser vertragen.
- Zeiten beachten: Das Abendessen sollte möglichst früh, vor 18 Uhr stattfinden und eher klein ausfallen. Ab 14 Uhr sollte man keine Gemüserohkost oder Obst mehr zu sich nehmen.
- Gemüse muss bissfest gegart sein: Kurz gedünstetes Gemüse enthält mehr Vitalstoffe.
- Nicht überessen: Man darf sich zwar satt essen, sollte danach aber rechtzeitig aufhören. Immer bedenken, dass das Sättigungsgefühl erst etwa zwanzig Minuten nach Beginn des Essens eintritt.
- Gründlich kauen: Das lange Kauen macht schneller satt und schont Magen und Darm. Ein Apfelschnitz sollte mindestens 30-mal gekaut werden.
- Sparsam würzen: Man sollte darauf achten, seine Mahlzeiten während der Kur nicht zu überwürzen. Das natürliche Hungergefühl kann so beeinflusst werden, und man isst automatisch mehr.
- Mehr Gemüse als Obst essen: Der Obstanteil sollte pro Tag 20 Prozent nicht überschreiten. Bei einem empfindlichen Magen-Darm-Trakt kann der Gemüseanteil noch höher sein. Grundsätzlich sollten Obst und Gemüse reif sein, da nur reifes Obst und Gemüse basisch verstoffwechselt werden.
- Mit Lust und Appetit essen: Nur Gemüse- und Obstsorten essen, auf die man wirklich Appetit hat.
- Nach dem Basenfasten: Da es kein Fastenbrechen gibt, sollte eine möglichst pflanzenbasierte Ernährungsweise weiter beibehalten werden. Mindestens einmal täglich Obst (morgens), Salat (mittags) und Gemüse (abends) sollten auf dem Speiseplan stehen.

Das bringt es wirklich:

Basenfasten kann helfen, das Gewicht zu reduzieren und bewusster zu essen. Obst und Gemüse sind wichtiger Bestandteil einer vollwertigen Ernährungsweise, ebenso der Verzicht auf Zucker, Alkohol und Weißmehlprodukte.

Pro:

- Die Ernährung ist ausgewogen. Durch die ausgeglichene Flüssigkeitsbilanz wird zudem die Ausscheidung des im Stoffwechsel vorhandenen Säureanteils über die Nieren gefördert.
- Basenfasten spielt zudem in der Osteoporose-Therapie eine Rolle, denn man geht davon aus, dass bei überschüssigen Säuren Kalzium aus dem Knochen gelöst wird und so die Knochendichte langfristig abnimmt. Hierzu wurde von Dr. Tanis R. Fenton von der Universität in Calgary 2009 allerdings eine Studie publiziert, die 2015 erneut überprüft wurde. Hier zeigte sich, dass eine sogenannte säurebetonte Ernährung keine negativen Auswirkungen auf die Knochen hat. (*»Causal assessment of dietary acid load and bone disease: a systematic review & meta-analysis applying Hill's epidemiologic criteria for causality«. Nutr J. 2011 Apr 30;10:41*)

Kontra:

- Die Einteilung in Säure- und Basenbildner ist schwer nachzuvollziehen und auch nicht immer einheitlich.
- Aus wissenschaftlicher Sicht ist weder die Existenz von Schlacken belegt noch die Annahme, dass säurebildende Lebensmittel den Säure-Basen-Haushalt stören. Eine durch die Ernährung verursachte Übersäuerung ist bei gesunden Menschen nicht zu befürchten. Dafür sorgen Puffersysteme, die die Säure-Basen-Konzentration im Blut regulieren und sie konstant halten. Überschüssige Säuren werden beispielsweise über die Nieren, Stuhl, Schweiß und beim Aus-

atmen über Kohlendioxid ausgeschieden. Voraussetzung dafür ist ausreichendes Trinken. Eine dauerhafte Azidose, eine Übersäuerung des Blutes, tritt nur bei bestimmten Krankheiten wie Typ-2-Diabetes auf.

- Damit ist auch die Empfehlung unnötig, bei einer Basenfastenkur zusätzlich »basenfördernde« Nahrungsergänzungsmittel einzunehmen.
- Für die genannten zeitlichen Einschränkungen (zum Beispiel Obst und Rohkost nur bis 14 Uhr) gibt es keine wissenschaftlichen Belege.

Fazit:

Eine Basenfastenkur im Zeitraum weniger Tage ist für gesunde Menschen empfehlenswert, die abnehmen, ihren Darm regulieren wollen, bewusster essen lernen und von Alkohol, Zucker oder Nikotin die Finger lassen wollen. Für Schwangere, Menschen mit chronischen Erkrankungen oder mit Essstörungen ist Basenfasten nicht geeignet. Die Kur erfordert ein gewisses Maß an Selbstdisziplin, in den ersten Tagen kann es zu Fasten-Nebenwirkungen wie Kreislaufproblemen oder Kopfschmerzen kommen.

5:2-Diät

Das verspricht sie:

In acht Wochen kann man bis zu 3 Kilogramm abnehmen, wie viele Pfunde es tatsächlich sind, hängt mit der individuellen Stoffwechselleistung zusammen. Die Muskulatur wird geschont und nimmt bei Training zu, die Blutwerte bessern sich. Die Ernährungsweise eignet sich als Dauerernährung.

So funktioniert sie:

An fünf Tagen in der Woche isst man normal. Die zwei anderen Tage wird gefastet mit jeweils 500 Kilokalorien täglich für Frauen und 600 Kilokalorien für Männer. Die eiweißreichen Low-Carb-Mahlzeiten an den Tagen sättigen gut, womit Heißhungerattacken ausgebremst werden sollen. Wichtig: Zwischen den Fastentagen sollten mindestens 24 Stunden liegen.

Das bringt sie wirklich:

Diese Intervallfastenvariante ist sehr einfach, allerdings besteht die Gefahr, dass man an den Esstagen nicht ausgewogen isst. Der Gewichtsverlust kann nur erreicht werden, wenn man das Konzept strikt befolgt.

Pro:

• Extrem einfaches Intervallfastenkonzept mit durchweg positiven Folgen für Gesundheit und Gewicht.

Kontra:

• Die Fastentage müssen geplant werden.

Fazit:

Geeignet für Erwachsene mit mäßigem und stärkerem Übergewicht, die sich gerne mit Ernährung auseinandersetzen und über ein gewisses Maß an Selbstdisziplin verfügen. Es ist auch geeignet für Berufstätige und sehr alltagstauglich, auch was auswärts essen und Einladungen anbelangt.

10in2-Fasten

Das verspricht es:

Anti-Aging-Effekte, verbesserte Blutdruckwerte und andere Gesundheitsparameter sowie einen langsamen und nachhaltigen Gewichtsverlust verspricht das alternierende Fasten. An den Esstagen wird normal gegessen, wobei eine gesunde, ausgewogene Ernährungsweise empfohlen wird und zwei bis drei Mahlzeiten zum Sattessen. An den Fastentagen bedient sich der Körper aus seinen Reserven. Die Muskulatur wird geschont, der Grundumsatz nicht wesentlich heruntergefahren, weshalb auch kein Jo-Jo-Effekt droht. Das Intervallfastenkonzept eignet sich als Dauerernährung.

So funktioniert es:

An einem Tag isst man so viel, wie man möchte, jedoch möglichst gesund und ausgewogen. Es gibt keine Verbote (Tag 1). Am Nuller-Tag isst man nichts und trinkt möglichst viel energiefreie Flüssigkeit in Form von Wasser, Tee oder Kaffee. Zum Ausprobieren gibt es ein 21-Tage-Programm mir Rezepten in mittlerweile zwei Ratgebern zum Thema: *Morgen darf ich essen, was ich will* und *Die Nobelpreis-Diät*.

Das bringt es wirklich:

Bei strenger Umsetzung und keinen Völlereien an den Esstagen lässt sich mit dieser Diät relativ schnell Gewicht abnehmen. Anwender berichten von 10 Kilogramm in fünf Wochen, was auch vom individuellen Stoffwechsel abhängt.

Pro:

- Mit dem Konzept kann man von allen hier vorgestellten Intervall-fastenformen am schnellsten abnehmen.
- Das Konzept ist einfach und alltagstauglich.

Kontra:

- Das Intervallfastenkonzept ist von allen hier vorgestellten anfangs am schwersten umzusetzen.
- Es besteht die Gefahr, dass man an den Esstagen zu viel und unausgewogen isst.

Fazit:

Diese Form des Intervallfastens wirkt sich positiv auf die Gesundheit und das Gewicht aus. Es ist geeignet für mäßig bis stärker übergewichtige Erwachsene, es ist alltagstauglich und auch geeignet für Berufstätige. Vor allem am Anfang benötigt man ein hohes Maß an Disziplin.

16:8-Methode

Das verspricht es:

Diese Ernährungsweise ist nachhaltig und alltagstauglich und macht langsam, aber sicher schlanker. Ein Jo-Jo-Effekt ist nicht zu erwarten. Durch Intervallfasten wird die Fettverbrennung aktiviert, die Muskulatur wird geschont, der Grundumsatz nicht wesentlich herunterreguliert, da der Großteil der Fastenphase im Nachtschlaf stattfindet. Eine Gewichtsabnahme von bis zu 10 Kilogramm in sieben Wochen soll möglich sein.

So funktioniert es:

Man kann essen, was man will in den acht fürs Essen vorgesehenen Stunden. 16 Stunden lang nimmt man weder feste noch flüssige Energie zu sich. Der Großteil dieser Phase liegt idealerweise in der Nacht. Oft wird bei 16:8 entweder auf das Abendessen oder auf das Frühstück verzichtet. Die Essenszeiten kann man anschließend flexibel gestalten. Empfohlen wird eine gesunde, ausgewogene Kost. Es gibt ein Online-Coaching dazu. Diese Form des Intervallfastens ist als dauerhaftes Alltagskonzept lebbar. In Deutschland ist diese Methode derzeit die populärste und wurde zuletzt 2019 vom Kabarettisten und Mediziner Eckart von Hirschhausen im *Stern* propagiert.

Das bringt es wirklich:

Das Diätkonzept ist sehr einfach und alltagstauglich. Wenn man sich in der Essphase gesund und ausgewogen ernährt, ist eine erfolgreiche Gewichtsabnahme möglich. Man muss keine Kalorien zählen, sondern lediglich auf die Uhr schauen.

Pro:

- Das Konzept ist sehr einfach und alltagstauglich.
- Es kommt weder zu Mangelernährung noch zu Hungergefühlen und auch der Jo-Jo-Effekt bleibt aus.

Kontra:

- Für die Mahlzeiten gibt es ein Zeitfenster von »nur« acht Stunden.

Fazit:

Die 16:8-Diät kann sich positiv auf die Gesundheit und das Gewicht auswirken. Sie ist geeignet für Erwachsene mit mäßigem bis höherem Übergewicht. Ein wenig Disziplin muss man auch hier mitbringen. Ideal auch für Berufstätige.

In der Tabelle auf den folgenden Seiten finden Sie noch einmal die wichtigsten Informationen zu den besten Diäten, die in diesem Buch besprochen wurden. Varianten, so es welche gibt, finden Sie im Hauptteil des Kompasses. Auf eine Aufnahme von aus gesundeitlichen Gründen weniger empfehlenswerten Diäten haben wir im Tabellenteil allerdings verzichtet. Wichtig ist, dass Sie sich eine Abnehmmethode aussuchen, die gut zu Ihnen und Ihrem Alltag passt. Dann ist die Chance am größten, dass Sie auch Erfolg damit haben.

Welche Diät passt am besten zu mir?

Prinzip der Trennkost

Hay-Methode

Prinzip

Grundlage ist es, einer sogenannten Übersäuerung des Körpers entgegenzuwirken, die aufgrund von denaturierten Lebensmitteln, zu proteinreicher Ernährung und generell einer ungünstigen Kombination an Proteinen und Kohlenhydraten zusammen in einer Mahlzeit entsteht. Dadurch ist die Verstoffwechselung im Körper blockiert, es kommt zu krank machenden Gärungsvorgängen im Darm, zur Übersäuerung.

Durch eine besondere Form der Trennkost soll dies vermieden werden.

Zwischen den Mahlzeiten sollte eine Pause von ca. drei bis vier Stunden liegen; die letzte Mahlzeit am Tag sollte bis spätestens 18.00 Uhr eingenommen werden.

Umsetzung
- Trennung von Kohlenhydraten und Eiweißen in einer Mahlzeit.
- Mehr basenbildende Lebensmittel zu sich nehmen (ca. 80 Prozent), das sind Obst, Gemüse, Vollkornprodukte und Mandeln. Diese Lebensmittel könnten zum Beispiel morgens und abends auf dem Speiseplan stehen.

- Säurebildner wie Milchprodukte, Weißmehlprodukte, Fleisch und Fisch sollten nur einen Anteil von ca. 20 Prozent haben und maximal einmal am Tag, etwa mittags, gegessen werden.
- Neutrale Lebensmittel wie Butter und Öle (Fette) können mit beiden Nährstoffgruppen kombiniert werden.

Nachteile

- Wissenschaftlich ist diese Methode nicht fundiert – der Mensch kann zugleich mehrere Nährstoffgruppen aufnehmen und verstoffwechseln, bei einigen Lebensmittelgruppen ist das sogar von Vorteil hinsichtlich der biologischen Wertigkeit.
- Die rigorose Trennung von Proteinen und Kohlenhydraten in einer Mahlzeit ist kaum zu realisieren.
- Hülsenfrüchte, die Proteine und Kohlenhydrate zugleich enthalten, sind bei Hay verbannt – ihre positive Wertigkeit für den Körper ist aber mittlerweile belegt.
- Bewegung spielt keine Rolle bei dieser Diätform.

Geeignet für

- Menschen, die ihre Ernährung generell umstellen und bewusster essen wollen.
- Abnehmwillige, da die bewusste Essensform mit den reglementierten Mahlzeiten automatisch hochkalorische Lebensmittel reduziert oder gar verbietet und mehr Obst, Gemüse und Vollkornprodukte auf den Speiseplan bringt.
- Menschen, die langsam, aber kontinuierlich abnehmen wollen.

Montignac-Methode

Prinzip

- Dies ist eine Form der Trennkost, die auf der Insulinproduktion basiert und diese günstig beeinflusst.
- Die verschiedenen Kohlenhydrate werden nach ihrer Auswirkung auf die Insulinausschüttung unterschieden. Für einen guten Überblick sorgt der sogenannte Glykämische Index (GI).

- Sehr gute Kohlenhydrate (viele Gemüsesorten, einige Obstsorten, grüne Linsen, dunkle Schokolade, Milchprodukte) und gute Kohlenhydrate (Vollkornprodukte, Fruchtsaft, Natur- und Basmatireis, Süßkartoffeln, Erbsen, rote Bohnen) können auch mit Proteinen und teilweise auch mit Fetten zusammen verzehrt werden; schlechte Kohlenhydrate (Kartoffeln, Weißmehl, Zucker) sind gänzlich zu vermeiden.

Umsetzung

- Kohlenhydrate sollen pro Woche lediglich zwei- bis dreimal gegessen werden.
- Drei Mahlzeiten am Tag regulieren die Insulinausschüttung.
- In der 1. Phase wird aufgrund der rigorosen Kohlenhydratevermeidung schnell Gewicht verloren.
- Die 2. Phase erlaubt »gute« Kohlenhydrate – sie dient zur Gewichtsstabilisierung.

Nachteile

- Ob die Gewichtsreduktion in der Stabilisierungsphase tatsächlich gehalten werden kann, ist fraglich. Der Jo-Jo-Effekt ist hier sehr wahrscheinlich.
- Für viele Menschen erfordert es große Disziplin, auf Zwischenmahlzeiten zu verzichten.
- Kochen nach Montignac erfordert viel Zeit und Kochkenntnisse.
- Die Integration dieser Diät in den beruflichen Alltag ist schwierig. Auch auswärts essen stellt eine Herausforderung dar.
- Bewegung spielt keine Rolle bei dieser Diätform.

Geeignet für

- Menschen, die sich mit Ernährung beschäftigen wollen.
- Menschen, die gerne kochen wollen.
- Menschen, die zügig abnehmen wollen.

Schlank-im-Schlaf-Prinzip

Prinzip

* Sie beruht auf einer Insulin-Trennkost-Form, die Low Carb und Glyx integriert.
* Die Ruhephase, also der Schlaf, spielt ebenfalls eine wichtige Rolle: Nur wer sich einen ausreichenden und erholsamen Schlaf gönnt, kann bei dieser Diät gute Erfolge erzielen.
* Bewegung als unterstützendes und begleitendes Programm ist ausdrücklich erwünscht.
* Erlaubt sind drei Mahlzeiten am Tag mit einer Pause von etwa fünf Stunden dazwischen.

Umsetzung

* Es soll nach der »inneren Uhr« gegessen werden. Dies sorgt dafür, den eigenen Biorhythmus für sich zu finden.
* Das Prinzip folgt der Einteilung 50 – 30 – 20: Morgens wird kohlenhydratreich gegessen (ca. 50 Prozent); mittags ist eine proteinreiche Kost oder eine Mischkost inklusive Fetten erlaubt (30 Prozent); abends gibt es ausschließlich eine Proteinkost (ca. 20 Prozent) und keine Kohlenhydrate.
* Nach 20 Uhr darf nichts mehr zu sich genommen werden, da der Körper nun in die Regenerationsphase kommt, für die er Fette und Proteine benötigt; Kohlenhydrate blockieren durch zu hohe Insulinausschüttungen den Fettabbau.
* Viele Menschen kommen bei dieser Diätform zur Ruhe, da sie Stressfaktoren abbauen.
* Es gibt viele Rezepte und Anleitungen.

Nachteile

* Man braucht den wirklichen Willen und das Durchhaltevermögen, seine Ernährung, aber auch sein Leben umzustellen.
* Diese Diätform ist nichts für Menschen, die Zwischenmahlzeiten haben wollen.

Geeignet für
- Menschen, die ihre Ernährung umstellen, aber auch Stressfaktoren abbauen wollen.
- Menschen, die gerne kochen.
- Menschen, die kontinuierlich abnehmen und/oder ihr Gewicht halten wollen.

Sparen – Reduktionsdiäten

Brigitte-Diät

Prinzip
- Dies ist eine kalorienreduzierte Diät, die regelmäßig wissenschaftliche Veränderungen integriert und damit aktuell bleibt. So wird das Wissen um Insulin und dessen Wirkweise im Körper genauso berücksichtigt wie Verhaltensformen, Stressfaktoren und Ruhephasen innerhalb einer Diät.
- Die Rezepte werden ständig weiterentwickelt, angepasst an Saison und Regionalitäten.
- Die Basis ist eine ausgewogene, eiweiß- und ballaststoffreiche Mischkost; Vegetarier kommen hier aber ebenfalls auf ihre Kosten.
- Die Diät empfiehlt drei Mahlzeiten am Tag, mit einer Essenspause von etwa vier Stunden und anschließend einem langen Schlafintervall.

Umsetzung
- Eine eigene Zusammenstellung seines Speiseplans ist dank des Baukastenprinzips möglich – für jeden Geschmack ist etwas dabei.
- Alltagstaugliche Rezepte machen die Diät möglich.
- Sportliche Begleitprogramme sind gesetzt.
- Individuelle Verhaltensformen stehen auf einer Checkliste, die Bestandteil der Diät ist.

Nachteile

- Durchhaltevermögen ist angesagt – es ist keine Diät, um schnell ein paar Kilos loszuwerden.
- Für Menschen, die Zwischenmahlzeiten benötigen, ist die Umstellung etwas schwierig.
- Für den individuellen Abnehmplan muss man Kalorien zählen.

Geeignet für

- Menschen, die ernsthaft abnehmen und ihre Ernährung generell umstellen wollen.
- Menschen, die ein ganzheitliches individualisiertes Lebensumstellungskonzept suchen.
- Menschen, die kochen wollen – und das jeden Tag.
- Menschen, die sich mit Lebensmitteln und deren Verwertung in der Küche beschäftigen wollen.

Energiedichte-Prinzip (Volumetrics)

Prinzip

- Basis ist die jeweilige Energiedichte des Lebensmittels.
- Ziel ist es, den Magen mit wenig kalorischen Lebensmitteln zu füllen, sodass automatisch ein Sättigungsgefühl entsteht.
- Gegessen wird nach einer Energiedichte-Ampel, die einfach umzusetzen ist.
- Empfohlen werden drei Mahlzeiten am Tag; dabei sollte das Mittagessen die wichtigste Mahlzeit sein.

Umsetzung

- Sättigung ist garantiert.
- Kalorienzählen entfällt.
- Es gibt keine Verbote: Es darf eigentlich alles gegessen werden; auch Lebensmittel mit einer hohen Energiedichte (und damit vielen Kalorien) sind erlaubt, aber eben nur in Maßen.
- Ein Esstagebuch am Anfang hilft, die Diät konsequent durchzuführen.

- Die Diät integriert auch Außer-Haus-Mahlzeiten, dazu wird empfohlen, bestimmte Lebensmittel auszutauschen.

Nachteile
- Es gibt keine Zwischenmahlzeiten.
- Ein Bewegungsprogramm ist nicht integriert.
- Disziplin ist angesagt: Kalorienreiche Lebensmittel (süße und fetthaltige Produkte) sind zwar anfänglich erlaubt, sollten aber deutlich dezimiert werden.
- Psychologische Faktoren, wie Lust-Essen, sind nicht integriert.

Geeignet für
- Menschen, die langfristig abnehmen möchten.
- Menschen, die kochen wollen.
- Menschen, die sich mit Lebensmitteln und deren Zubereitung bereits auskennen.

Fit-for-Fun-Diät

Prinzip
- Basiert auf den drei Säulen Bewegung, Ernährung und Entspannung.
- Basiert auf wissenschaftlich belegten Stoffwechselprozessen wie Fettabbau in der Nacht, den Glykämischen Index von Lebensmitteln etc.
- Ein Typtest hilft, herauszufinden, welches Programm für einen am besten geeignet ist.
- Die umfassende Rezeptdatenbank integriert aktuelle Ernährungstrends wie Low Carb, Low Fat, Fatburner, Protein-Booster etc.
- Essenspläne helfen bei der Durchführung und Planung.
- Es sind drei Mahlzeiten am Tag vorgesehen.

Umsetzung
- Die Mahlzeiten können individuell aus der Rezeptdatenbank für Frühstück, Mittag- und Abendessen ausgewählt werden.
- Eine Einkaufsliste für die Woche hilft bei der Durchführung.

Nachteile

- Diese Diät ist nichts für Bewegungsmuffel.
- Verzicht auf Zwischenmahlzeiten ist eigentlich gesetzt.
- Man benötigt Zeit: Zeit für die Zubereitung der Mahlzeiten, Zeit für das tägliche Bewegungsprogramm, Zeit für die täglichen Entspannungsübungen.

Geeignet für

- Menschen, die ganzheitlich eine Lebensumstellung wünschen.
- Menschen, die langsam und kontinuierlich abnehmen wollen.
- Menschen, die kochen wollen.
- Menschen, die Bewegung nicht scheuen.

Mayo-Clinic-Plan

Prinzip

- Sie versteht sich als umfassendes Gesundheitsprogramm, in dem Abnehmen nur eine Facette darstellt.
- Sie integriert eine Ernährungsumstellung genauso wie Bewegung, Stressbewältigung und Motivationsstrategien.
- Die Ernährung basiert auf der Lebensmittelpyramide nach der Mayo-Klinik, die auf der Energiedichte der Produkte fußt.
- Es handelt sich um eine Diät, die auch die finanziellen Seiten berücksichtigt.

Umsetzung

- Dank der anschaulich gestalteten Lebensmittelpyramide ist die Umsetzung leicht zu verstehen.
- Die Bereitschaft, eine solche Umstellung für sich durchzuführen, wird anfangs ausführlich und umfassend erläutert und in einem Fragenkatalog geprüft.
- Die beiden Phasen der Ernährung und Essgewohnheiten allgemein sollen dauerhaft zu einer Umstellung führen.
- Ein Esstagebuch unterstützt die Ernährungsumstellung.
- Bewegung ist Bestandteil dieser Diät.

- Aus einer großen Rezeptdatenbank kann man sich nach individuellem Geschmack seine Mahlzeiten zusammenstellen.

Nachteile

- Die Komplexität schreckt viele Abnehmwillige ab: Die Diät ist nichts für Ungeduldige, die schnell ein paar Kilos verlieren wollen.
- Das tägliche Protokollieren der eigenen Mahlzeiten über eine längere Dauer erfordert viel Disziplin.
- Die Diät ist nichts für Bewegungsmuffel: 30 bis 60 Minuten Bewegung täglich sollten eingeplant werden.

Geeigent für

- Menschen, die eine umfassende Lebensumstellung wünschen.
- Menschen, die langfristig abnehmen und/oder ihr Gewicht halten möchten.

Weight Watchers (WW)

Prinzip

- Basiert auf einer komplexen Ernährungsumstellung, die durch Coaches begleitet wird.
- Der sogenannte Lusthunger soll durch die Gruppendynamik und den beständigen Austausch mit Gleichgesinnten unterbunden werden.
- Ein auf alle Lebensmittel ausgerolltes Punktesystem sorgt für schnelle Orientierung, was an Produkten eher zu bevorzugen oder zu unterlassen ist.
- Eine individuelle Beratung ist möglich und kann in verschiedenen Phasen der Diät in Anspruch genommen werden.
- Die Basis bildet eine kalorienreduzierte Mischkost, die immer wieder durch neue wissenschaftliche Erkenntnisse angereichert und aktualisiert wird.
- Es gibt ein großes Offline- und Online-Angebot an Rezepten, aber auch eine persönliche Begleitung.

Umsetzung

- Eine individuell berechnete Punkteanzahl pro Tag sollte nicht überschritten werden.
- Mithilfe der Gruppenbeteiligung ist ein Austausch von Gleichgesinnten möglich; diese psychologische Unterstützung hat sich als sehr wertvoll hinsichtlich Motivation erwiesen.
- Die individuelle Beratung durch Coaches passt die Diät fortlaufend auf die aktuellen Gegebenheiten des Abnehmwilligen an.
- Es gibt keine Verbote innerhalb der Diät.
- Ein Ernährungstagebuch – analog oder in einer App – unterstützt den Prozess.
- Ein großes Rezeptetool sowie zahlreiche Kochbücher helfen, für sich die passenden Mahlzeiten zu finden.
- Körperliche Bewegung ist integriert.

Nachteile

- Eine Mitgliedschaft ist zwingend, da man ansonsten das komplexe Punktesystem nicht versteht.
- Die beständigen Gruppentreffen sind nicht jedermanns Sache.
- Die Coaches sind keine professionellen Ernährungswissenschaftler, sondern ehemalige Mitglieder, die ihre Erfahrungen weitergeben.

Geeignet für

- Menschen, die eine Ernährungsumstellung anstreben.
- Menschen, die längerfristig abnehmen und dann auch ihr neues Gewicht halten wollen.
- Menschen, denen das Abnehmen in einer Gemeinschaft leichter fällt, die den Austausch und die persönliche Betreuung haben wollen.

Mittelmeer-Diät

Prinzip

- Diese Diät basiert auf einer Ernährungsform, die man in früheren Jahren im mediterranen Raum antraf: wenig rotes Fleisch, wenig Zucker und gesättigte Fettsäuren, dafür ein aktiver Lebensstil mit viel Bewegung, viel Gemüse und Früchte in der Ernährung.
- Das Programm erfordert eine komplexe Ernährungsumstellung, die allgemein Stoffwechselerkrankungen vorbeugt.
- Die Basis ist eine ballaststoffreiche Mischkost.
- Das soziale Miteinander beim Essen ist wichtiger Bestandteil.

Umsetzung

- Gegessen wird nach einer Ernährungspyramide, die viel Gemüse, aber auch gesunde Fette vorsieht.
- Es gibt keinen Verzicht; auch Essen im Restaurant ist ohne Probleme möglich.
- Bewegung ist Bestandteil der Diät.

Nachteil

- Schnelles Abnehmen ist nicht möglich.
- Es gibt keine festen Ernährungspläne, die einem reglementierten Diätprogramm folgen.
- Selbstdisziplin ist angesagt.

Geeigent für

- Menschen, die langsam, aber kontinuierlich abnehmen wollen.
- Menschen, die eine Ernährungsumstellung anstreben.
- Menschen, die gerne kochen und sich mit Lebensmitteln auseinandersetzen wollen.

MIND-Diät

Prinzip

- Diese Diät verbindet die Mittelmeerdiät und die DASH-Diät – Nahrungsmittel aus beiden Diätformen werden kombiniert.
- Sie bedeutet Fitness für das Gehirn: Diese Diät soll Demenzerkrankungen vorbeugen.
- Das Programm beinhaltet eine ausgewogene Mischkost bei gleichzeitigem Verzicht auf vollfette Milchprodukte, rotes Fleisch, Zucker, Frittiertes und Fastfood.

Umsetzung

- Der Ernährungsplan sieht reichlich Vollkornprodukte und Blattgemüse auf dem täglichen Speiseplan vor.
- Man kann sich seine Speisepläne selbst zusammenstellen (ist nichts für jeden).
- Ein Bewegungsprogramm ist erwünscht, ist aber nicht integrierter Bestandteil der Diät.

Nachteil

- Will man wirklich abnehmen, muss man Kalorien zählen.
- Es gibt keine dezidierten Speisepläne; man muss sich seine Mahlzeiten selbst zusammenstellen.

Geeigent für

- Menschen, die eine Ernährungsumstellung anstreben und diese dauerhaft durchführen wollen.
- Menschen, die längerfristig abnehmen und dann auch ihr neues Gewicht halten wollen.
- Menschen, die sich für Ernährung, Lebensmittel und Gesundheit allgemein interessieren.

Weglassen – Reduktionsdiäten

HMR-Diät

Prinzip

- Basis ist eine starke Reduktion bis hin zum kompletten Verzicht auf Fette.
- Der Verzicht auf rotes Fleisch zugunsten von pflanzlichen Lebensmitteln soll erlernt werden.
- In den USA kann sich der Abnehmwillige seine Mahlzeiten direkt nach Hause liefern lassen.
- Coachings begleiten den Prozess; über eine Hotline stehen diese zur Verfügung.
- Ein Bewegungsprogramm ist integriert.

Umsetzung

- Man bestellt sich seine Mahlzeiten nach Hause.
- Man führt ein Ess- und Bewegungstagebuch.
- Über die Mahlzeitenpakete lernt man einiges über gesunde Ernährung.

Nachteil

- Das Ganze kostet einiges an Geld.
- Gemeinsames Essen mit Familie und Freunden, die sich anders ernähren, wird während der Diät nicht empfohlen.

Geeignet für

- Menschen, die schnell ein paar Kilos verlieren möchten.
- Menschen, die eine generelle Ernährungsumstellung wünschen.
- Menschen, die wenig Zeit haben.

DASH-Diät

Prinzip
- Die Idee dahinter ist eigentlich eine Ernährungsumstellung für Bluthochdruckpatienten.
- Basis ist eine eher pflanzliche Kost bei gleichzeitigem Verzicht auf tierische Fette, stark salzhaltige Produkte sowie Zucker.
- Ein individueller Check-up ermittelt den tatsächlichen Kalorienbedarf.
- Ein Bewegungsprogramm wird ausdrücklich empfohlen.

Umsetzung
- Vollkornprodukte und Gemüse stehen täglich mehrfach auf dem Speiseplan.
- Mageres Fleisch und Fisch dürfen ebenfalls integriert werden, allerdings nur ein- bis zweimal pro Woche.
- Es gibt viele Rezepte, zum Beispiel aus der mediterranen Küche.

Nachteil
- Es gibt keine konkreten Ernährungspläne sowie Rezepte.

Geeignet für
- Menschen, die langfristig abnehmen möchten.
- Menschen, die eine generelle Ernährungsumstellung wünschen.
- Menschen, die gerne kochen.

TLC-Diät

Prinzip
- Die Idee dahinter ist eigentlich eine Ernährungsumstellung, um Fettstoffwechselstörungen zu beheben.
- Die Basis ist eine eher pflanzliche Kost, bei gleichzeitigem Verzicht auf tierische Fette und Zucker.

Umsetzung
* Vollkornprodukte und Gemüse stehen täglich mehrfach auf dem Speiseplan.
* Mageres Fleisch und Fisch dürfen ebenfalls integriert werden.
* Dank vieler Kochbücher und Rezepte wird hier ein jeder nach seinem Ess-Gusto fündig.

Nachteil
* Man muss sich richtig in die Materie der guten und schlechten Fette und guten und schlechten Kohlenhydrate einarbeiten.
* Man nimmt nur langsam ab.

Geeignet für
* Menschen, die eine generelle Lebensstilumstellung wünschen.
* Menschen, die langfristig abnehmen möchten.
* Menschen, die gerne täglich kochen.

»Ich nehme ab«-Programm

Prinzip
* Dies ist ein von der DGE entwickeltes Abnehmprogramm für eher adipöse Menschen.
* Die Basis bildet eine kohlenhydratarme und fettreduzierte Kost.
* Ernährungsfehler werden in diesem Programm aufgedeckt und sollen »abtrainiert« werden.
* Ein Bewegungsprogramm ist im Angebot integriert.
* Man isst bis zu fünf Mahlzeiten am Tag.

Umsetzung
* Vollkornprodukte und Gemüse stehen täglich mehrfach auf dem Speiseplan.
* Ein Ess- und Bewegungstagebuch sorgt für Transparenz.

Nachteil
* Es gibt kostenpflichtige Ernährungspläne im Internet.

- Die Diät ist nichts für Bewegungsmuffel: Täglich stehen 30 bis 60 Minuten körperliche Aktivität auf dem Programm.
- Man nimmt nur sehr langsam ab.
- Die vielen Esseinheiten am Tag sind wissenschaftlich nicht gestützt.

Geeignet für
- Menschen, die eine generelle Ernährungsumstellung wünschen.
- Menschen, die langfristig abnehmen möchten.

Low-Fat-30-Diät

Prinzip
- Die Basis ist eine fettreduzierte Kost.
- Der Verzicht auf tierische Fette ist ein Muss.
- Ein Ampelmodell sorgt für die Übersicht, was man zu sich nehmen darf.
- Ein Bewegungsprogramm ist im Angebot integriert.

Umsetzung
- Vollkornprodukte und Gemüse stehen täglich mehrfach auf dem Speiseplan.
- Der Fettanteil in der Nahrung soll maximal 30 Prozent ausmachen und möglichst aus pflanzlichen Quellen stammen.

Nachteil
- Es gibt kostenpflichtige Ernährungspläne im Internet.
- Essen nach dem Hungergefühl kann schwierig sein, da viele Abnehmwillige ein gesundes Hungergefühl nicht kennen.
- Es handelt sich um ein zeitintensives Abnehmprogramm.
- Man nimmt nur langsam ab.

Geeignet für
- Menschen, die langfristig abnehmen möchten.
- Menschen, die gerne kochen.

Atkins-Diät

Prinzip
- Die Basis ist eine stark kohlenhydratreduzierte Kost.
- Fett- und eiweißreiche Mahlzeiten sorgen für Sättigung.
- Dadurch gibt es nur einen moderaten Insulinspiegelanstieg.

Umsetzung
- Das Vier-Phasen-Programm, bestehend aus Einleitungsdiät, Reduktionsdiät, Vorerhaltungsdiät und lebenslanger Erhaltungsdiät, erlaubt die Steigerung des Kohlenhydratanteils.
- Ziel ist es, dass Fette 40 bis 45 Prozent, Eiweiße etwa 40 Prozent und Kohlenhydrate 15 bis 20 Prozent der Gesamtkalorienzufuhr ausmachen.
- Es gibt strenge Regeln, die es unbedingt einzuhalten gilt.

Nachteil
- Wissenschaftliche Belege fehlen.
- Ein Jo-Jo-Effekt tritt häufig nach Beendigung der Diät ein.
- Ein Bewegungsprogramm fehlt.

Geeignet für
- Menschen, die eine generelle Ernährungsumstellung wünschen.
- Menschen, die schnell abnehmen möchten.
- Menschen, die gerne kochen.

LOGI-Methode

Prinzip
- Die Basis ist eine kohlenhydratreduzierte Kost.
- Im Vordergrund steht, den Blutzuckerspiegelanstieg deutlich zu reduzieren und generelle Stoffwechselerkrankungen in den Griff zu bekommen.
- Starke Blutzuckerschwankungen werden vermieden, daher sollte man auf Zucker und Weißmehlprodukte verzichten.

- Sie gründet auf einem Vier-Phasen-Programm, das wiederum auf einer Ernährungspyramide fußt.
- Fünf Mahlzeiten am Tag sind erlaubt.

Umsetzung
- Es handelt sich hierbei um eine Kost, die an die Mittelmeerdiät erinnert. Gemüse, Ballaststoffe, magerer Fisch und mageres Fleisch sowie hochwertige Fette stehen auf dem Speiseplan.
- Kohlenhydrate aus Getreideprodukten sollten eher maßvoll gegessen werden.
- Ein Bewegungsprogramm ist im Angebot integriert.
- Es müssen keine Kalorien gezählt werden.

Nachteil
- Noch wenig wissenschaftlich erforscht.
- Für Vegetarier und Veganer eher schwierig in der Umsetzung.
- Man nimmt nur langsam ab.

Geeignet für
- Menschen, die eine generelle Ernährungsumstellung wünschen.
- Menschen, die langfristig abnehmen möchten.
- Menschen, die gerne kochen.

Flexitarier-Diät

Prinzip
- Die Basis ist eine fleischarme Kost; die Vorzüge einer vegetarischen Ernährung stehen hier im Vordergrund.
- Tierische Produkte wie Ei und magere Milchprodukte sind ausdrücklich erlaubt.
- Zuckerhaltige Lebensmittel, Weißmehlprodukte, Fastfood und Frittiertes sind verboten.
- Die Diät folgt einem Fünf-Wochen-Programm.
- Bis zu fünf Mahlzeiten am Tag sind erlaubt.

Umsetzung

- Eine rein pflanzenbasierte Kost wird empfohlen.
- Mageres Fleisch und Fisch sind als Ergänzungen anzusehen, die es auch ein- bis maximal zweimal pro Woche geben darf.
- Man nimmt ab, da man allgemein weniger Kalorien zu sich nimmt.
- Die Rezepte sind einfach zuzubereiten.

Nachteil

- Man benötigt konkrete Anleitungen.
- Menschen, die Gemüse nicht so gerne zu sich nehmen, haben ihre Schwierigkeiten mit dieser Ernährungsform.
- Bewegung wird empfohlen, ist aber nicht im Programm integriert.

Geeignet für

- Menschen, die eine generelle Ernährungsumstellung wünschen.
- Menschen, die langfristig abnehmen möchten.
- Menschen, die gerne kochen.

Glyx-Diät

Prinzip

- Die Basis ist, den Blutzuckerspiegel nicht zu starken An- und Abstiegen anzuregen.
- Untersucht werden kohlenhydratreiche Lebensmittel nach ihrem glykämischen Index bzw. nach ihrer glykämischen Last.
- Verbannt werden zuckerhaltige Lebensmittel sowie Weißmehlprodukte.
- Bewegung ist im Programm integriert.
- Es gibt drei Mahlzeiten am Tag.

Umsetzung

- Es werden Lebensmittel konsumiert, die den Blutzucker nur langsam ansteigen lassen, wie Gemüse, Vollkornprodukte, Früchte kombiniert mit fettarmen Milchprodukten, Geflügel, magerer Fisch und Eier.

- Es gibt viele Kochbücher und zahlreiche Rezepte.
- Das Kalorienzählen entfällt.

Nachteil
- Hier muss einiges gerechnet, errechnet und beachtet werden.
- Betrachtet wird oft nur ein Lebensmittel innerhalb eines Gerichtes und nicht die komplexe Zusammensetzung der Mahlzeit.
- Individuelle Stoffwechselphänomene werden nicht berücksichtigt.

Geeignet für
- Menschen, die eine generelle Ernährungsumstellung wünschen.
- Menschen, die langfristig abnehmen möchten.
- Menschen, die gerne kochen.

Nordische Diät

Prinzip
- Die Basis ist, einen reduzierten Anteil an Kohlenhydraten zu sich zu nehmen bei gleichzeitig mäßig erhöhtem Proteinanteil.
- Kohlenhydratreiche Lebensmittel mit einem niedrigen glykämischen Index sind ausdrücklich empfohlen.
- Verbannt werden zuckerhaltige Lebensmittel, Weißmehlprodukte und Fertiggerichte. Aber auch Reis, Kartoffeln und Getreideprodukte sollten nur maßvoll genossen werden.
- Es gibt drei Mahlzeiten pro Tag.

Umsetzung
- Proteinreiche Kost steht im Vordergrund.
- Regionale Lebensmittel sind hier stark integriert.
- Man wird gut satt.
- Die Vielfalt an Lebensmitteln ist groß.
- Es handelt sich um eine Vollwertkost, die ihren Abnehmeffekt durch eine Kalorienreduktion erhält.

Nachteil
- Die angebotenen Rezepte sind eher spärlich – es gibt kein empfohlenes Programm.
- Bewegung wird empfohlen, ist aber nicht im Programm integriert.

Geeignet für
- Menschen, die eine generelle Ernährungsumstellung wünschen.
- Menschen, die langfristig abnehmen möchten.
- Menschen, die gerne kochen und sich mit Lebensmitteln beschäftigen.

New York Body Plan

Prinzip
- Es handelt sich um ein zeitlich begrenztes Abnehmprogramm in drei Phasen in insgesamt acht Wochen.
- Drei Hauptmahlzeiten und zwei Snacks pro Tag sind erlaubt. Die Uhrzeiten sind hierbei festgelegt.
- Es wird extrem kohlenhydratreduziert gegessen, kombiniert mit eiweißreichen Produkten in Form von Protein-Shakes.
- Zwei Trainingseinheiten pro Tag stehen als Bewegungsform auf dem Plan.

Umsetzung
- In der Phase 1 ist ein kompletter Verzicht auf Weißmehl- und Milchprodukte aller Art sowie Zucker, Alkohol, Obst und stärkehaltige Lebensmittel angesagt.
- Danach gibt es eine gemäßigte Low-Carb-Kost.

Nachteil
- Es ist ein hartes Reduktionsprogramm, das Disziplin und viel Zeit erfordert.
- Eineinhalb Stunden tägliches Training müssen erst einmal in den Alltag integriert werden.

- Gekaufte Shakes und Mahlzeiten gehen ins Geld und sind auch nicht jedermanns Sache.
- Der Jo-Jo-Effekt ist quasi vorprogrammiert.

Geeignet für
- Menschen, die schnell einige Kilos abnehmen möchten.

Keto-Diät

Prinzip
- Es handelt sich ursprünglich um ein aus der Epilepsie- und später Krebstherapie kommendes Ernährungsprogramm.
- Es ist eine stark protein- und fetthaltige Diät mit zum Teil fast komplettem Verzicht auf Kohlenhydrate (maximal 5 Prozent der täglichen Nahrung).
- Die Kost basiert stark auf tierischen Milch- und Fleischprodukten.

Umsetzung
- Mahlzeiten aus tierischen und pflanzlichen Eiweißen stehen auf dem Programm.
- Pflanzliche Eiweißlieferanten müssen aber unter Vorbehalt genossen werden, da sie zumeist gleichzeitig viele Kohlenhydrate enthalten.
- Bestimmte Gemüse und pflanzliche Öle sind gewünscht.
- Es müssen keine Kalorien gezählt werden.

Nachteil
- Bewegung wird empfohlen, ist aber nicht im Programm integriert.
- Die Diät ist nicht für Ausdauersportler geeignet.
- Man muss Fleisch wirklich mögen und das nötige Geld für hochwertige Produkte zur Verfügung haben.
- Die fett- und eiweißreiche Ernährung kann Schlaganfälle, Herzinfarkte und Gicht befördern. Diese Diätform sollte von einem Arzt begleitet werden.
- Auch hier lauert der Jo-Jo-Effekt.

Geeignet für

* Menschen, die schnell einige Kilos abnehmen möchten.
* Menschen, denen aus medizinischen Gründen eine solche Ernährungsform empfohlen wird.

South-Beach-Diät

Prinzip

* Es handelt sich um eine als begleitendes Präventionsprogramm gedachte Ernährungsform bei Herz-Kreislauf-Erkrankungen.
* Kohlenhydrate und ungesunde Fette werden stark reduziert.
* Nahrungsmittel mit niedrigem glykämischen Index stehen auf dem Speiseplan.
* Das auf 21 Tage begrenzte Diätprogramm gliedert sich in drei Phasen: Entwöhnung und Stabilisierung des Blutzuckerspiegels, langsame Gewichtsabnahme und Gewicht halten.
* Es gibt sechs Mahlzeiten pro Tag.
* Ein Bewegungsprogramm wird neuerdings zusätzlich empfohlen.

Umsetzung

* Mahlzeiten aus tierischen und pflanzlichen Eiweißen stehen auf dem Programm.
* Pflanzliche Eiweißlieferanten müssen aber unter Vorbehalt genossen werden, da sie zumeist gleichzeitig viele Kohlenhydrate enthalten.
* Bestimmte Gemüse und pflanzliche Öle sind gewünscht.
* Es müssen keine Kalorien gezählt werden.

Nachteil

* Disziplin ist vonnöten; Heißhungerattacken in den ersten beiden Wochen sind sehr groß.
* Fertigmahlzeiten können derzeit nur in den USA bezogen werden und kosten eine stattliche Summe.

Geeignet für

* Menschen, die schnell abnehmen möchten.

FODMAP-Diät

Prinzip

- Die Diät basiert auf einer Ernährungsform für Reizdarmpatienten.
- Die Basis der Untersuchungen sind die Darmbakterien und was ihnen guttut.
- Verschiedene Lebensmittel, auf die Reizdarmpatienten allergisch bis einfach negativ reagieren, werden aus der Ernährung verbannt. Eine eigens dafür entwickelte Lebensmittelliste schafft Orientierung.
- Als Diät wird ein Acht-Wochen-Programm empfohlen, in zwei Phasen aufgeteilt. In Phase 1 wird hierbei für vier bis sechs Wochen komplett auf alle FODMAP-haltigen Lebensmittel verzichtet, in Phase 2 können diese Lebensmittel in kleinen Mengen wieder eingeführt werden.

Umsetzung

- Auf zuckerhaltige Lebensmittel, auch Früchte, wird komplett verzichtet.
- Es müssen keine Kalorien gezählt werden.
- Ein Ernährungstagebuch hilft dabei zu überprüfen, welche Lebensmittel man verträgt und welche nicht.

Nachteil

- Komplexe Pläne sind erforderlich.
- Bewegung wird empfohlen, ist aber nicht im Programm integriert.
- Für einen gesunden Menschen ist die FODMAP nicht als dauerhaftes Ernährungsprogramm geeignet.

Geeignet für

- Menschen, die schnell abnehmen wollen.
- Menschen, die sich für Ernährungslehre, Prozesse im Körper und Lebensmittel allgemein interessieren.

Dukan-Diät

Prinzip

- Sie basiert auf einer proteinlastigen Ernährungsform; es steht hauptsächlich Fleisch auf dem Speiseplan.
- Kohlenhydrate und Fette werden nahezu komplett eingespart.
- Eine Liste von 72 erlaubten Lebensmitteln schafft Orientierung.
- Bewegung wird ausdrücklich empfohlen.
- Das Programm ist in die vier Phasen Angriff, Stärkung, Stabilisation und Erhaltung eingeteilt und soll in eine dauerhafte Ernährungsumstellung münden.

Umsetzung

- Es gibt zahlreiche Rezeptvorschläge.
- Es müssen keine Kalorien gezählt werden.
- Man nimmt schnell ab, die Muskelmasse bleibt erhalten.

Nachteil

- Komplexe Pläne sind erforderlich.
- Zu viel tierisches Eiweiß kann im Körper auch negative Folgen haben wie Herzinfarkte, Gicht etc.
- Für Vegetarier ist diese Diät nur bedingt geeignet.
- Es handelt sich um eine teure Diät: Fleisch und Meeresfrüchte gehen auf den Geldbeutel.
- Die empfohlene Süßstoffverwendung wird kritisch gesehen.

Geeignet für

- Menschen, die schnell abnehmen wollen.
- Menschen, die aber auch eine Ernährungsumstellung wünschen.
- Menschen, die Zeit und Muße haben, zu kochen.

10 Weeks Body Change (10wbc)

Prinzip
- Basiert auf einer extrem ketogenen Ernährungsweise.
- Ergänzt werden die erlaubten Gerichte durch Formula-Mahlzeiten.
- Turbo-Abnehmlebensmittel sollen den Stoffwechsel anregen.
- Es gibt drei verschiedene zehnwöchige Diät-Programme.
- Sport ist ein zusätzlicher Bestandteil in unterschiedlichem Ausmaß, abhängig vom Programm.
- Man wird zusätzlich gecoacht.

Umsetzung
- Es gibt Rezeptvorschläge.
- Es müssen keine Kalorien gezählt werden.
- Man nimmt ab, die Muskelmasse bleibt erhalten.

Nachteil
- Das Durchhalten vor allem in den ersten beiden Wochen ist schwer.
- Die Diät ist kostspielig: Zu den Gebühren für das Programm gesellen sich Kosten für teurere Lebensmittel (Fleisch, Fisch in guter Qualität).
- Der Jo-Jo-Effekt droht nach Beendigung des Programms.

Geeignet für
- Menschen, die alleine leben, Zeit in ihr Abnehmprogramm investieren und kochen können.
- Menschen, die gut ihren inneren Schweinehund überwinden können.
- Menschen, die gerne Sport treiben.

Strunz-Diät

Prinzip
- Sie basiert auf einer proteinlastigen Ernährungsform.
- Kohlenhydrate und Fette werden nahezu komplett eingespart.
- Ziel ist es, den Energiestoffwechsel von der Zucker- auf die Fettverbrennung umzustellen.
- Bewegung ist absolutes Muss bei dieser Diätform: 30 bis 90 Minuten werden empfohlen.
- Das Programm teilt sich in drei Phasen: Fettverbrennung, Intervalldiät und Dauerernährung.

Umsetzung
- Kohlenhydrate werden stark reduziert.
- In der dritten Phase hat man eine ausgewogene Mischkosternährung.
- Der Aufruf zu regelmäßigen Mahlzeiten, Ritualen beim Verzehr, langsamem essen ist absolut sinnvoll.

Nachteil
- Eiweiß-Shakes stehen mit auf dem Speiseplan, sie gehen ins Geld.
- Die Diät ist nichts für Bewegungsmuffel.
- Man benötigt viel Zeit, sich dieser Diätform zu widmen; sie lässt sich daher für Berufstätige schwer umsetzen.

Geeignet für
- Menschen, die schnell abnehmen wollen.
- Menschen, die generell mehr über Ernährung und Lebensmittel wissen wollen.
- Menschen, die gerne kochen.

Monodiäten

Prinzip

- Monodiäten basieren auf einem oder wenigen ausgewählten Lebensmitteln, deren gesundheitliche Wirkungen unumstritten sind (Eier, Apfelessig, Kohlsuppe, sirtuinhaltige Lebensmittel).
- Letztlich bestechen sie durch eine starke Kalorienreduktion bei gleichzeitiger Kompensation auf das ausgewählte Lebensmittel oder Gericht.
- Beispiele hierfür sind: Eier-, Apfelessig-, Kohlsuppen- und Sirtuindiät (siehe auch Seite 222–230).

Umsetzung

- Rezepte und genaue Anleitungen sind unbedingt erforderlich.

Nachteil

- Die eindimensionalen Diäten führen zwar zu Gewichtsreduktionen, sind aber für eine längerfristige Ernährungsform in keiner Weise geeignet. Nährstoffmängel können die Folge sein.
- Wissenschaftlich sind alle diese Diäten sehr umstritten oder gar nicht belegt.
- Jo-Jo-Effekte sind hier häufig.

Geeignet für

- Menschen, die schnell abnehmen wollen.
- Menschen, die einen Einstieg in die Welt der Lebensmittel und des Kochens suchen.

Biotypische Diäten

Blutgruppen-Diät

Prinzip

- Sie basiert darauf, dass die unterschiedlichen Blutgruppen Einfluss auf die Stoffwechselprozesse im menschlichen Körper haben.
- Aufgrund der Kalorienreduktion wird abgenommen.
- Es gibt drei Mahlzeiten pro Tag.

Umsetzung

- Rezepte und genaue Anleitungen sind unbedingt erforderlich. Bisher gibt es dazu noch sehr wenig Material.

Nachteil

- Ein Blutgruppentest inklusiv Auswertung ist notwendig, um zu verstehen, wie das eigene Ernährungskonzept aussehen soll.
- Eine medizinische Begleitung ist erforderlich.
- Wissenschaftlich ist diese Ernährungsform nicht belegt.

Geeignet für

- Menschen, die eine ärztliche Begleitung und Beratung für eine Ernährungsumstellung haben wollen.
- Menschen, die abnehmen möchten.
- Menschen, die sich mit Lebensmitteln auseinandersetzen wollen.

Geno-Typ-Diät

Prinzip

- Die Menschen werden verschiedenen Typen mit eigenen Stoffwechselprozessen zugeordnet, für die jeweils unterschiedliche Ernährungs- bzw. Abnehmkonzepte erforderlich sind.

- Aufgrund der geregelten und kalorienreduzierten Ernährungsweise wird abgenommen.
- Bewegung ist ausdrücklich empfohlen.
- Es gibt eine persönliche Begleitung mittels Coaching, wenn gewünscht.

Umsetzung
- Rezepte und genaue Anleitungen sind unbedingt erforderlich. Bisher gibt es dazu noch sehr wenig Material.

Nachteil
- Ein Gentest ist erforderlich: Die Ernährungsform bedarf eines ärztlichen Besuchs, der mittels Speichelprobe den jeweiligen Typ herausfinden muss.
- Die Kosten für diverse Tests sind relativ hoch.
- Steckt noch in den wissenschaftlichen Kinderschuhen.

Geeignet für
- Menschen, die eine ärztliche Begleitung und Beratung für eine Ernährungsumstellung haben wollen.

Stoffwechsel-Diät

Prinzip
- Basiert auf der Regulation des Blutzuckerspiegels.
- Ein Blutbild, ärztlich erstellt, ist erforderlich.
- Die glykämische Last der Lebensmittel steht im Mittelpunkt der Ernährungsform; Kohlenhydrate sind kaum Bestandteil des Ernährungsplans.
- Aufgrund der reglementierten und kalorienreduzierten Ernährung wird abgenommen.
- Ein Coaching unterstützt während des Abnehmens.

Umsetzung

* Das Programm besteht aus den vier Phasen Entlastung, strenge Umstellung, gelockerte Umstellung und Erhaltung und sieht drei Mahlzeiten pro Tag vor.
* Rezepte und genaue Anleitungen sind unbedingt erforderlich, die entprechende Formel dazu ist aber nur den Erfindern der Diätform bekannt.
* Jede Mahlzeit verläuft nach einem genauen Ablauf und benötigt viel Zeit (bis zu 60 Minuten).

Nachteil

* Ein Bluttest ist erforderlich: Die Ernährungsform bedarf eines ärztlichen Besuchs.
* Steckt noch in den wissenschaftlichen Kinderschuhen.
* Relativ hohe Kosten.

Geeignet für

* Menschen, die unter ärztlicher Begleitung und Beratung abnehmen wollen.
* Menschen, die sich für Ernährung interessieren.

Psychologisch begleitete Diäten

20:80-Prinzip

Prinzip

* Es basiert auf ernährungspsychologisch fundiertem Wissen.
* Ziel ist es, die Motivation und Bereitschaft für eine Veränderung zuzulassen; dabei sollte man nicht zu viel von sich erwarten.
* Die Änderung von »schlechten« Gewohnheiten führt zum Ziel. Dafür wird ein individueller Esstyp definiert.
* Es handelt sich um eine Art von Mittelmeerkost.

- Es gibt drei Mahlzeiten pro Tag mit entsprechenden Esspausen dazwischen.

Umsetzung
- Man plant seinen individuellen Diätplan in fünf Schritten: Ernährungsselbstcheck, Bestimmung des Esstyps, Verinnerlichung einer gesunden Nährstoffkombination, Führen eines Ernährungstagebuchs, Aktionsplan.
- Sättigende Mahlzeiten verhindern Hungergefühle.

Nachteil
- Man braucht Konsequenz und Disziplin.
- Der Zeitaufwand ist recht groß.
- Bewegung ist empfohlen, ist aber kein integraler Bestandteil der Diät.

Geeignet für
- Menschen, die langfristig eine Lebens- und Ernährungsumstellung anstreben.
- Menschen, die langfristig abnehmen und/oder ihr Gewicht halten wollen.
- Menschen, die sich für Ernährung interessieren.
- Menschen, die gerne kochen.

Neuro-Diät

Prinzip
- Basiert darauf, dass der Zivilisationsmensch das natürliche Hungergefühl verlernt hat.
- Ziel ist es, den Appetit »umzuprogrammieren«.
- Stressvermeidung ist ein zentraler Bestandteil.
- Methoden aus der Suchttherapie kommen zum Einsatz: Nahrungsmittel, die Kontrollverlust auslösen, werden definiert und bewusst vermieden.

Umsetzung
- Man führt ein Esstagebuch für die eigene Transparenz.
- Stressbewältigungs- und Entspannungsübungen sind Bestandteil des Programms.

Nachteil
- Es ist kein klassisches Diätprogramm mit Vorgaben und Handlungsanweisungen.
- Bewegung spielt keine Rolle.

Geeignet für
- Menschen, die langfristig eine Lebens- und Ernährungsumstellung anstreben.

Pausen machen – Fasten

Buchinger Heilfasten

Prinzip
- Es handelt sich um eine Fastenkur, bei der für eine befristete Zeit nur bestimmte Flüssigkeiten zu sich genommen werden.
- Es ist eine reglementierte, kalorisch stark reduzierte Kostform.
- Die Empfehlung bezüglich der Dauer liegt bei sieben bis zehn Tagen.
- Bewegung ist integriert.

Umsetzung
- Hungergefühle werden aufgrund der Flüssigkeitszufuhr unterbunden.

Nachteil
- Die Glaubersalz-Kur ist gewöhnungsbedürftig.
- Diese Kur sollte von Ärzten begleitet durchgeführt werden.

Geeignet für
- Menschen, die abnehmen wollen.
- Menschen, die sich neu ausrichten wollen, die einen anderen Zugang zu ihrem Körper suchen.

Basenfasten, die Wacker-Methode®

Prinzip
- Sie basiert auf der Balance des Säure-Basen-Haushalts.
- Es handelt sich um eine pflanzenbetonte Ernährung, die viele Elemente der Low-Carb-Ernährung integriert.
- Es gibt zwei Mahlzeiten pro Tag mit entsprechenden Esspausen dazwischen.

Umsetzung
- Durch die starke Reglementierung ist man eigentlich die ganze Zeit mit Ernährung konfrontiert.

Nachteil
- Es ist eine wissenschaftlich nicht fundierte Ernährungsform.
- Das Fasten sollte im Rahmen eines Klinik- oder Kuraufenthaltes erfolgen.
- Bewegung ist empfohlen, ist aber kein integraler Bestandteil der Diät.

Geeignet für
- Menschen, die langfristig eine Lebens- und Ernährungsumstellung anstreben.
- Menschen, die langfristig abnehmen und/oder ihr Gewicht halten wollen.
- Menschen, die sich für Ernährung interessieren.

Intervallfasten

Prinzip

- Ob Dinner Cancelling, 5:2 oder 10in2 – das Prinzip ist, über einen längeren Zeitraum auf Nahrung komplett zu verzichten.
- Es basiert auf unterschiedlich langen, aber konsequenten Pausen zwischen den Mahlzeiten.
- Je nach Intervall kann die Esspause bis zu 16 Stunden betragen, an zwei oder mehreren Tagen die Woche.
- Die Ruhephasen nutzt der Körper zum Abbau überflüssiger Depots und zur Regeneration.
- Es handelt sich um eine praktikable und alltagstaugliche Fastenform.

Umsetzung

- Sättigende Mahlzeiten verhindern Hungergefühle.
- Der Jo-Jo-Effekt wird unterbunden.
- Die biologische Uhr wird – soweit nicht mehr empfunden – reinstalliert, das natürliche Hungergefühl wird (wieder) erlernt.

Nachteil

- Wissenschaftliche Studien sind gerade am Laufen.
- Bewegung ist empfohlen, ist aber kein integraler Bestandteil der Diät.

Geeignet für

- Menschen, die langfristig eine Lebens- und Ernährungsumstellung anstreben.
- Menschen, die langfristig abnehmen und/oder ihr Gewicht halten wollen.
- Menschen, die sich für Ernährung interessieren.
- Menschen, die gerne kochen.

Anmerkungen

1 Ducrot, P., Méjean, C., Bellisle, F., Allès, B., Hercberg, S., Péneau, S.: »Adherence to the French Eating Model is inversely associated with overweight and obesity: results from a large sample of French adults«. *Br J Nutr.* 2018 Jul;1 20(2):231-239. doi: 10.1017/S0007114518000909. Epub 21. Mai 2018.

2 Galindo Muñoz, J. S., Gómez Gallego, M., Díaz Soler, I., Barberá Ortega, M. C., Martínez Cáceres, C. M., Hernández Morante, J. J.: »Effect of a chronotype-adjusted diet on weight loss effectiveness: A randomized clinical trial«. *Clin Nutr.* 21. Mai 2019. pii: S0261-5614(19)30223-7. doi: 10.1016/j.clnu.2019.05.012.

3 Michels, N. et al: »*Cross-Lagged Associations Between Children's Stress and Adiposity: The Children's Body Composition and Stress Study*«. *Psychosomatic Medicine 2015; 77: 50–58*

4 Der übermäßige Fettansatz und die Degeneration des Muskelgewebes waren demnach die ersten Symptome, die auch bei erwachsenen Menschen auf einen Somatotropinmangel schließen ließen. Tatsächlich konnte man durch das Ausgleichen des Wachstumshormonmangels die Muskelstärke vergrößern und das Fettgewebe reduzieren.

5 Huang, T., Redline, S.: »*Cross-sectional and prospective associations of actigraphy-assessed sleep regularity with metabolic abnormalities: The Multi-Ethnic Study of Atherosclerosis* Diabetes Care«. Juni 2019. DOI: 10.2337/dc19-0596.

6 Venn, B. J.; Mann, J. I.: »Cereal Grains, Legumes und Diabetes«. *European Journal of Clinical Nutrition* 58, 1443–1461 (2004).

7 Dusmesnil, Jean G.: »Effect of a low-glycaemic index – low fat – high protein diet on the atherogenic metabolic risk profile of abdominal obese men«. *Br J Nutr.* 2001 Nov; 86(5): 557-68.

8 Wer sich zu 35 Prozent von Fett ernährt, hat ein niedrigeres Sterblichkeitsrisiko als jene, die weniger Fett konsumieren. Hingegen steigt das Risiko zu sterben – nicht aber das Risiko für Herz-Kreislauf-Erkrankungen –, wenn man mehr als 60 Prozent der Nahrung in Form von Kohlenhydraten zu sich nimmt. Die Forscher vom Population Health Research Institute (PHRI) der McMaster University und des Hamilton Health Sciences in Kanada publizierten die Ergebnisse im *Lancet* (2017; doi: 10.1016/S0140-6736(17)32252-3). Daraufhin wurde die Deutsche Gesellschaft für Ernährung (DGE) zur Überarbeitung ihrer Empfehlungen aufgefordert.

9 Sievert, K.; Hussain, S. et al.: »Effect of breakfast on weight and energy intake: systematic review and meta-analysis of randomised controlled trials«. *BMJ* 2019; 364 doi: https://doi.org/10.1136/bmj.l42 (veröffentlicht am 30. Januar 2019).

10 Wardzinski, E. K., Kistenmacher, A., Melchert, U. H., Jauch-Chara, K., Oltmanns, K. M.: »Impaired brain energy gain upon a glucose load in obesity«. *Metabolism*, 6. März 2018, doi: 10.1016/j.metabol.2018.02.013

11 Vorobyev, A., Gupta, Y., Sezin, T. et al.: »Gene-diet interactions associated with complex trait variation in an advanced intercross outbred mouse line«. *Nat Commun* 10, 4097 (2019) doi: 10.1038/s41467-019-11952-w.

12 Fisler, J., Warden, C.: »Uncoupling proteins, dietary fat and the metabolic syndrome«. *Nutrition & Metabolism*. 12. September 2006. doi: 10.1186/1743-7075-3-38.

13 Segal, E., Elinav, E. et al.: »Personalized Nutrition by Prediction of Glycemic Responses«. Cell. 19. November 2015; 163(5):1079-1094. doi: 0.1016/j.cell.2015.11.001.

14 Blake-Lamb, T. L., Locks, L. M., Perkins, M. E. et al.: »Interventions for Childhood Obesity in the First 1,000 Days. A Systematic Review«. *Am J Prev Med*, 2016; 50: 780–789

15 Nicklas, J. M., Barbour, L. A.: »Optimizing Weight for Maternal and Infant Health – Tenable, or Too Late?« *Expert Rev Endocrinol Metab*, 2015; 10: 227-242.

16 Thanarajah, S. E., Backes, H., DiFeliceantonio, A. G., Albus, K., Cremer A. L., Hanssen, R., Lippert, R. N., Cornely, O. A., Small, D. M., Brüning, J. C., Tittgemeyer, M.: »Food intake recruits orosensory and post-ingestive dopaminergic circuits to affect eating desire in humans«. *Cell Metabolism*, 2019.

17 Muller, M. J., Bosy-Westphal, A., Heymseld, S. B.: »Is there evidence for a set point that regulates human body weight?« *F1000 Medicine Reports*. 2010; 2:59.

18 Ardisson Korat, A. V., Willett, W. C., Hu, F. B.: »Diet, lifestyle, and genetic risk factors for type 2 diabetes: a review from the Nurses' Health Study, Nurses' Health Study 2, and Health Professionals' Follow-up Study«. Curr Nutr Rep. 1. Dezember 2014; 3(4): 345–354.

19 Finucane, M. M., Stevens, G. A., Cowan, M. J. et al. »National, regional, and global trends in body-mass index since 1980: systematic analysis of health examination surveys and epidemiological studies with 960 country-years and 9.1 million participants«. Lancet. 2011; 337: 557–567.

20 van Marken Lichtenbelt, W. D. et al.: »Cold-Activated Brown Adipose Tissue in Healthy Men«. N Engl J Med, 9. April 2009; 360: 1500–1508, doi: 10.1056/NEJMoa0808718.

21 »Das Rationalisierungsschema 2000, energiedefinierte Kostformen«. Aktuelle Ernähr.-Med., 25 (2000), 264–265.

22 Wing, R. R., Phelan, S.: »Long-term weight loss maintenance«. *Am J Clin Nutr* 2005; 82(suppl): 222S–225S.

23 *Novotny, J. A., Gebauer, S. K., Baer, D. J.: »Discrepancy between the Atwater factor predicted and empirically measured energy values of almonds in human diets«. Am J Clin Nutr,* August 2012, 96, 2: 296-301. erstmals veröffentlicht am 3. Juli 2012, doi: 10.3945/ ajcn.112.035782.

24 Carmody, R. N., Weintraub, G. S., Wrangham, R. W. (2011): »*Energetic consequences of thermal and nonthermal food processing*«. *Proc Natl Acad Sci USA,* 108: 19199–19203.

25 Reynolds, A., Cummings, J., Winter, N. et al.: »Carbohydrate quality and human health: a series of systematic reviews and meta-analyses«. The Lancet. Volume 393, Issue 10170, 434–445, 2. 2. 2019.

26 Song, M., Wu, K., Meyerhardt, J. A. et al: »Fiber Intake and Survival After Colorectal Cancer Diagnosis«. *JAMA Oncol*. 2018; 4(1): 71–79. doi: 10.1001/jamaoncol.2017.3684.

27 Larsen, T. M., Dalskov, S., van Baak, M. et al.: »Diets with High or Low Protein Content and Glycemic Index for Weight-Loss Maintenance«. *N Engl J Med 2010*; 363:2102–2113, doi: 10.1056/NEJMoa1007137.

28 Chaix, A., Panda, S. et al.: »Time-Restricted Feeding Is a Preventative and Therapeutic Intervention against Diverse Nutritional Challenges«. Cell Metabolism, doi: 10.1016/j. cmet.2014.11.001.

29 Kinabo, J. L., Durnin, J. V.: »Thermic effect of food in man: effect of meal composition, and energy content«. *Br J Nutr. Juli 1990*; 64(1): 37–44.

30 Harvey, J., Krukowski, R., Priest J., West, D.: »Log Often, Lose More: Electronic Dietary Self-Monitoring for Weight Loss«. https://doi.org/10.1002/oby.22382.

31 Gardner, C. D., Kiazand, A., Alhassan, S., Kim, S. et al.: »Comparison of the Atkins, Zone, Ornish, and LEARN diets for change in weight and related risk factors among overweight premenopausal women: the A To Z Weight Loss Study: a randomized trial«. JAMA. 7. März 2007; 297(9): 969–977.

32 Gardner, C. D., Trepanowski, J. F., Del Gobbo, L. C. et al.: »Effect of Low-Fat vs Low-Carbohydrate Diet on 12-Month Weight Loss in Overweight Adults and the Association With Genotype Pattern or Insulin Secretion: The DIETFITS Randomized Clinical Trial«. JAMA. 20. Februar 2018; 319(7): 667–679. doi: 10.1001/jama.2018.0245.

33 Stelmach-Mardas, M., Rodacki, T., Dobrowolska-Iwanek, J. et al.: »Link between Food Energy Density and Body Weight Changes in Obese Adults«. Nutrients 8 (2016): 229.

34 Bechthold, A.: »Energiedichte der Nahrung und Körpergewicht. Wissenschaftliche Stellungnahme der DGE«. Ernährungs Umschau international 1/14.

35 Madjd, A., Taylor, M. A., Delavari, A., Malekzadeh, R., Macdonald, I. A., Farshchi, H. R.: »Effect of a Long Bout Versus Short Bouts of Walking on Weight Loss During a Weight-Loss Diet: A Randomized Trial«. Obesity (Silver Spring). 9. Februar 2019. doi: 10.1002/oby.22416.

36 Für die gemeinsam von Prof. Dr. Klaus Bös und Prof. Dr. Alexander Woll koordinierte Studie wurden seit dem Jahr 1992 in Schönborn im Kreis Karlsruhe Probanden zwischen 35 und inzwischen 80 Jahren begleitet. Zu Beginn der Studie gab es 500 Teilnehmer, jeweils die Hälfte davon Männer und Frauen.

37 Peters, A., Schweiger, U., Pellerin, L., Hubold, C., Oltmanns, K. M., Conrad, M., Schultes, B., Born, J., Fehm, H. L. (2004): »The selfish brain: competition for energy resources«. Neurosci. Biobehav. Rev. 28, 143–180

38 Cramer, H., Thoms, M. S., Anheyer, D., Lauche, R., Dobos, G.: »Yoga in women with abdominal obesity—a randomized controlled trial«. Dtsch Arztebl Int 2016; 113: 645–652; doi: 10.3238/arztebl.2016.0645.

39 WW-Chefin Mindy Grossmann in der FAZ vom 24.9.2018.

40 Villinger, K., Wahl, D. R., Boeing, H., Schupp, H. T., Renner, B.: »The effectiveness of app-based mobile interventions on nutrition behaviours and nutrition-related health outcomes: A systematic review and meta-analysis«. Obes Rev. 28. Juli 2019. doi: 10.1111/obr.12903.

41 Keys, A.: Seven Countries: »A Multivariate Analysis of Death and Coronary Heart Disease«. Harvard University Press, Cambridge, Massachusetts 1980.

42 Jaacks, L. M., Sher, S., De Staercke, C., Porkert, M., Alexander, W. R., Jones, D: P., Vaccarino, V., Ziegler, T. R., Quyyumi, A. A.: »Pilot randomized controlled trial of a Mediterranean diet or diet supplemented with fish oil, walnuts, and grape juice in overweight or obese US adults«. BMC Nutrition 2018

43 Agnoli, C. et al.: »Adherence to a Mediterranean diet and long-term changes in weight and waist circumference in the EPIC-Italy cohort«. Nutr Diabetes. 25. April 2018; 8(1):22. doi: 10.1038/s41387-018-0023-3.

44 Galbete, C., Kröger, J. et al.: »Nordic diet, Mediterranean diet, and the risk of chronic diseases: the EPIC-Potsdam study«. LBMC Medicine 2018 16: 99

45 So werden Institute bezeichnet, die durch Erforschung, Entwicklung und Bewertung von politischen, sozialen und wirtschaftlichen Konzepten und Strategien Einfluss auf die öffentliche Meinungsbildung nehmen und sie so im Sinne von Politikberatung fördern.[1] Einige Denkfabriken vertreten dabei eine bestimmte politische oder ideologische Linie, die aggressiv beworben wird, um politische Debatten zu beeinflussen.

46   Mancini, J., Filion, K. B. et al.: »Systematic Review of the Mediterranean Diet for Long-
     Term Weight Loss«. *American Journal of Medicine*, doi: https://doi.org/10.1016/j.amj-
     med.2015.11.028, Volume 129, Issue 4, Pages 407–415.e4
47   Morris, M. C., Tangsney, C. C., Wang, Y. et al: »Mind Diet slows cognitive decline with
     aging«. *Alzheimers Dement.* S1552-5260(15)00194-6. doi:10.1016/J.Jalz.2015.04.011.
48   Hauner, H., Meier, M., Wendland, G., Kurscheid, T., Lauterbach, K., S.A.T. Study Group:
     »Weight reduction by sibutramine in obese subjects in primary care medicine: The S.A.T.
     Study«. *Exp Clin Endocrinol Diabetes* 2004; 112: 201–207
49   Deutsche Gesellschaft für Ernährung: »Energiedichte und Gewichtsregulation«. DGEinfo
     (3/2014), 41–44.
50   Ello-Martin, J. A., Ledikwe, J. H., Rolls, B. J.: »The influence of food portion size and energy
     density on energy intake: Implications for weight management«. *Am. J. Clin. Nutr. 82* (2005),
     236–241.
51   Fothergill, E. et al.: »Persistent metabolic adaptation 6 years after The Biggest Loser Competi-
     tion«. *Obesity* 2016; 24 (8): 1612–9 CrossRef MEDLINE PubMed Central.
52   Jolly, K. et al.: »Comparison of range of commercial or primary care led weight reduction
     programmes with minimal intervention control for weight loss in obesity: Lighten Up rando-
     mised controlled trial«. *BMJ* 2011; 343: d6500.
53   Thomas, J. G. et al.: »Weight loss in Weight Watchers Online with and without an activity
     tracking device compared to control: A randomized trial«. *Obesity*: Volume 25, Issue 6, Juni
     2017, 1014–1021.
54   Dansinger, M. L., Gleason, J. L., Griffith, J. L. et al.: »Comparison of the Atkins, Ornish,
     Weight Watchers, and Zone diets for weight loss and heart disease risk reduction: a randomi-
     zed trial« *JAMA.* 2005; 293(1):43-53. doi: 10.1001/jama.293.1.43.
55   Gardner, C. et al.: »Effect of Low-Fat vs Low- Carbohydrate Diet on 12-Month Weight Loss
     in Overweight Adults and the Association with Genotype Pattern or Insulin Secretion«.
     JAMA. 2018; 319(7): 667-679. DOI:10.1001/jama.2018.0245.
56   Saris, W. H., Astrup, A., Prentice, A. M. et al.: »Randomized controlled trial of changes in
     dietary carbohydrate/fat ratio and simple vs complex carbohydrates on body weight and
     blood lipids: the CARMEN study. The Carbohydrate Ratio Management in European Natio-
     nal diets«. *Int J Obes Relat Metab Disord.* 2000; 24(10): 1310–1318.
57   Dehgan, M., Mente, A., Zhang, X. et al.: »Associations of fats and carbohydrate intake with
     cardiovascular disease and mortality in 18 countries from five continents (PURE): a prospec-
     tive cohort study«. *Lancet* (2017); doi: 10.1016/S0140-6736(17)32252-3.
58   Estruch, R., Ros, E., Salas-Salvadó, J. et al.: »Primary Prevention of Cardiovascular Disease
     with a Mediterranean Diet Supplemented with Extra-Virgin Olive Oil or Nuts«. *N Engl J Med*
     2018; 378: e34 doi: 10.1056/NEJMoa1800389.
59   Keys, A.: »Prediction and possible prevention of coronary disease«. *American Journal of
     Public Health and the Nations Health* 1953; 43: 139–1407.
60   Whoriskey P: »The U.S. government is poised to withdraw longstanding warnings about
     cholesterol«. *Washington Post* vom 10. Feb. 2015.
61   Yokoyama, Y.: »Vegetarian Diets Associated With Lower Blood Pressure«, *JAMA* Intern Med.
     Online veröffentlicht am 24. Februar 2014. doi: 10.1001/jamainternmed.2013.14547.
62   Juraschek, S. P., Miller, E. R. 3rd, Weaver, C. M., Appel, L. J.: »Effects of Sodium Reduction
     and the DASH Diet in Relation to Baseline Blood Pressure«. *J Am Coll Cardiol.* 12. Dezember
     2017; 70(23): 2841–2848. doi: 10.1016/j.jacc.2017.10.011. Epub 2017 Nov 12.
63   Sotos-Prieto, M., Bhupathiraju, S. N., Mattei J. et al.: »Association of Changes in Diet Quality
     with Total and Cause-Specific Mortality«. *N Engl J Med* 2017; 377: 143–153 doi: 10.1056/
     NEJMoa1613502

64 Mahmood, S. et.al. (2014): »*The Framingham Heart Study and the epidemiology of cardiovascular disease: a historical perspective*«. In: *Lancet* 383, No. 9921, 999–1008.

65 Yusuf, S. et al.: »Effect of potentially modifiable risk factors associated with myocardial infarction in 52 countries (the INTERHEART study): case-control study«. *Lancet* 364 (2004), 937–952.

66 Mellor, D. D., Whitham, C., Goodwin, S., Morris, M., Reid, M., Atkin, S. L. (2014): »Weight loss in a UK commercial all meal provision study: a randomised controlled trial«. *J Hum Nutr Diet.* 27, 377–383 doi: 10.1111/jhn.12171.

67 Scholz, G. H., Flehmig, F. G., Scholz, M. et al.: »Evaluation des DGE-Selbsthilfeprogramms, Ernährungsmuster und Akzeptanz nach einjähriger beratergestützter Intervention bei übergewichtigen Personen«. *Ernährungs-Umschau* 52 (2005), 226–231.

68 Hession, M., Kulkami, U., Wise, A., Broom, J.: »Systematic review of randomized controlled trials of low-carbohydrate vs. low-fat/low-calorie diets in the management of obesity and its comorbidities«. *Obes Rev.* Januar 2009; 10(1): 36–50. doi: 10.1111/j.1467-789X.2008.00518.x. Epub 11. August 2008.

69 Paoli, A., Rubini, A., Volek, J. S., Grimaldi, K. A.: »Beyond weight loss: a review of the therapeutic uses of very-low-carbohydrate (ketogenic) diets«. *Eur J Clin Nutr.* August 2013;67(8): 789–796. doi: 10.1038/ejcn.2013.116. Epub 26. Juni 2013.

70 Thorning, T. K., Raziani, F., Bendsen, N. T. et al.: »Diets with high-fat cheese, high-fat meat, or carbohydrate on cardiovascular risk markers in overweight postmenopausal women: a randomized crossover trial«. *The American Journal of Clinical Nutrition*, 102, Issue 3, September 2015, 573–581, https://doi.org/10.3945/ajcn.115.109116.

71 Nordmann, A. J., Nordmann, A., Briel, M. et al.: »Effects of Low-Carbohydrate vs Low-Fat Diets on Weight Loss and Cardiovascular Risk Factors. A Meta-analysis of Randomized Controlled Trials«. *Arch Intern Med.* 2006; 166(3): 285-293. doi:10.1001/archinte.166.3.285.

72 Lagiou, P., Sandin, S. et al.: »Low carbohydrate-high protein diet and incidence of cardiovascular diseases in Swedish women: prospective cohort«. *BMJ* 2012; 344: e4026. https://doi.org/10.1136/bmj.e4026.

73 Seidelmann, S., Claggett, B., Cheng, S. et al.: »Dietary carbohydrate intake and mortality: a prospective cohort study and meta-analysis«. *The Lancet* 3, Issue 9, PE419-E428, 1. September 2018.

74 Mente, A., Yusuf, S.: »Evolving evidence about diet and health«. *The Lancet* 3, Issue 9, PE408-E409, 1. September 2018.

75 Mazidi, M., Katsiki, N. et al.: »Lower carbohydrate diets and all-cause and cause-specific mortality: a population-based cohort study and pooling of prospective studies«. *Eur Heart J.* 7. September 2019; 40(34): 2870-2879. doi: 10.1093/eurheartj/ehz174.

76 Gardner, C. D., Kiazand, A., Alhassan, S.: »Comparison of the Atkins, Zone, Ornish, and LEARN diets for change in weight and related risk factors among overweight premenopausal women: the A TO Z Weight Loss Study: a randomized trial«. *JAMA* 297, 2007, 969.

77 Lean, M., Leslie, W., Barnes, A. et al.: »Primary care-led weight management for remission of type 2 diabetes (DiRECT): an open-label, cluster-randomised trial«. *The Lancet* 391, issue 10120, P541-551, 10. Februar 2018.

78 Johnston, B., Kanters, S., Bandayrel, K. et al.: »Comparison of Weight Loss Among Named Diet Programs in Overweight and Obese Adults – A Meta-analysis«. *JAMA.* 2014; 312(9): 923–933. doi:10.1001/jama.2014.10397.

79 Van Horn, L., Carson, J. A. S. et al.: »Recommended Dietary Pattern to Achieve Adherence to the American Heart Association/American College of Cardiology (AHA/ACC) Guidelines: A Scientific Statement From the American Heart Association«. Erstmals veröffentlicht am

29. November 2016, https://doi.org/10.1161/CIR.0000000000000462Circulation. 2016; 134: 505–529.

80 Satija, A., Malik, V., Rimm, E. B., Sacks, F., Wiliett, W., Hu, F. B.: »Changes in intake of plant-based diets and weight change: results from 3 prospective cohort studies«. *Am J Clin Nutr.* Vor Druck veröffentlicht am 25. Mai 2019.

81 Dennis, B., Stamler, J., Buzzard, M. et al.: »INTERMAP: the dietary data-process and quality control«. *J Hum Hypertens.* September 2003; 17(9): 609–622.

82 DiOGenes-Studie, siehe auch Seite 152

83 Astrup, A. et al.: »Optimal well-being, development and health for Danish children through a healthy New Nordic Diet (OPUS) School Meal Study«.

84 Mienert-Larsen, T., Dalskov, S. M., van Baak, M. et al.: »Diets with High or Low Protein Content and Glycemic Index for Weight-Loss Maintenance«. *N Engl J Med* 2010; 363: 2102-2113, doi: 10.1056/NEJMoa1007137.

85 Austel, A., Ranke, C., Wagner, N., Görge, J., Ellrott, T.: »Weight loss with a modified Mediterranean type diet using fat modification: A randomized controlled trial«. *Eur J Clin Nutr* 2015; doi: 10.1038/ejcn.2015.11. Institute for Nutrition and Psychology at Goettingen University Medical School, Goettingen, Germany.

86 Noora, K., Kennet, H., Satu, M. et al.: »Adherence to the healthy Nordic diet is associated with weight change during 7 years of follow-up«. doi: https://doi.org/10.1017/S0007114518001344. Online veröffentlicht von der Cambridge University Press: 25. Juni 2018.

87 Johnstone, A. M., Horgan, G. W., Murison, S. D., Bremner, D. M., Lobley, G. E.: »Effects of a high-protein ketogenic diet on hunger, appetite, and weight loss in obese men feeding ad libitum«. *Am J Clin Nutr.* Januar 2008; 87(1): 44–55.

88 Hall, K., Bemis T., Brychta, R. et al.: »Calorie for Calorie, Dietary Fat Restriction Results in More Body Fat Loss than Carbohydrate Restriction in People with Obesity«. *Cell Metabolism,* 13. August 2015, doi: https://doi.org/10.1016/j.cmet.2015.07.021.

89 Shen, Y., Kapfhamer, D., Minnella, A. M. et al.: »Bioenergetic state regulates innate inflammatory responses through the transcriptional co-repressor CtBP«. *Nat Commun* 8, 624 (2017), doi: 10.1038/s41467-017-00707-0.

90 Hallberg, S. J.: »›Reversing type 2 diabetes starts with ignoring the guidelines‹: education from Dr Sarah Hallberg's TEDx talk«. *Br J Sports Med* (2018); 52 (13): 869–71 CrossRef MEDLINE.

91 Lennerz, B. S. et al.: »Management of Type 1 Diabetes With a Very Low–Carbohydrate Diet«. In: Pediatrics, 2018, DOI: 10.1542/peds.2017-3349

92 Nagao, K., Yanagita, T.: »Medium-chain fatty acids: functional lipids for the prevention and treatment of the metabolic syndrome«. *Pharmacol Res.* März 2010; 61(3): 208–212. doi: 10.1016/j.phrs.2009.11.007. Epub 30. November 2009.

93 Reger M u.a. Effects of beta-hydroxybutyrate on cognition in memory-impaired adults. *Neurobiol Aging* 2004; 25:311–4.

94 Hu Yang I u.a. Aceite de coco: tratamiento alternativo no farmacológico frente a la enfermedad de Alzheimer. *Nutr Hosp* 2015; 32:2822–7

95 Mahshid, D., Mente, A., Teo, K. K. et al.: »Relationship Between Healthy Diet and Risk of Cardiovascular Disease Among Patients on Drug Therapies for Secondary Prevention. A Prospective Cohort Study of 31 546 High-Risk Individuals From 40 Countries«. https://doi.org/10.1161/CIRCULATIONAHA.112.103234Circulation. 2012; 126: 2705–2712.

96   Halmos, E. P., Power, V. A., Shepherd, S. J.: »A diet low in FODMAPs reduces symptoms of irritable bowel syndrome«. *Gastroenterology.* Januar 2014; 146(1): 67–75.e5. doi: 10.1053/j. gastro.2013.09.046. Epub 25. September 2013.

97   Frieling, T., Heise, J., Krummen, B.: »Tolerability of FODMAP – reduced diet in irritable bowel syndrome – efficacy, adherence, and body weight course«. *Gastroenteroly* 2019; 57(06): 740-744 DOI: 10.1055/a-0859-7531.

98   Astbury, N. M., Piernas, C., Hartmann-Boyce, J., Lapworth, S., Aveyard, P., Jebb, S. A.: »A systematic review and meta-analysis of the effectiveness of meal replacements for weight loss«. *Obes Rev.* Januar 2019. doi: 10.1111/obr.12816.

99   Lean, M. et al.: »Primary care-led weight management for remission of type 2 diabetes (DiRECT): an open-label, cluster-randomised trial«. *The Lancet online,* http://dx.doi. org/10.1016/S0140-6736(17)33102-1.

100 Obert, J., Pearlman, M., Obert, L. et al.: »Popular Weight Loss Strategies: a Review of Four Weight Loss Techniques«. *Curr Gastroenterol Rep.* 19 (2017) 61 doi: 10.1007/s11894-017-0603-8.

101 Mellberg, C., Sandberg, S., Ryberg, M. et al.: »Long-term effects of a Palaeolithic-type diet in obese postmenopausal women: A 2-year randomized trial«. *Eur. J. Clin. Nutr.* 68 (2014), 350–357

102 Whalen, K. A., Judd, S., McCullough, M. L. et al.: »Paleolithic and Mediterranean Diet Pattern Scores Are Inversely Associated with All-Cause and Cause-Specific Mortality in Adults«. *J Nutr.* 147 (2017) 612-620 doi: 10.3945/jn.116.241919.

103 Fields, H., Ruddy, B., Wallace, M. R., Shah, A., Millstine, D.: »Are Low-Carbohydrate Diets Safe and Effective«. *The Journal of the American Osteopathic Association.* 1. Dezember 2016; 116: 788–793. PubMed PMID: 27893145.

104 Nour, M., Lutze, S. A., Grech, A., Allman-Farinelli, M.: »The Relationship between Vegetable Intake and Weight Outcomes: A Systematic Review of Cohort Studies«. *Nutrients.* 2. November 2018; 10(11). pii: E1626. doi: 10.3390/nu10111626.

105 Johnston, C. S., Gaas, C.: »Vinegar: Medicinal Uses and Antiglycemic Effect«. *MedGenMed.* (2006); 8(2): 61.

106 Kondo, T., Kishi, M., Fushimi, T. et al.: »Vinegar Intake Reduces Body Weight, Body Fat Mass, and Serum Triglyceride Levels in Obese Japanese Subjects«. *Biosci., Biotechnol., Biochem.,* 73 (8), 1873–1843, 2009 doi:10.1271/bbb.90231.

107 Kumari, P., Popescu, D., Yue, S. et al.: »Sirt7 inhibits Sirt1-mediated activation of Suv39h1«, *Cell Cycle,* 17: 12, 1403–1412, dop: 10.1080/15384101.2018.1486166.

108 Cusack, L., De Buck, E., Compernolle, V. et al.: »Blood type diets lack supporting evidence: a systematic review«. *The American Journal of Clinical Nutrition,* Volume 98, Issue 1, Juli 2013, 99–104, https://doi.org/10.3945/ajcn.113.058693.

109 Deutsche Gesellschaft für Transfusionsmedizin und Immunhämatologie (DGTI): »Blutgruppentyp entscheidet nicht über Charakter oder Diäterfolg«. 6. November 2019.

110 Yamamoto, F., Cid, E. et al.: »ABO Research in der Modern Era of Genomics«. doi. org/10.1016/j.tmrv.2011.08.002.

111 Wang, J., García-Bailo, B., Nielsen, D. E. et al.: »*ABO* Genotype, ›Blood-Type‹ Diet and Cardiometabolic Risk Factors«. PLoS One. 2014; 9 (1): e84749. doi: 10.1371/journal. pone.0084749.

112 Locke, A., Kahali, B., Berndt, S. I. et al.: »Genetic Studies of Body Mass Index Yield New Insights for Obesity Biology, New Genetic Loci Link Adipose and Insulin Biology to Body Fat Distribution«, *Nature,* 12. Februar 2015.

113 Ikemoto, S.: »Dopamine Reward Circuitry: Two Projection Systems from the Ventral Midbrain to the Nucleus Accumbens-olfactory Tubercle Complex«. Brain Research Reviews, Bd. 56, Nr. 1, November 2007, 27–78. CrossRef, doi:10.1016/j.brainresrev.2007.05.004.

114 Hauck, C., Ellrott, T.: »Zusammenhänge zwischen Genuss und Übergewicht/Adipositas«. Adipositas – Ursachen, Folgeerkrankungen, Therapie, Heft 4/2017, Vol. 11, 192–197.

115 Geo Wissen Ernährung, Nr. 5/2018.

116 Ogden, J., Stavrinaki, M., Stubbs, J. (2009): »Understanding the role of life events in weight loss and weight gain«. Psychology Health and Medicine, 14, 239-249.

117 Stretcher, V. J., DeVellis, B. M. et al.: »The Role of Self-Efficacy in Achieving Health Behavior Change«. doi.org/10.1177/109019818601300108.

118 Jung, F., Weinberger, N. A., Bernard, M., Luck-Sikorski, C.: »Chronischer Stress und seine Bedeutung für Adipositas«. Adipositas 2017 11 4: 198-202

119 Kistenmacher, A., Goetsch, J., Ullmann, D., Wardzinski, E. K., Melchert, U. H., Jauch-Chara, K., Oltmanns, K. M.: »Psychosocial stress promotes food intake and enhances the neuroenergetic level in men«. Stress. 3. Juli 2018: 1–10. doi: 10.1080/10253890.2018.1485645.

120 Hartmann-Boyce, J., Aveyard, P., Piernas, C., Koshiaris, C., Velardo, C., Salvi, D., Jebb, S. A.: »Cognitive and behavioural strategies for weight management in overweight adults: Results from the Oxford Food and Activity Behaviours (OxFAB) cohort study«. PLoS One. 10. August 2018; 13(8): e0202072. doi: 10.1371/journal.pone.0202072. eCollection 2018.

121 Benton, D. (2004): »Role of parents in the determination of the food preferences of children and the development of obesity«. International Journal of Obesity 28(7), 858–869.

122 Gießelmann, K.: »Frühkindliche Ernährung: Die ersten 1000 Tage entscheiden«. Dtsch Arztebl 2016; 113(43): A-1920 / B-1617 / C-1605.

123 Harvey, J., Krukowski, R., Priest, J. et al.: »Log Often, Lose More: Electronic Dietary Self-Monitoring for Weight Loss«. doi.org/10.1002/oby.22382.

124 de Toledo, F. W., Buchinger, A., Burggrabe, H.: »Fasting Therapy – an Expert Panel Update of the 2002 Consensus Guidelines«, Forsch Komplementmed 20 (2013), 434–443

125 de Toledo, F. W., Grundler, F., Bergouignan, A., Drinda, S., Michalsen, S.: »Safety, health improvement and well-being during a 4 to 21-day fasting period in an observational study including 1422 subjects«. PLoS One, 2. Januar 2019 http://journals.plos.org/plosone/article?id=10.1371/journal.pone.0209353.

126 Buyken, A. E., Alexy, U., Kersting, M., Remer, T.: »Die Donald Kohorte. Ein aktueller Überblick zu 25 Jahren Forschung im Rahmen der Dortmund Nutritional and Anthopometric Longitudinally Designed Study«. Bundesgesundheitsbl 2012, 55: 875–884, doi: 10.1007/s00103-012-1503-6.

127 Harvie M, Pegington M, Mattson MP et al.: »The e ects of intermittent or continuous energy restriction on weight loss and metabolic disease risk markers: a randomized trial in young overweight women«. Int J Obes (2010).

128 Sundfor, T. M., Svendsen, M. Tonstad, S.: »Effect of intermittent versus continuous energy restriction on weight loss, maintenance and cardiometabolic risk: A randomized 1-year trial«. doi: https://doi.org/10.1016/j.numecd.2018.03.009.

129 Patterson, R. E., Laughlin, G. A. et al.: »Intermittent Fasting and Human Metabolic Health«. J Acad Nutr Diet. August 2015; 115(8): 1203–1212. doi: 10.1016/j.jand.2015.02.018. Epub 2015 Apr 6.

130 Mesalhy, S. A.: »Role of intermittent fasting on improving health and reducing diseases«. Int J Health Sci 8 Editorial (2014).

131 Horne, B. D., Muhlestein, J. B., Anderson, J. L.: »Health effects of intermittent fasting: hormesis or harm? A systematic review«. Am J Clin Nutr 102, 464–470 (2015).

132 Stekovic, S., Hofer, S. J., Tripolt, N. et al.: »Alternate day fasting improves physiological and molecular markers of aging in healthy, non-obese humans«. https://www.cell.com/cell-metabolism/fulltext/S1550-4131(19)30429-2.

133 Wei, M. et al. (2017): »Fasting-mimicking diet and risk factors for aging, diabetes, cancer, and cardiovascular disease«. *Sci. Trans. Med.* 9 (377). doi: 10.1126/scitranslmed.aai8700.

134 Cheng, C. W. et al. (2017): »Fasting-Mimicking Diet Promotes Ngn3-Driven β-Cell Regeneration to Reverse Diabetes«. *Cell* 168, 1–14.e1–e6. doi: 10.1016/j.cell.2017.01.040. URL: http://bit.ly/2l2GvFA.

135 Harris, L., McGarty, A., Hutchison, L., Ells, L., Hankey, C.: »Short-term intermittent energy restriction interventions for weight management: a systematic review and meta-analysis«. *Obes Rev.* 4. Oktober 2017. doi: 10.1111/obr.12593.

136 Sundfør, T. M., Svendsen, M., Tonstad, S.: »Effect of intermittent versus continuous energy restriction on weight loss, maintenance and cardiometabolic risk: A randomized 1-year trial«. *Nutr Metab Cardiovasc Dis.* Juli 2018; 28(7): 698-706. doi: 10.1016/j.numecd.2018.03.009. Epub 29. März 2018.

137 Trepanowski, J. F., Kroeger, C. M., Barnosky, A., Klempel, M. C., Bhutani, S., Hoddy, K. K., Gabel, K., Freels, S., Rigdon, J., Rood, J., Ravussin, E., Varady, K.A.: »Effect of Alternate-Day Fasting on Weight Loss, Weight Maintenance, and Cardioprotection Among Metabolically Healthy Obese Adults: A Randomized Clinical Trial«. *JAMA Intern Med.* 1. Juli 2017; 177(7): 930-938. doi: 10.1001/jamainternmed.2017.0936.

Stichwortverzeichnis

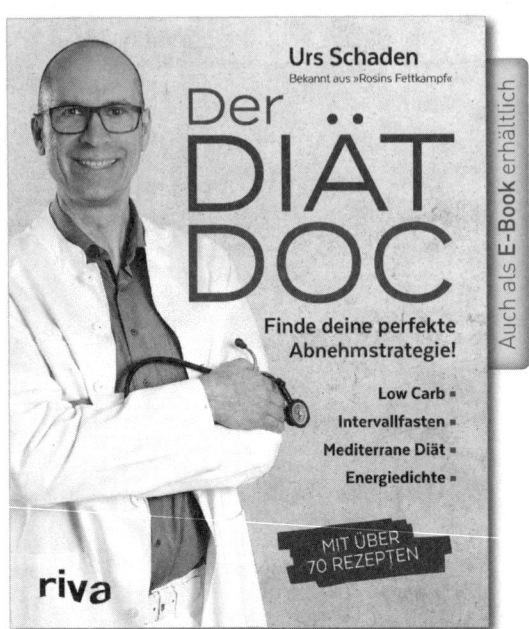

272 Seiten
22,99 € (D) | 23,70 € (A)
ISBN 978-3-7423-1093-4

Urs Schaden

Der Diät-Doc

Finde deine perfekte Abnehmstrategie! Low Carb, Intervallfasten, Mediterrane Diät, Energiedichte

Um langfristig und gesund abzunehmen, braucht es Durchhaltevermögen, Willenskraft und die richtige Diät! In diesem Buch stellt der TV-bekannte Ernährungsmediziner Urs Schaden vier verschiedene Diäten vor: Low Carb, Kurzzeitfasten, die mediterrane Diät und das Energiedichte-Konzept. Er hilft dem Leser mit einem fundierten Fragebogen, die individuell richtige Abnehmmethode zu ermitteln, und bietet zahlreiche gesunde Rezepte und Tipps zu jeder Diät.

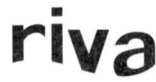

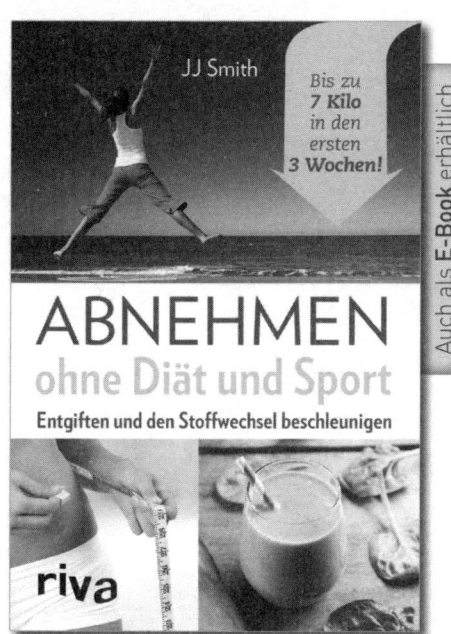

304 Seiten
9,99 € (D) | 10,30 € (A)
ISBN 978-3-7423-0735-4

JJ Smith

Abnehmen ohne Diät und Sport

Entgiften und
den Stoffwechsel
beschleunigen. Bis zu 7 Kilo
in den ersten 3 Wochen!

Abnehmen ohne Kalorienzählen, Hungern, Verzicht, Diät und Sport – aber mit Genuss? Kaum zu glauben, aber Bestsellerautorin JJ Smith erklärt in diesem Buch, dass und wie das geht. Die Autorin hat ein eigenes System entwickelt, mit dem man nachhaltig viel Gewicht verlieren und endlich einen sexy, schlanken und vor allem gesunden Körper bekommen kann. Das Konzept funktioniert, indem man entgiftet, den Stoffwechsel ankurbelt, die Hormone wieder ins Gleichgewicht bringt und speziell die sechs Fettverbrennungshormone beeinflusst. Die Autorin erklärt, welche Lebensmittel besonders beim Abnehmen helfen und welche man vermeiden sollte.

In einem Bonuskapitel zeigt JJ Smith, wie man mit einer 10-tägigen Grüne-Smoothies Detoxkur den Gewichtsverlust in die Wege leitet und so in den ersten 3 Wochen schon bis zu 7 Kilo verliert.

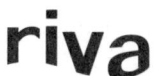

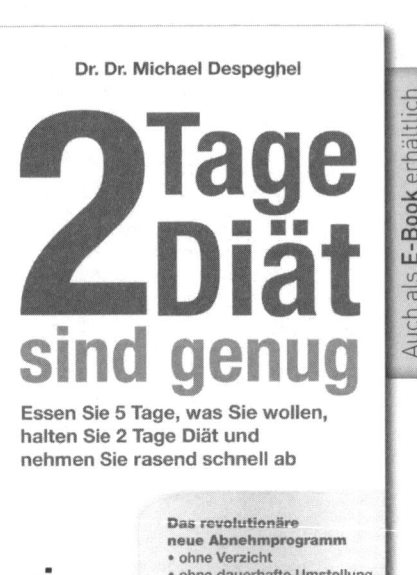

208 Seiten
9,99 € (D) | 10,30 € (A)
ISBN 978-3-86883-333-1

Dr. Dr. Michael Despeghel

2 Tage Diät sind genug

Essen Sie 5 Tage, was Sie wollen, halten Sie 2 Tage Diät und nehmen Sie rasend schnell ab

Die Mehrheit der Übergewichtigen würde lieber heute als morgen überflüssige Pfunde loswerden. Am liebsten aber, ohne ihren Lebensstil grundlegend zu ändern, geschweige denn zu hungern oder sich zu quälen. Meist ist der Schweinehund riesig und der Körper fordert regelmäßige Belohnung in Form von Süßigkeiten und anderen Leckereien. Keine Chance also? Doch! Die revolutionär bedürfnisorientierte Diät von Dr. Dr. Michael Despeghel liefert den Beweis, dass es trotzdem funktioniert. Der Clou: An fünf Tagen der Woche kann man essen, was man will, und leben wie bisher. Lediglich an den restlichen zwei Tagen wird der Gürtel etwas enger geschnallt: Dann gibt es eine auf 500 Kilokalorien reduzierte, schmackhafte eiweißreiche Kost. Das Buch liefert eine Fülle von Rezepten für diese Diättage. Unterstützt wird der Abnehmeffekt durch zwei Bewegungseinheiten. Es ist einfach und für jeden mit nachhaltigem Erfolg umsetzbar. Ohne Hungern, ohne Verzicht, dafür mit Genuss und garantiertem Gewichtsverlust.

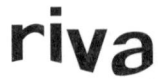